Analysis and Detection Technologies for
Chemical Warfare Agents
and Toxic Chemicals

毒剂毒物
分析与检测技术

◎ 黄启斌　等 编著

化学工业出版社

·北京·

内容简介

《毒剂毒物分析与检测技术》论述了现代分析技术在毒剂毒物分析与检测技术中的应用，重点介绍了国内外 12 种检测技术的原理、方法、性能、应用及发展趋势，包括比色、荧光、电化学、火焰光度、离子迁移谱、声表面波、质谱、红外光谱、激光、拉曼光谱、太赫兹、生物传感等检测技术。本书紧密对接军事实践，突出理论技术融合，适应国防科技创新发展，力求兼顾学术性与技术性，内容翔实，观点鲜明。

《毒剂毒物分析与检测技术》不仅可供国防军工领域的研究人员、教学人员和研究生阅读，也可供国家安全、反恐维稳、重大活动安保等领域的科研及管理人员参考。

图书在版编目（CIP）数据

毒剂毒物分析与检测技术/黄启斌等编著. —北京：化学工业出版社，2022.1（2024.2 重印）
ISBN 978-7-122-40367-4

Ⅰ．①毒… Ⅱ．①黄… Ⅲ．①军用毒剂-化学分析②军用毒剂-检测③毒物-化学分析④毒物-检测 Ⅳ．①R827.12 ②R991

中国版本图书馆 CIP 数据核字（2021）第 240527 号

责任编辑：马泽林 杜进祥　　　　　　　　　　文字编辑：黄福芝 陈小滔
责任校对：王 静　　　　　　　　　　　　　装帧设计：韩 飞

出版发行：化学工业出版社（北京市东城区青年湖南街 13 号 邮政编码 100011）
印　　装：北京建宏印刷有限公司
787mm×1092mm 1/16 印张 17¼ 字数 418 千字 2024 年 2 月北京第 1 版第 3 次印刷

购书咨询：010-64518888　　　　　　　　售后服务：010-64518899
网　　址：http://www.cip.com.cn
凡购买本书，如有缺损质量问题，本社销售中心负责调换。

定　　价：68.00 元

前 言

毒剂毒物分析与检测技术是随着化学武器的兴起和化学分析技术的进步而发展起来的。早在第一次世界大战期间，交战各国就开始训练作战人员依靠感官发现毒剂毒物，继而将一些简易方法作为检测手段。如用浸渍碘化钾的棉花识别氯气等。战后，随着对生色反应侦检方法的深入研究，一系列简易侦检器材问世。第二次世界大战末期，出现了具有高毒性和速杀性的神经性毒剂，酶法分析技术得到了发展。随着化学、物理学和材料科学的发展，毒剂毒物分析的灵敏度、检测手段的简便性和快速性得到了极大提高，推动了相关仪器设备的小型化和自动化。

长期以来，无论是防化装备研制，还是防化训练与教学，特别是对军事化学与烟火技术和环境工程两大学科研究生（博士、硕士）的培养，缺少一本系统、全面、基础、前沿的教材。尽管有几本内部使用的讲义，如中国人民解放军陆军防化学院（防化指挥工程学院）内部使用的《化学侦察技术》《毒剂侦检分析》以及军事科学院防化研究院编写的《防化基本知识教程》，但由于内容定位以化学原理为主，一些交叉学科、前沿学科的内容未涉及，不能满足防化装备信息化建设的需要及研究生对现代高新技术的渴求。基于这一原因，2007年笔者编著了《现代化学侦察技术》。2005年底美国公开出版了由 Yin Sun 和 Kwok Y. Ong 编著的 *Detection Technolgies for Chemical Warfare Agents and Toxic Vapors* 一书。2010年郭成海等将其翻译为《化学战剂及有毒气体检测技术》。这两本书的出版满足了当时科研与教学急需，深受读者的好评，对军事化学的发展起到了良好的推动作用。

自 2007 年《现代化学侦察技术》出版以来，人们对化学侦察的认识、基本理解和运用都发生了很大变化。但该书难以满足当前研究生教育和防化科研发展的需要，迫切需要对其内容进行修改和重构，以便涵盖当今毒剂毒物分析与检测技术在多方面的发展和进步，如太赫兹光谱检测技术、拉曼光谱检测技术等。当前，国际形势正处于百年未有之大变局，国际力量对比正发生革命性变化。世界范围内的核生化威胁因素和手段日益增多，发生"类化学战"效应重大事故风险概率急剧增加，我国面临的防范化解核生化安全领域重大风险任务长期而艰巨。随着军事智能等高技术的发展，未来战争将由信息化时代迈向更高级的无人化、智能化时代，直接改变传统的战争制胜机理和作战模式，催生新的攻防手段。毒剂毒物分析与检测技术作为核生化防护的重要研究内容，必须严密跟踪外军军事技术的发展，开展关键技术攻关和前沿技术创新，防止强敌技术突袭，破解"卡脖子"技术。《毒剂毒物分析与检测技术》的出版正是适应了这一需求。

笔者认为，本书在融合各单一技术发展的基础上阐明了毒剂毒物分析与检测技术发展的总趋势，又着重在单一技术层次上论及当前及未来的发展，且对现场检测技术有所侧重，体现了基础性、前沿性、先进性和应用性，既能使读者获得相关学科比较系统的基础知识，又能引导读者进入当代科学的前沿，为有志于献身国防科研的同仁提供了解毒剂毒物分析与检测技术的指导内容。本书的出版，会在一定程度上缓解该领域研究生教材不足的问题，对提高研究生教育质量起着积极的推动作用。

本书由黄启斌等编著，参加本书撰写工作的人员还有丁学全正高工、曹树亚研究员、孔景临研究员、李翠萍正高工、杨柳研究员、潘勇研究员、丁志军博士、穆晞惠博士、张根伟博士、赵建军博士、徐建洁副研究员、郭腾霄副研究员、杨杰工程师。对曾参与《现代化学侦察技术》编写的郭成海研究员、张国胜博士、纪军博士、童朝阳博士一并表示感谢。本书的出版得到了军事科学院防化研究院领导的大力支持，在此一并表示感谢。

由于编著者水平有限，书中难免存在疏漏，敬请广大读者予以批评指正。

编著者

2021 年 6 月于北京

目 录

第 3 章　比色法检测技术　19

第 4 章 荧光法检测技术

第 5 章 电化学分析与检测技术

第6章 火焰光度检测技术　57

第7章 离子迁移谱检测技术　65

第 10 章　红外光谱检测技术　　141

第 11 章　激光探测技术　164

第 14 章　生物传感器检测技术　　220

附录　　　257

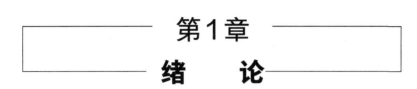

第1章
绪　　论

本章提要：毒剂毒物分析与检测技术，属于军事分析化学范畴。主要研究用于军事目的环境中的毒剂、毒物、毒素及其降解产物与前体的种类和成分，如何对环境中的这些污染物进行监测、报警、侦检、化验和结构鉴定等。

毒剂毒物分析与检测技术不仅是一门具有自身理论体系和特殊研究方法的独立学科，而且是一门内容极其丰富的交叉学科。传统毒剂毒物分析与检测技术涉及众多的学科领域，如分析化学、有机化学、生物学、物理学、高分子化学、材料学、环境科学、机械设计、计算机技术等。随着科学技术的迅猛发展，识别、定位、传感、物联网、数据挖掘等技术正成为毒剂毒物分析与检测技术新的研究内容，涉及人工智能、大数据、传感器、光电工程、自动控制、信号与信息处理以及计算机科学、材料学、生命科学、军事化学等学科领域。这不仅改变了过去过分依赖化学、生物反应原理研制化学侦察器材的局限，更在于强化物理原理，为开发自动化、信息化装备开辟了新的技术途径。毒剂毒物侦检分析与信息感知技术相结合适应了新军事变革的时代要求，形成了独具特色的研究体系和学科方向。

信息感知与侦检分析主要研究化学武器袭击、化学恐怖事件或化学品事故造成染毒情况的快速识别与检测。包括复杂环境下侦检分析新原理、新材料、新方法、新技术，侦毒敏感材料与功能材料的设计制备，毒剂毒物的信息感知与传感机理，传感器设计与评估研究，等。

1.1　基本概念

1.1.1　化学观察

化学观察是为发现敌人化学袭击、判明袭击情况而组织的观察。用以保障受危害的部队迅速防护，以避免或减轻伤害，保持战斗力；获取估算化学袭击后果的资料，为组织实施防化保障提供依据。化学观察的任务是：及时发现敌人化学袭击征候，发布化学袭击警报，记录袭击的时间、地点、方式；概略判断毒袭规模；判明毒剂云团传播方向并监测其变化。部（分）队行动地域内的化学观察任务，通常由各级观察哨、所和观察员兼负；指挥所和其他重要目标的化学观察，由防化侦察分队开设专门的化学观察哨担负。

1.1.2　化学监测

化学监测是指对目标染毒时间、染毒程度及其变化情况的监测。由防化侦察分队组织实施，或由化学观察哨担负。其内容包括：判断毒袭对下风地域的影响范围，预测和发现毒剂云团到达时间；监测毒剂浓度的变化情况，及时向被保障地域人员通报，确定人员解除防护的时机，为部队组织实施化学防护提供依据。可使用各类侦毒、报警、遥测器材与毒剂监测仪等组成的监测网实施化学监测，并根据部（分）队配置情况建立数道监测线，对重点地区可进行补充性的定点或巡回监测。

1.1.3　化学警报

化学警报是向上级、下级或友邻报知敌人使用化学武器的警报。通常分为化学预警和化学袭击警报两种。当发现敌人可能使用化学武器时预先发出的警报，称为化学预警；当发现敌人化学袭击征候明显时发出的警报，称为化学袭击警报。

1.1.4　化学估算

化学估算是对化学袭击杀伤效应的概略计算。用以迅速判断化学袭击危害情况，为适时组织部队防护提供依据。包括化学袭击区杀伤效应估算和化学袭击下风区危害估算。部队遭化学袭击时，估算作业人员根据化学袭击的时间、地点、毒剂种类、袭击规模等情报，结合气象、地形条件，使用专门的计算工具和作图显示器材，可概略判定：化学袭击时对不同防护素质人员的杀伤概率；毒剂初生云危害纵深和危害地域；毒剂云团到达和通过各受危害目标的时间；染毒地域毒剂液滴持久度和再生云持久度；再生云的危害范围和持续时间等。

1.1.5　侦毒

侦毒是指使用侦毒器材发现染毒，初步辨别毒剂种类，概略测定染毒程度的技术。用于对遭受毒袭人员进行救护、消毒和为下风方向人员报知防护提供依据。一般包括初步判断、实施侦检和综合分析等过程。根据敌毒袭企图、方式、征候和人员或动物中毒症状初步判断敌用毒种类；确定侦检点，应用侦毒器材，灵活选用侦检方法，对染毒区域实施侦检，按规定和要求收集染毒样品，以便化验确证；将侦检结果进行综合分析，得出正确结论。

1.1.6　野战化验

野战化验是在野战条件下利用化验器材，对敌使用或怀疑敌使用化学武器及其他用毒的采样进行分析检测的技术。野战化验对染毒样品的分析步骤通常为：初步试验、样品处理、毒剂类别鉴定、毒剂个别鉴定和综合分析等。

1.1.7　信息感知

信息感知是指对客观事物的信息直接获取并进行认知和理解的过程。包括识别技术、定位技术、传感技术和数据挖掘技术等。识别技术是通过感知技术感知目标外在特征信息，证实或判断目标本质的技术。定位技术是测量目标的位置参数、时间参数、运动参数和时空信息的技术。传感技术是将感受到的及规定的被测量目标参数按照一定的规律转换成可输出信号的技术。数据挖掘技术就是从大量的、不完全的、有噪声的、模糊的、随机的实际应用数据中，提取隐含在其中的、人们事先不知道的、潜在有用的信息和知识的过程。

1.1.8 灵敏度、检测限、分辨率

1.1.8.1 灵敏度

根据 IUPAC（国际理论与应用化学联合会）定义，灵敏度是待测物浓度或含量改变一个单位时所引起的信号变化。实际应用中，不同原理和方法对灵敏度的定义有不同的描述。

（1）侦检灵敏度

侦检灵敏度是侦毒器材所能查明蒸气状、气溶胶状毒剂存在时染毒空气的最低浓度（单位为 mg/m^3），是衡量侦毒器材战术技术性能的指标之一。影响侦检灵敏度的主要因素是温度、毒剂浓度和侦毒器材的操作程序。侦毒时，遇到某些干扰物质，会使侦检灵敏度降低或造成侦毒器材中检测部件的失效。侦检灵敏度也指侦毒器材所能查明的液滴毒剂的最小直径（单位为 μm）。

对于水样（液体），一般用化验灵敏度表示。即化验方法所能检测出的染毒水或毒剂提取液的最低浓度，单位为 $\mu g/mL$。是评价分析化验方法的重要指标。

侦检管的灵敏度是指常温下（20～25℃），按规定方法使用时，能侦检出毒剂蒸气的最低浓度，单位为 mg/m^3。侦检管灵敏度的高低，是以它所能检出的毒剂最低浓度及此浓度下对人员的危害程度衡量的。影响侦检管灵敏度的主要因素有侦检试剂的性质、侦检时的温度、采样次数（时间）和显色时机等。

（2）报警灵敏度

① 在野战条件下，引起点测毒剂报警器报警的染毒空气最低浓度为报警灵敏度，以 $\mu g/L$ 或 mg/m^3 为单位。

② 在野战条件下，引起遥测报警器报警的空气浓度与监测方向染毒空气厚度（纵深）乘积的最小值，用 CL 表示，以 mg/m^2 为单位。

（3）质谱仪灵敏度

绝对灵敏度（最低检出限）指质谱仪可检测到的最小样品量（通常注明相应的信噪比）；相对灵敏度指质谱仪可同时测定的大组分与小组分的含量，通常以质量浓度 $\mu g/L$、mg/m^3 或体积比 ppb（$1ppb=1\times10^{-9}$）、ppm（$1ppm=1\times10^{-6}$）为单位；分析灵敏度指质谱仪的输入样品量与输出信号的比值。通常以一定的样品量在一定条件下产生分子离子峰（或某特定离子峰）的信噪比（S/N）表示。

（4）生物传感器灵敏度和动力学范围

生物传感器灵敏度是指检测微量物质的能力，可以通过计算响应曲线的斜率而获得，即标准曲线法。实际上，许多响应曲线不一定完全是线性关系，因而灵敏度只能就某一范围而言。

动力学范围是指传感器的检测范围，有时用线性范围来表示，有时用检测限（信噪比）来表示。

1.1.8.2　检测限

检测限是指样品的信号能被仪器所检出的最低强度，也可定义为一定的置信度下检出待测物组分的最低浓度或最小量。方法的检测限是指某一分析方法在给定的可靠程度内可以从样品中检测待测物质的最小浓度或最小量。IUPAC 规定的检测限 $L = kS_b/S$，其中，S_b 为空白多次测量的标准偏差；S 为测量方法的灵敏度；k 为根据一定置信水平确定的系数。由于灵敏度与检测限的密切相关性，在许多文献和实际应用中将灵敏度代替最低检测限使用是很常见的现象。事实上检测器灵敏度越高，其最低检测限越低。

1.1.8.3　分辨率

分辨率是指传感器能够感知或检测到的最小输入信号增量，反映传感器能够分辨被测量微小变化的能力。分辨率与灵敏度相对应，灵敏度越高，分辨率越好（小），反之亦然。不同原理的仪器设备分辨率有不同的定义。

① 光谱仪器：指将波长相近的两条光谱分开的能力。

② 色谱仪器：指色谱图上两个相邻峰的保留时间差和各自半峰宽差之比。

③ 质谱仪器：指能使样品中不同质量的组分分离而达到辨认的能力。

1.1.9　误报和漏报

当仪器报警指示有目标物存在，而实际上并不存在时便是发生误报。误报现象总是存在的，原因多种多样，因为没有一种检测器能够对目标物有百分之百的选择性，因此有必要采用另一种检测手段对报警进行验证以减少可能的误报。

当仪器未能对存在的目标物产生信号响应时，就是发生了漏报。漏报可能导致危险或灾难性后果，因此漏报是比误报更严重的问题。漏报的原因包括环境条件的变化、湿度的影响、干扰物的存在和检测器故障等。

特殊情况下，当存在目标物毒剂时，而报警结果是非毒剂目标物，则这既是误报，也是漏报。因为把毒剂误报成非毒剂会造成致命的灾难，不能简单认为是误报。

1.2　化学侦察技术的发展历程

化学侦察技术是毒剂侦检分析的重要研究内容，指使用化学侦察器材查明敌化学武器袭击情况的军事技术。用以查明地面、空气、水源、装备等是否染毒，确定染毒种类、程度、范围并标志重要染毒目标，测定染毒浓度和密度，对目标染毒及其变化情况进行实时监测，从而为军队组织实施化学武器防护提供依据，亦可用于化学事故应急救援和化学恐怖事件应急处置。主要包括：化学观察、报警、侦检、取样化验等技术。

化学侦察技术源于第一次世界大战，芥子气（二氯二乙硫醚）和氯气等物质曾在战场使用。根据这些物质与适当试剂反应产生颜色变化研制了简易侦检器材。这些器材灵敏度不高，响应速度慢，对避免伤亡没有起到多大作用。一战之后，各国努力研发快速的检测器材，如 M4 芥子气蒸气检测箱、M9 检测箱等，并使用了手持式空气采样器。二战期间，由于神经性毒剂的出现，德国第一个野外神经性毒剂检测箱 M9A2 快速问世。二十世纪六七十年代，美国研制了自动化学毒剂检测器，如 M43、M43A1 报警器专门用于神经性毒剂的检测。随后开发了既能侦检神经性毒剂又能侦检糜烂性毒剂的先进检测设备。二十世纪八九十年代基于红外和激光技术的红外遥测报警器问世。进入二十一世纪，联合使用一体化检测的报警装备不断涌现。目前，对检测设备的要求是既要检测CWAs（化学毒剂）也要检测TICs（有毒工业化学），对检测器的要求是更广谱、更小、更灵敏、更可靠并且功能越来越多。研究的重点是仪器的小型化、灵敏度更高、减少误报率和提高对各种环境条件的适应能力。见表1-1和表1-2。

表 1-1 国外侦毒器材

年代	代表性器材
第一次世界大战	棉花、纸片
20世纪20年代	侦检纸、侦毒粉
20世纪30年代	侦毒包（侦毒管）
20世纪40年代	M9A2侦毒器、M4检测箱
20世纪50年代	M18侦检包
20世纪60年代	侦毒箱（侦毒管）
20世纪70年代	XM256侦毒包、M9侦毒纸
20世纪80年代	M256、M256A1侦毒包
20世纪90年代	ICAM报警器
21世纪	JCAD报警器、M256A2侦毒包

表 1-2 国外报警器材

年代	代表性技术和器材
20世纪50年代	光电比色（化学反应）
20世纪60年代	自发电解、光电比色、离子化
20世纪70年代	红外、激光、M8A1、酶法、M43
20世纪80年代	主动激光（DIAL）、CAM、Fush
20世纪90年代	M21、M90、GID、AP2C、BDS、BIDS、M93A1
21世纪	联合军兵种报警器、JSLCAD、AP4C

化学侦察技术的发展过程大致可分为四个阶段：

① 化学侦察技术的开创阶段（第一次世界大战）。

② 化学侦察技术的兴起阶段（第二次世界大战）。

③ 化学侦察技术的飞跃阶段（第二次世界大战后）。

④ 化学侦察技术的跨越阶段（二十一世纪）。

各种检测技术不同程度地涉及敏感材料、关键器材、先进算法、评价方法/检测规范、实验使用等相关技术研发。基于这些技术形成的检测器（装备或器材）各有优缺点和不同的应用场景。由于每种具体应用的目标和环境条件是不同的，所以对某种应用很理想的检测器，而对其他应用就不一定是合适的或最好的。因此，没有一种检测器是完美的和能满足所有使用要求的，至少到目前为止现有的技术还达不到，见表1-3。

表 1-3　各种检测技术

原理/技术	材料	器件/工艺	算法	评价	应用范围
比色	生化试剂	玻璃管	—	方法、标准和规范	气液(侦毒纸、侦毒器)
离子迁移谱	有机膜	漂移管	数据库、软件	方法、标准	气(M90、CAM)
电化学	无机、聚合物、自组装膜等	电极	—	方法	气液(ICAD)
声表面波	有机膜	换能器、振荡器、延迟线	数据库	方法	气(JCAD)
红外光谱	碲镉汞	探测器、干涉仪、鉴别器	数据库、软件	方法	气(M21)
激光光谱	半导体等	激光器、射频电源	数据库、软件	方法、标准	气
质谱	有机膜	质量分析器、离子源、真空泵	数据库、软件	方法、标准	气液(MM1)
拉曼光谱	化学试剂	激光器	数据库	方法	液、固

　　在进行技术研究或检测器选择时，应重点考虑：①检测能力，如选择性、灵敏度和响应时间等；②仪器性能，如预热时间、校正要求、便携性能和电源要求等。

　　对任一技术或单一检测器来说，其具有选择性或无选择性不是绝对的。一种具有良好选择性的化学毒剂（CWAs）检测器，也会对与CWAs有相似性质的其他化合物产生响应。一种有选择性的检测器能响应的化合物数量是有限的，所谓的广谱或全谱检测只不过是一个相对的概念。因此，需要更多的不同原理检测器的联合使用或集成使用来提高灵敏度、准确度和对复杂混合物的检测能力，见表1-4。

表 1-4　各种检测技术联用情况

检测技术	检测技术							
	GC	LC	IR	MS	IMS	SAW	EC	ION
气相色谱(GC)	√	○	√	√	√	√	○	○
液相色谱(LC)	○	√	○	√	○	○	○	
红外光谱(IR)	√	○	○	○	○			○
质谱(MS)	√	√	○	√				○
离子迁移谱(IMS)	√	○	○	√			○	○
声表面波(SAW)	√	○		√	√	√		
电化学(EC)	○					√	√	○
离子化(ION)	○			○	○		○	√

注：√表示已有，○表示可行。

1.3　化学侦察装备与技术的发展趋势

　　目前，国外（以美国军队为例，简称美军）配备的化学侦察装备包括各种机理的报警器、探测器、监视装置、采集分析测量系统。这些装备小到单兵携带的侦毒包、手持式探测器，大到专用的核生化侦察车、车载分析鉴定实验室，其工作原理从敏感物质化学反应、电化学到红外、激光光谱技术等，可以说美国军队的化学侦察装备技术更先进，种类也更齐全。综合美军目前化学装备的情况，以及对该类装备的研究发展情况，可以总结出美军化学侦察装备发展的总体思路，即自动化、早期报警、小型化、集成化及网络化。

1.3.1 自动化

美军的化学侦察装备中除一些采样分析工具箱外，都是紧凑、坚固、自动化的探测装备，它们可以自动完成采样、分析、判断、报警、传输的功能，这一过程不需人为干预，甚至完全不需要人工值守。

化学毒剂检测与鉴别系统（CADIS）是美军多种核生化侦察车的必选装备。该系统由色-质联用仪、微型气相色谱仪、强抽气系统、连续空气和表面采样器及显示屏组成，可以自动完成对空气、水、土壤的采样及样本的分析，得出结果并存储数据，它可以检测出目前使用的所有化学战剂。装备美国陆军、海军的 ICAD 微型化学战剂探测器可以用遥控车辆进行远程布设，可以在无人值守状态下进行探测，可以准确辨别出神经性、糜烂性、窒息性、血液性毒剂。固定/遥测化学战剂探测器（FS/RCAD）每 60s 自动采集一次样本，并可通过卫星通信、无线电通信、固定线路通信等多种方式向指挥控制中心发送信息。

化学侦察装备的自动化，大大减轻了侦察人员的工作强度与风险，无人值守的探测器更大大扩展化学侦察的时间和空间。随着技术的发展，化学侦察自动化的范围和纵深正在进一步加大。

1.3.2 早期报警

对化学侦察装备来说，早期报警是美军特别强调的一种发展趋势。它可以为部队获得更多的预警时间，从而采取及时有效的措施，使作战人员避免化学战剂的侵害。以往的侦察装备，需要侦察人员进入可能遭受化学攻击的区域进行探测与化验，危险性大，很难做到实时监测。

实现早期报警必须拥有非接触式的远程探测系统，美国利用化学毒剂云团在 $8 \sim 14 \mu m$ "指纹"光谱区具有特征（发射或吸收）光谱探测化学毒剂的原理，在 20 世纪 90 年代初研制并装备了 M21 型遥感化学毒剂报警器，可安装在车辆上，也可固定安装在某些地点，地面探测距离达到 5km，目前已经装备美国陆军和海军陆战队。而第二代红外被动化学战剂探测系统-联合军种轻型远距离化学战剂检测器（joint service lightweight standoff chemical agent detector，JSLSCAD）已研制成功，是一种能在行进中 360°远程（≤2km）探测毒剂蒸气的探测系统，与 M21 相比，质量更轻（约 6kg，只有 M21 的 26％），在静止和运动状态下均可正常工作。该系统可广泛地安装在无人机，履带式、轮式战车，两栖战车等多种平台上。除此之外，美军还在研制以激光雷达作为传感器的遥测报警器（JSCWILD）。该系统可以测出化学战剂的距离，并对沾染区进行标绘；可以探测到 20km 以内的化学战剂扩散与移动情况，对化学战剂进行快速分类和鉴别，得出定量的结果。该系统可以车载，测量所得的数据能够及时上传给战场信息网络。

远程探测系统与空中平台相结合，可大大提高侦察的距离。一方面由于从空中进行探测，可以避免地形等诸多因素的干扰，所以传感器自身的探测距离大大提高，被动式红外传感器的探测距离可以增大到十几千米，而主动式的激光雷达探测距离更可达到近 50km；另一方面空中平台机动速度快，活动半径大，可以大大延伸早期报警的范围。无人机无疑是最为理想的空中平台，可以在危险的上风方向实施侦察，而不用担心人员的安全。美军正在考虑在"捕食者"无人机上安装化学战剂远程探测系统。

1.3.3 小型化

小型化是科学技术不断进步的必然结果，也是美军不断追求的目标。其装备的各种侦察系统体积越来越小，质量越来越轻，功能却越来越多，性能越来越优异。特别是声表面波探测技术及离子迁移谱技术在化学侦察传感器上的应用，使探测器的体积、质量大大减小，探测的可靠性、准确性大大提高。美军较早装备的 M8A1 型单兵便携式自动化学战剂报警器重近 3.5kg，只能对空气中有无神经性毒剂和芥子气进行判断报警；之后装备的改进型化学战剂监视仪（ICAM）能够区分微量的神经性毒剂和糜烂性毒剂，质量为 1.5kg，可以进行手持探测；单兵使用的超小型 ICAD 只有 215g。美国国防部在经过详细调研论证的基础上研制了联合化学战剂检测器（JCAD）。该装置使用声表面波（SAW）传感器，能自动实时检测、识别和测量化学战剂；可储存 72h 的检测数据，与联合报警和报告网络联网；可以适应不同任务和军用平台的需求，能机载、舰载、车载、单兵携带、工事使用等；其自动化程度高，结构紧凑精巧，体积小于 500cm³，质量不大于 0.5kg（含电池）；在多种战场气体干扰下能准确侦检出 10 种化学战剂，极少出现误报。

美国计划将超小型的无人机（MAV）用于核生化侦察，它的翼展仅 15cm，质量不超过 85g。在这样小的平台上，要集成采样系统、探测系统、通信系统等诸多载荷，对于装备小型化无疑提出了更高的要求。

1.3.4 集成化

美国陆军的"斯特赖克"核生化侦察车是化学侦察装备综合集成化的典型代表。它是与高机动装甲车辆结合的先进核生化检测、报警、取样综合系统。该系统是美军根据德国"狐"式防化侦察车改装设计研制的，已经装备美国陆军。除此以外美军还研制了联合军种轻型核生化侦察系统（JSLNBCRS），该系统与"狐"式侦察车类似，但性能更为先进，适合于各军种使用。可部署在前方作战区域，并综合纳入核生化侦察、监视、监控和鉴定系统，也可部署在后方区域，用于监控主要供给线路、后勤基地、机场、港口和重要指挥控制中心的核生化威胁。

核生化侦察系统以装甲车为平台，机动性强、防护性好，使侦察人员的安全得到有效保障，同时车辆可综合安装各类探测和分析系统，从而极大地提高核生化侦察的效率。除此之外，美军还计划将核生化侦察系统集成到空中平台上。

1.3.5 网络化

报警与报告是化学侦察中最重要的能力之一，而网络化可以使化学侦察装备的这种能力大大提高。美军比较先进的探测器、报警器均可以相互连通，从而可以将获得的各类数据、信息实时地向各级指挥控制中心传输。例如 ETG 公司的先进便携式化学战剂探测器可以通过调制解调器将所得的数据传输至世界任何地方，或者从连接节点下载程序以用于新型战剂的探测；微型化学战剂探测器（ICAD）可以组成探测网络，以 1 个基站管理 30 部探测器，对战场纵深 5km 的范围实施实时监测。

除了不断开发具有网络连通能力的新型探测器外，美军还在建设联合预警与报告网络（JWARN）。该网络可以与目前美军已装备的和新研制的各类核生化传感器互联互通并交换信息，这些传感器包括 M8A1 化学战剂报警器、M21 化学战剂遥测自动报警器、M22 化学战剂自动探测报警器、集成点源探测系统、联合生物点源探测系统、通用轻型防区外化学战剂探测器、通用化学战剂探测器，"斯特赖克"核生化侦察车、通用轻型核生化战车等。该系统还具有传感器的管理功能，可为传感器制定维护计划，进行位置控制、性能监视和测试等。该网络可以与美国各军种的 C^4ISR 系统兼容与集成，如全球指挥控制系统、机动作战系统、战场战斗管理核心系统、先进野战炮兵战场数据系统等，提供核生化警报技术收集、识别、定位、报告和传送核生化警报的作战能力。它可使各军种、各级指战员掌握战区内生化袭击的态势，以采取及时、有效的应对措施。JWARN 提供增殖数据加工、计划与报告生成以及核生化信息获取能力，以提高有限核生化人力资源的效率，已成为美军《2020 年联合构想》中确定的全方位防护和态势感知中不可或缺的部分。

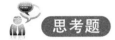 **思考题**

1. 简述灵敏度定义和衡量灵敏度高低的标准及影响灵敏度的主要因素。
2. 如何准确理解漏报和误报的异同？
3. 谈谈化学侦察技术的发展趋势。

◆ 参考文献 ◆

[1] 吴卓明，石洪祥，侯铭远，等. 核化生防护大辞典 [M]. 上海：上海辞书出版社，2000.
[2] 黄启斌. 美军化学侦察装备的发展趋势 [J]. 现代军事，2001，25（7）：10-12.
[3] 黄启斌. 现代化学侦察技术 [M]. 北京：国防工业出版社，2007.
[4] 夏治强.2015-2016CBRN 威胁与外军防化装备技术发展 [M]. 北京：化学工业出版社，2017.
[5] 美国参谋长联席会议.2020 年联合构想 [M]. 弗吉尼亚州/华盛顿：国防部，2000.

第2章
化学毒剂与有毒工业化学品

本章提要：为了不同目的研发的化学毒剂有不同的种类、不同的理化性质和毒性，是分析和检测的重要目标物。有毒工业化学品近年来也逐渐成为分析与检测的主要目标物。针对二者的分析与检测技术得到了研发与应用。

随着毒剂毒物分析与检测技术的不断发展，针对化学毒剂（CWAs）和有毒工业化学品（TICs）的检测方法和技术已进行了大量的研究和开发。其检测对象——目标化合物的种类不断增加，由早期的单一单类目标物，到多种多类目标物，再到现在的广谱或全谱目标物。每一种检测技术所对应的目标物各有不同。化学毒剂和有毒工业化学品只会在配备充分过滤和安全系统的室内使用，野外试验一般使用低毒或无毒的模拟剂代替化学毒剂和有毒工业化学品。即使是高质量的检测技术与装备也不可能检测全部的 CWAs 和 TICs，但至少要能够检测主要的神经性毒剂、糜烂性毒剂和一些重要的 TICs。"9·11"事件之前，各国都把检测目标物定位在主要的 CWAs 上；"9·11"事件之后，为适应反恐需要，各国不约而同地把检测对象扩大到 TICs。对于把 CWAs 作为检测对象各国有比较一致的认同，但对 TICs 各国有不尽相同的选择。2005 年 8 月美军条令正式将"NBC"（核生化）改写为"CBRN"（化学、生物、放射性与核，简称化生放核），其概念范畴由原来传统的核生化武器防护向涵盖核生化武器、有毒工业化学品及放射性物质等传统与非传统威胁的全维防护演变。

2.1 化学毒剂

化学毒剂是可以迅速使敌人失能或死亡的高毒性化合物。《中国军事百科全书》将毒剂定义为军事行动中以毒害作用杀伤人畜的有毒化学品。现在，毒剂、化学毒剂、化学战剂、军用毒剂经常混用，其具有相同概念，都归于大规模杀伤性武器范畴，即能造成巨大破坏和大量人员伤亡的有毒化学品，历史已经证明了这一点。为了减少化学攻击和意外化学事故造成的伤亡，有必要了解常用化学毒剂和有毒工业化学品在人身上产生的差异性效应，从而采取正确的防护措施和进行疏散。

传统化学毒剂按其毒害作用可以分为神经性毒剂、糜烂性毒剂、窒息性毒剂、全身中毒性毒剂、失能性毒剂和刺激性毒剂等六类共 14 种；有些国家不包含刺激性毒剂，分为五类11 种，见表 2-1。《关于禁止发展、生产、储存和使用化学武器及销毁此种武器的公约》（简称《禁止化学武器公约》）附表中对此有相应的要求，需要特别强调的是附录 B 中包括了石房蛤毒素和蓖麻毒素两种生物毒素，详见附录 B，这两种毒素介于化学毒剂和生物毒剂之间的"灰色区"。

表 2-1　传统化学毒剂

毒剂			种类
六类 14 种	五类 11 种	神经性毒剂	沙林(GB)、梭曼(GD)、维埃克斯(VX)、塔崩(GA)
		糜烂性毒剂	芥子气(HD)、路易氏气(L)、氮芥气(HN)
		窒息性毒剂	光气(CG)
		全身中毒性毒剂	氢氰酸(AC)、氯化氰(CK)
		失能性毒剂	毕兹(BZ)
		刺激性毒剂	苯氯乙酮(CN)、西埃斯(CS)、西阿尔(CR)

2.1.1　神经性毒剂

作用机制：以人的中枢神经系统为目标，主要通过破坏胆碱能系统，使其神经系统功能障碍。

主要中毒症状：缩瞳、头痛、恶心、呕吐、腹泻、多汗、面部青紫、抽搐、四肢麻痹、呼吸困难、意识模糊、死亡。

代表性化合物：塔崩（GA）、沙林（GB）、梭曼（GD）、维埃克斯（VX）、诺维乔克（Novichok）等。除 VX 外均为非持久性毒剂。

沙林

1939 年，由 5 名德国化学家首次发明，二战后美、苏相继研究发展并大量装备。主要通过呼吸道使人中毒，5mg 即可致人死亡。

主要参数：分子量 140.10，沸点 152℃，20℃ 时的挥发度为 13.2mg/L（美军为 16091mg/m³），吸入半数致死剂量（LD_{50}）为 70～100mg·min/m³，皮肤吸收半数致死剂量为 24mg/kg，半数失能剂量（ID_{50} 或 ICt_{50}）为 35～75mg·min/m³，战斗允许剂量 2～5mg·min/m³。

典型事件：1995 年 3 月 20 日东京地铁沙林毒气事件，造成 13 人死亡，5500 余人受伤。

维埃克斯（VX）

1957 年，由瑞典人拉斯·埃里克·塔梅林发明。美国、俄罗斯、中国的维埃克斯结构略有不同，但化学性质相近。主要通过皮肤沾染使人中毒（透皮性能极强），0.5mg 即可致人死亡。

主要参数：分子量 267.38，沸点 298℃，凝固点 −39℃，20℃ 时的挥发度为 0.00992mg/L（美军为 10.5mg/m³，25℃），LD_{50} 为 40mg·min/m³，皮肤吸收半数致死剂量为 0.09mg/kg，战斗允许剂量 0.6～2.5mg·min/m³。

诺维乔克

泛指 20 世纪 70～80 年代苏联研发的新型神经性毒剂（汉克教授认为是第四代神经毒

剂）。是一类含磷化合物，比 VX 和沙林毒性更强。其中一种代号为 A-230 的毒剂，其毒性（毒效）是 VX 和沙林的 5～10 倍。

2.1.2 糜烂性毒剂

作用机制：以人的组织细胞为目标，主要破坏皮肤或黏膜，导致染毒人员极度痛苦。

主要中毒症状：皮肤肿痛、红斑及水泡，结膜充血、浮肿及溃疡，呼吸道损害，等。

代表性化合物：芥子气（HD）、氮芥气（HN）、路易士气（L）等。属于持久性毒剂。

芥子气

1822 年，由德国化学家德斯普雷兹发明。一战期间，德国人首次对英法联军使用，获得极大成功。是迄今使用最为广泛的毒剂，故而被称为"传统毒剂之王"。

主要参数：分子量 159.08，沸点 217℃，凝固点 14.45℃，20℃ 时的挥发度为 0.566mg/L（美军为 610mg/m³，25℃），LD_{50} 为 1500mg·min/m³，透皮中毒半数致死剂量为 70mg/kg，眼睛半数失能剂量为 200mg·min/m³，战斗允许剂量 50～75mg·min/m³。

典型事件：2003 年 8 月 4 日齐齐哈尔发生日军遗留化学武器芥子气泄漏事件。

2.1.3 窒息性毒剂

作用机制：与糜烂性毒剂相似，但主要以人的肺部等呼吸系统为目标，主要通过破坏组织细胞引起肺水肿，导致染毒人员窒息甚至死亡。

主要中毒症状：呼吸道刺激、咳嗽、胸闷、呼吸困难、皮肤及眼睛烧灼感、休克以及死亡等。

代表性化合物有：光气（CG）、双光气（DP）、氯气、氯化氢等。属于非持久性毒剂。

光气

1812 年，由英国人约翰·德威发明。1915 年，德军首次在一战中使用。

主要参数：分子量 98.91，沸点 7.6℃，20℃ 时的挥发度为 6552.25mg/L（美军为 1080000mg/m³，25℃），LD_{50} 为 3200mg·min/m³，半数失能剂量为 1600mg·min/m³，战斗允许剂量 15mg·min/m³。

典型事件：一战中交战双方使用光气达 10 万吨。

2.1.4 全身中毒性毒剂

作用机制：氰化物主要通过阻断细胞呼吸氧气，造成代谢性酸中毒；砷化物则通过溶血作用，导致肾功能衰竭，亦称之为血液性毒剂。

主要中毒症状：发绀、恶心、意识障碍、头痛、呼吸困难、抽风、瞳孔散大等。

代表性化合物有：氢氰酸（AC）、氯化氰（CK）、砷化物等。

氢氰酸

一战期间，法军首次对德军使用；二战期间，德军在集中营利用它大量屠杀平民。其毒性作用迅速，高浓度下人员一旦吸入立即死亡。

主要参数：分子量 27.02，沸点 25.7℃，凝固点 13.6℃，20℃时的挥发度为 904mg/L（美军为 108000mg/m³，25℃），LD_{50} 为 2000mg/m³（10min），浓度低于 10mg/m³ 时一般不会引起中毒。

2.1.5　失能性毒剂

作用机制：主要以人的周围神经系统为目标，通过类似阿托品的乙酰胆碱抑制作用，使人的思维和运动机能发生障碍，从而丧失战斗力。

主要中毒症状：昏睡、幻觉、精神失常、体温过高、反应迟钝、运动失调、散瞳等。

代表性化合物：毕兹（BZ）、芬太尼等。

毕兹

美军于 20 世纪 50～60 年代研发成功。

主要参数：分子量 323.2，熔点 167.5℃，吸入半数失能剂量为 110mg·min/m³，肌肉注射失能剂量为 6μg/kg。

芬太尼

一类化学合成的阿片类药物。作用于生物体内的阿片受体，产生麻醉或镇痛作用，其效果可达吗啡的 100 倍。

典型事件：2002 年 10 月 23 日，在莫斯科剧院人质事件中，俄罗斯特种部队使用芬太尼解救人质获得成功。

2.1.6　刺激性毒剂

作用机制：主要以人的眼睛和上呼吸道等感觉器官为目标，通过强烈刺激作用，造成难以忍受的痛苦，从而干扰其正常活动。

主要中毒症状：眼睛灼痛及暂时性失明、流泪、打喷嚏、恶心、呕吐等。

代表性化合物：苯氯乙酮（CN）、西埃斯（CS）、西阿尔（CR）、亚当氏气（DM）、辣椒素（OC）等。

西埃斯

1928 年，由美国人首先发现。脱离接触后，人员可逐步恢复。

主要参数：分子量 188.6，沸点 310～315℃，熔点 93～95℃，20℃时的挥发度为 3.5×10^{-4} mg/L，半数失能剂量为 10～20mg·min/m³，阈刺激浓度 0.1mg/m³。

典型事件：越南战争期间，美军使用了超过 7000t 的西埃斯；作为控暴剂，在各国广泛使用。

辣椒素

从辣椒中提取或人工合成。

主要参数：分子量 305，LD_{50} 为 9.5mg/kg（腹腔、大鼠），LC_{50} 为 47.2mg/kg（腹腔、小鼠）。

典型事件：现作为新型控暴剂，在各国广泛使用。

2.1.7 生物毒素

几千年来，人类一直在使用由植物、动物甚至微生物产生的毒素，已经相当熟练地将其作为武器和药物使用。古今中外的战争史，充斥着将生物毒素用作武器的例子，包括直接将活毒蛇、毒虫散布到敌方区域，用死亡和腐烂的牛、马等动物尸体污染水源，使用来自动植物产生的毒素使兵器伤害效果变得更加明显，包括用来破坏、狩猎或者暗杀。2000 年以前，由于制备和纯化毒素的技术和设备较落后，大多数人认为规模化生产毒素和生物武器需要大量的投入和国家力量的支持。随着基因工程和蛋白质合成技术的飞速发展，现在人们普遍认识到，毒素的制备将会有越来越多的技术途径和来源，见表 2-2，未来面临的化学和生物武器威胁将会更加紧迫。

表 2-2　可能作为武器使用的生物毒素

毒素名称	化学类型	作用	生物来源
蓖麻毒素	糖类-结合蛋白	抑制核糖体蛋白质合成	蓖麻植物，蓖麻种子
相思子毒素	糖类-结合蛋白	抑制蛋白质合成	豆科藤本植物相思子种子
石房蛤毒素	非蛋白毒素	在神经细胞中阻断 Na 和 K 离子通道	海洋沟鞭藻类
鱼腥藻毒素	非蛋白毒素	乙酰胆碱酯酶抑制剂	蓝绿藻类(项圈藻)
河豚毒素	非蛋白毒素，氨基全氢喹唑啉	阻断 Na 离子通道	细菌，河豚毒素假交替单胞菌
蛇毒毒液	蛋白质和多肽	扰乱各种生化过程，包括细胞毒素和神经毒素	多种毒蛇，包括眼镜蛇、响尾蛇、银环蛇和海蛇等
蝎毒毒液	蛋白质和多肽	神经毒素，通道阻断剂，酶抑制剂等	节肢动物，各种毒蝎
蜘蛛毒液	蛋白质、多肽及其他物质	神经毒和细胞毒(坏疽)	节肢动物，包括黑寡妇、隐居褐蛛
肉毒杆菌毒素	单一多肽链毒素	阻断乙酰胆碱释放	肉毒杆菌
葡萄球菌肠毒素 B	蛋白质	肠道细胞特异性毒素	金黄色葡萄球菌
炭疽毒素	蛋白质	扰乱细胞信号传导	炭疽芽孢杆菌
鼠疫毒素	蛋白质	破坏免疫细胞	鼠疫耶尔森杆菌
霍乱毒素	蛋白质	灭活 G 类蛋白质	霍乱弧菌
黄曲霉毒素	二呋喃香豆素	DNA 损伤、蛋白质抑制	黄曲霉菌等

1997 年 4 月，《关于禁止发展、生产、储存和使用化学武器及销毁此种武器的公约》（以下简称《禁止化学武器公约》）签署生效，其规定了严格的核查机制，为全面禁止和彻底销毁所有化学武器奠定了基础。根据公约规定，蓖麻毒素、石房蛤毒素等生物毒素列入公约附表（见附录 B 附表 1），受到严格控制。1975 年，《关于禁止发展、生产和储存细菌（生物）和毒素武器及销毁此类武器的公约》签署生效，截至 2018 年 10 月，共有 182 个缔约国。该公约对禁止和销毁生物武器，防止生物武器扩散发挥了不可替代的重要作用。但是，由于公约缺乏必要的核查机制，加上一些措辞有不严谨之处，公约虽然生效 40 余年，却从未有效实施，无法对各缔约国产生强有力的约束。根据美国马里兰大学恐怖主义数据库的数据，1970—2014 年，全世界使用化生放核武器共 143 次，包括生物手段 35 次、化学手段 95

次、放射手段13次，使用者主要是非国家行为体。随着生物技术门槛不断降低，国内外恐怖分子勾连加剧，恐怖分子等将更容易获得生物材料、制备生物恐怖剂，在特殊形势、敏感时期制造恐怖活动。

蓖麻毒素（RT）

属于蛋白毒素，来源于蓖麻籽。对机体肝、肾细胞破坏较强，同时具有凝集红细胞作用。

主要参数：吸入毒性与气溶胶颗粒大小有关，当粒径为 $1.4\mu m$ 时，免吸入的半数致死剂量为 $0.004mg \cdot min/L$，人口服的致死剂量约为 $0.3mg/kg$。

典型事件：1978年间谍人员在伦敦用涂有蓖麻毒素的伞尖行刺马尔科夫，即马尔科夫谋杀案。2020年9月报道称寄给美国总统特朗普的信件中装有蓖麻毒素。

石房蛤毒素（STX）

属于软体动物毒素，来源于海洋藻类。通过阻断钠离子通道而抑制神经传导，引起机体麻痹性中毒，并因呼吸衰竭而致死。

主要参数：成年人轻度中毒量为 $110\mu g$，致死剂量为 $540\sim1000\mu g$，STX 对小鼠的 LD_{50} 为 $10\mu g/kg$。

2.1.8 毒剂划代

（1）国外划代研究

国外并无权威的毒剂划代研究，美国学者汉克·艾里森在其出版的《化学与生物战剂手册》中按照研发时间顺序对化学毒剂进行了粗略的划代区分（见表2-3）。目前认为这种划代很不科学，也不准确，更未得到世界同行的认可。

表2-3 汉克·艾里森毒剂划代表

要素	第一代	第二代	第三代	第四代
出现时间	第一次世界大战	第二次世界大战	第二次世界大战后	冷战期间
代表物	芥子气、氯气、光气、砷化物	沙林、氮芥气、氯化苦	维埃克斯	诺维乔克、颗粒病毒(GV)、氨基甲酸酯、毕兹

（2）国内划代研究

我国相关领域专家，根据世界毒剂发展史，聚焦研发时代、总体技术背景、典型代表物、毒性、装载工具及使用手段等方面，尝试对国外毒剂划代进行初步研究，提出了初步的划代设想，结果如表2-4所示。

表2-4 毒剂划代表

要素	第一代	第二代	第三代	第四代
出现时间	一战前后	二战前后	二战后	21世纪
总体技术背景	化工产品	有机化学	药物化学	交叉学科
代表物	氯气、芥子气	沙林	维埃克斯、芬太尼、毒素	合成生物学产品？
毒性	毫克级	亚毫克级	微克级	纳克级？
运载工具	瓶罐	枪炮	导弹	微纳机器人？

注：第四代毒剂属于待定状态。

美国专家 2018 年对大规模杀伤性武器进行了评估：

① 大多数化学和核武器技术都相当成熟，如果有新的研发，也只能是适度发展。

②《禁止化学武器公约》限制了对化学毒剂的研究。

③ 关于化学技术的基础研究一般不是关注的主要问题，甚至 2018 年在英国出现的神经性毒剂"诺维乔克"也是在 20 多年前发明的。

④ 未来 20 年大多数用于化学武器的基础技术似乎不太可能发生巨大变化。

2.2 有毒工业化学品

《中国军事百科全书》将有毒化学品定义为通过其对生命过程的化学作用而能够对人类或动物造成死亡、暂时失能或永久伤害的任何化学品，以此与毒剂相区分。而有毒工业化学品（TICs）是指工业上使用的对人体有害的化合物，广泛应用于制造业和原材料加工。在数以千计的化合物中，有 90 种以上化合物被认为是有毒工业化学品，从低毒性到高毒性都有，有几种化合物如氢氰酸、氯化氰和光气，曾被作为军用化学毒剂并在前两次世界大战中使用。

有毒工业化学品很容易被潜在的恐怖分子大量获取并用于实战，而国内外早期研制的化学侦察器材在检测这些化合物的重要性上没有被给予足够的重视，侦检的目标物都不包含这些化合物。目前，世界各国已将检测这些化合物作为化学侦察器材必备的功能。

2.2.1 美军对 TICs 等级划分

美军根据毒性和挥发性等参数将 TICs 分为高、中、低危险等级，并列出了清单，可供参考。

高危险等级 TICs：氨气、三氯化硼、三氟化硼、二硫化碳、氯气、乙硼烷、环氧乙烷、氟、甲醛、溴化氢、氯化氢、硫化氢、硫酸（发烟）、三氯化磷、二氧化硫、硫酸、六氟化钨等。

中危险等级 TICs：丙酮合氰化氢、丙烯醛、丙烯腈、烯丙醇、三溴化硼、一氧化碳、二溴乙烷、硒化氢、溴代甲烷、甲基肼、异氰酸甲酯、甲硫醇、二氧化氮、磷化氢、三氯氧磷、六氟化硒、磺酰氟、六氟化碲、正辛基硫醇、氯丙酮、氯乙腈、氯磺酸、1,2-二甲肼、甲基磺酰氯、氯甲酸甲酯、五硫化二磷、三氯化硫、四氯化钛等。

低危险等级 TICs：三氯化砷、溴、氯化溴、碘化氢、氯甲酸异丁酯、六氟环戊二烯、碳酰氯、氯乙酰氯、二甲基硫酸酯、乙烯亚胺、氯甲酸正丁酯、一氧化氮、氯甲酸正丙酯、对硫磷、四乙基铅、四甲基铅、焦磷酸四乙酯等。

氨气

能灼伤皮肤、眼睛、呼吸器官黏膜；大量吸入能引起肺肿胀，以至死亡。

主要参数：分子量 17，相对密度 0.5791。

LD_{50} 为 350mg/kg，空气中允许的最高浓度为 25ppm（8h 计）。

氯气

吸入高浓度时可引起呼吸暂停、肺水肿、血液浓缩。

主要参数：分子量 70.9。

LD_{50} 为 293mg/kg，空气中允许的最高浓度为 1ppm（8h 计）。

硫化氢

LD_{50} 为 673mg/kg，空气中允许的最高浓度为 10ppm（8h 计）。

磷化氢

LD_{50} 为 11mg/kg，空气中允许的最高浓度为 0.3ppm（8h 计）。

对硫磷

LD_{50} 为 3.6～13mg/kg。

一氧化碳

LD_{50} 为 1807mg/kg，空气中允许的最高浓度为 50ppm（8h 计）。

二硫化碳

空气中允许的最高浓度为 10ppm（8h 计）。

二氧化硫

空气中允许的最高浓度为 2ppm（8h 计）。

异氰酸甲酯

LD_{50} 为 71mg/kg，空气中允许的最高浓度为 0.02ppm（8h 计）。

2.2.2　我国对 TICs 类型划分

我国在《危险化学品安全管理条例》中将危险化学品定义为具有毒害、腐蚀、爆炸、燃烧、助燃等性质，对人体、设施、环境具有危害的剧毒化学品和其他化学品。根据 GB 6944—2012 把危险化学品分为 9 类 21 项约 2828 种，但不包含多数常用毒剂。

国务院曾对《危险化学品目录》（2015 版）进行筛选，对照固有危险性高的化学品种类，共筛选出 328 种候选高危化学品，其中爆炸物 50 种、有机过氧化物 22 种、自反应物质 2 种、氧化性固体 13 种、氧化性液体 4 种、有毒气体 44 种、挥发性有毒液体 60 种、固体剧毒化学品 1 种、易燃气体 51 种、低闪点易燃液体 81 种。并提出了第一批 17 种高危化学品候选物清单，即爆炸性化学品包括硝酸铵、硝化纤维素（硝化棉）、氯酸钾共 3 种，有毒化学品包括氯气、氨气、硫化氢、异氰酸甲酯、碳酰二氯（光气）、一氧化碳、氰化钠共 7 种，易燃气体包括液化石油气、丙烯、环氧乙烷、氯乙烯、二甲醚共 5 种，易燃液体包括 1,2-环氧丙烷、二硫化碳共 2 种。

2.2.3　国际公约中的有毒化学品及前体

《禁止化学武器公约》附表 2 列出了 3 种有毒化学品，11 种（类）前体；附表 3 中列出了 4 种有毒化学品，13 种前体，附表 3 具体如下（详见附录 B）。

有毒化学品：光气、氯化氰、氰化氢、氯化苦（三氯硝基甲烷）。

前体：磷酰氯、三氯化磷、五氯化磷、亚磷酸三甲酯、亚磷酸三乙酯、亚磷酸二甲酯、亚磷酸二乙酯、一氯化硫、二氯化硫、亚硫酸氯、乙基二乙醇胺、甲基二乙醇胺、三乙醇胺。

2.2.4 典型事件

博帕尔泄毒事故：1984 年 12 月印度发生异氰酸甲酯泄漏事故，造成 3150 人死亡，危及 50 万人，其中 5 万人失明。

清水河危险品仓库爆炸事故：1993 年 8 月 5 日中国深圳市发生危险品储运仓库爆炸事故，造成 15 人死亡，101 人受伤。

重庆开县特大井喷事故：2003 年 12 月 23 日，重庆市开县发生含硫化氢井喷事故，造成 243 人死亡，2143 人受伤，65000 余人疏散。

"8·12"天津爆炸事故：2015 年 8 月 12 日天津市滨海危险品仓库发生爆炸，造成 165 人死亡，8 人失踪，798 人受伤。

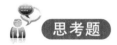 思考题

1. 如何理解化学毒剂、生物毒素和有毒工业化学品的异同？
2. 我国和美国在有毒工业化学品划分上各有什么特点？
3. 随着科技的进步，外军化学毒剂可能发展的方向有哪些？

◆ 参考文献 ◆

［1］ 吴卓明，石洪祥，侯铭远，等．核化生防护大辞典［M］．上海：上海辞书出版社，2000．

［2］ Sun Y，Ong K Y．化学毒剂和有毒气体检测技术［M］．郭成海，译．北京：国防工业出版社，2010．

［3］ Lyndon L，Bal R．生物毒素与生物威胁［M］．丁晓琴，李铁虎，夏志强，等，译．北京：化学工业出版社，2020．

［4］ 汉克·艾里森．化学与生物战剂手册［M］．2 版．北京：军事谊文出版社，2009．

［5］ 夏志强，王曼琳，滕珺．2015～2016 CBRN 威胁与外军防化装备技术发展［M］．北京：化学工业出版社，2017．

第3章
比色法检测技术

本章提要： 比色法检测器测量的是目标物与显色试剂反应产生的颜色变化。为了检测选择性的需要，选择的显色剂最好只与一种或一类特定目标物发生反应并产生适当的颜色变化。

比色法检测技术主要分析由待测化学品和试剂反应产生的颜色变化。这种方法比较古老、原始，但很实用，已应用于许多领域。常见的例子如检测溶液 pH 值变化的 pH 试纸以及分析游泳池中氯含量的水质检测条。利用不同反应体系研制的比色法检测器材应具有操作方便、成本低、响应快等优点。

比色法检测器材通常制成卡、片、条或管，主要通过肉眼而不是仪器来判断颜色变化。由于可以针对性地选择试剂，大多数检测器材具有选择性。所选择的试剂只与专一种类的化合物反应产生相应的可观察的颜色变化。对于这种专一性检测，大大地减少了干扰反应。因此，这种检测方法的优点是误报率低；缺点是在野外使用时需要很多检测片或管。

在使用比色技术检测目标化合物时，可以使用被动或主动的采样技术，使样品中的目标化合物与化学浸染过的基质表面相接触，并在基质表面发生特异性的颜色化学反应，产生相应的颜色变化。颜色出现变化表示有化合物存在。根据颜色变化的深浅可以判定样品中目标化合物浓度的大小。对于比色管，则根据一定时间内出现的染色长度来判定浓度的大小。

检测卡或检测条都是湿法化学检测技术，常用来检测化学毒剂，它们通过颜色变化来指示化学毒剂的存在与否，而颜色的变化是由有可疑毒剂参与下的化学反应所引起的。这些检测装置通常在接收到另外一个检测器所发出的报警后使用，用来验证化学毒剂的存在。

3.1 发展历程

美军于 20 世纪中叶研制的 M18 系列侦毒器如 M18A1 和 M18A2，是由二战期间德军装备的 M9A2 侦毒器演变而来的，其主要改进是在侦毒器中增加了一些侦毒器件（如侦毒粉笔、侦毒纸、侦毒管、侦毒片），从而增加了检测毒剂的种类，增强了侦检液态毒剂的能力。

美军于 20 世纪 70～80 年代定型生产了 M8 侦毒纸、M9 侦毒纸并一直使用至今。特别是 M9 侦毒纸，可用于侦检神经性毒剂（G 类、V 类）和糜烂性毒剂（芥子气、路易氏气）液滴。当其接触任何一种毒剂液滴时，都由原来的橄榄绿色变成红色。侦毒纸具备黏性，可以张贴在武器装备或人员服装上。

美军于 20 世纪 70 年代研制了 M256 侦毒包，80 年代对 M256 侦毒包中侦检神经性毒剂的侦毒片进行了改进，用鳗酶取代马酶作为活性物质，提高了酶的稳定性和使用寿命，由 3 年提高到 5 年，定型为 M256A1 侦毒包。进入 21 世纪美军对 M256A1 又进行了改进，定型为 M256A2 侦毒包。

20 世纪，苏联研制了 PKHR 系列侦毒器，其中 PKHR-MB 侦毒器利用三种侦毒管和常规的化学分析手段对各种介质中的毒剂和毒物进行分析测定。

20 世纪 80 年代中叶，美军研制了 M272 染毒水化验箱，用于野外快速检验补给水中是否有有害浓度的神经性毒剂、芥子气、路易氏气和血液性毒剂。英国于 20 世纪 80 年代研制了 NO.2-Mark1 水中毒剂化验箱，用于化验水中的氰化物、神经性毒剂、芥子气、重金属盐和砷。法国研制的 KDTC 毒剂检测箱类似于侦毒器，用于检测空气和装备上的毒剂、识别毒剂种类、估算毒剂浓度，能检测 GA、GB、HCN、光气、氯化氰、砷化物等。苏联于 20 世纪 80 年代研制了 MPXR 和 MPXL 野外化验箱，用于检测和鉴定土壤、水以及其他材料中众多的化学物质，实际上是把侦毒盒及侦毒器相关部件组合在一个箱子中，便于携带现场使用。

我军侦毒器的研制始于抗美援朝时期，第一代防化人开历史先河，研制出了"石鹰 1 号"和"石鹰 2 号"侦毒器。第二代防化人研制了 65 型、75 型侦毒器，第三代防化人又对 75 型侦毒器进行了三次大的改进，形成了目前防化部队大量装备的侦毒器。

20 世纪 80 年代，我军研制了具有世界先进水平的"一色"和"三色"侦毒纸及侦毒包。20 世纪 90 年代又对侦毒包进行了改进。在侦毒包（包括侦毒纸）的研制过程中，我国科研人员从鸭血中提取出高稳定性的酶（简称鸭酶），鸭酶的稳定性超过了美军的鳗酶。

以上这些以显色为主的侦毒器材，至今仍列装各国部队，加上各国民用机构生产的各种侦毒管，如德国德尔格（Draeger）公司生产的侦检管，覆盖了大部分 CWAs 和 TICs 的检测需要。

3.2 基本概念

3.2.1 侦检灵敏度

见绪论章节（1.1.8.1）。

3.2.2 侦毒响应时间

侦毒器材从接触染毒空气或毒剂液滴至发出判别信息所需要的时间，用秒（s）表示。是衡量侦毒器材战术技术性能的指标之一，同染毒空气浓度或毒剂液滴直径有关。浓度高，直径大，响应时间短；浓度低，直径小，响应时间长。

3.2.3 侦毒显色

侦毒器材中的侦毒管、侦毒片或侦毒纸等与毒剂反应显示的特征颜色。包括显色速度，颜色的深浅、分布以及稳定性等。是使用侦毒器材判别毒剂是否存在的主要依据。受到干扰时将影响侦毒显色，出现相同、类似或不同的显色特征，应通过鉴别比较加以区分。

3.2.4 侦毒比色

指使用侦毒器材中的侦毒管、侦毒片或侦毒纸时按规定与比色表进行比色的方法。是判断毒剂种类与概略测定空气染毒浓度的侦毒步骤。根据侦毒器材的性能，分为立即比色与规定时间比色两种情况，比色过早或过迟会造成误判。通过显色特点、显色速度、颜色深浅、色层分布及稳定性等判断毒剂是否存在及其染毒浓度，鉴别其他物质的干扰。为排除夜暗条件对比色结果的影响，可与未接触毒剂的侦毒管、侦毒片（纸）进行对照。

3.2.5　侦毒误判

指在实施侦检时出现的错误判断。包括目标没有染毒判为有毒，有毒判为无毒，或目标染有某种毒剂，却判为另一种毒剂等情况。其主要原因有：侦毒器材受环境条件影响而误报或失灵，侦毒器材部件失效，使用人员操作方法不正确，没有掌握侦毒比色时机或观色不准确，其他物质的干扰，等。

3.3　侦毒方法

侦毒方法是发现和查明毒剂种类并测定浓度的方法。按侦毒器材的操作方式可分为基本侦检法和应用侦检法。对侦毒方法的基本要求是准确、灵敏、快速和简便。可根据装备情况、使用场合和要求进行选择。

3.3.1　基本侦检法

使用侦毒器实施侦检的侦毒方法。按侦检对象可分为直接、滤烟、覆盖、取样4种基本侦检方法，其是使用侦毒器材侦检毒剂的主要方法。根据敌化学袭击后的毒剂战斗状态、染毒对象、气候地形条件及染毒持续时间等情况选择使用。

（1）直接侦检法

使用侦毒器唧筒和侦毒管实施侦检的侦毒方法，适用于空气中的毒剂蒸气、气溶胶和毒烟的侦检。

（2）滤烟侦检法

使用侦毒器唧筒、侦毒管和滤烟装置实施侦检的侦毒方法，适用于烟尘中的毒剂蒸气的侦检。染毒空气经滤烟片过滤，可避免或减轻烟尘对侦毒管的干扰。

（3）覆盖侦检法

使用侦毒器唧筒、侦毒管和将带保护罩的头罩覆盖在染毒表面实施侦检的侦毒方法，适用于地面及各种物体表面的毒剂液滴的侦检。

（4）取样侦检法

使用侦毒器唧筒、侦毒管和收集有染毒样品的取样装置实施侦检的侦毒方法，适用于不易覆盖的松软地表（如雪、粮秣）及已渗透的毒剂的侦检。

3.3.2　应用侦检法

使用侦毒器部分组件实施侦检的简便侦毒方法，包括顶针、插土和棉球取样等侦检方法。

（1）顶针侦检法

使用侦毒器中特备顶针蘸取染毒物，直接顶破侦毒管试剂瓶的应用侦毒方法，适用于侦毒管中带有试剂瓶及有明显征候的染毒物体。

（2）插土侦检法

将染毒土壤置于侦毒管标志带一端内抽气侦检的应用侦毒方法，主要适用于使用一道黄色环侦毒管对芥子气或芥路混合毒剂的侦检。

（3）棉球取样侦检法

将沾有毒剂的棉球插入侦毒管中抽气侦检的应用侦毒方法，适用于水源、植物及各种物体表面的毒剂液滴的侦检。

3.4 侦毒原理及典型比色体系

3.4.1 侦毒原理

采用主动（抽气式）采样或被动（扩散式）采样，将空气样品抽进侦毒管中，当样品中的目标物与被试剂浸润的吸附剂表面接触时，目标物与显色试剂间发生特殊的反应，产生颜色变化，表明目标物的存在。根据一定时间内显色深浅或侦毒管显色长度就可估计样品中目标物的浓度，见图 3-1。

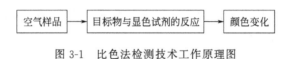

图 3-1　比色法检测技术工作原理图

3.4.2 典型显色体系

（1）一道红色环侦毒管

简称"一红管"。侦检沙林、梭曼、塔崩的侦毒管。上端标有一道红色环。由两个安瓿和一层填料组成：上安瓿装有 3% 的过氧化氢醇水溶液，下安瓿装有 0.2% 的盐酸联苯胺醇水溶液，填料为吸有氨气的硅胶。一红管利用毒剂与过氧化氢反应生成的过氧膦酸酯类化合物，氧化联苯胺而生色，反应颜色为浅黄～橙红，检测灵敏度为 0.2～0.6μg/L。氯化氰、光气、路易氏气能使该管产生类似正反应的颜色。强氧化剂、酸性物及酰卤类化合物能造成干扰。

（2）二道红色环侦毒管

简称"二红管"。侦检维埃克斯的侦毒管。上端标有二道红色环。由装有二硫化物的吡啶溶液的安瓿和浸有氟化铵的硅胶组成。二红管利用毒剂与试剂作用生成硫酮型醌式化合物而生色，反应颜色为玫瑰红色，受光照射易褪色。检测气溶胶状维埃克斯的灵敏度为 0.2μg/L。氢氰酸和西埃斯能使二红管显出与正反应颜色一样的红色，难以区别；高浓度硝烟、硫化氢、强碱能产生类似正反应颜色；氯化氰能使该管立即显出黄～橙黄色，使用时应注意鉴别。

（3）一道黄色环侦毒管

简称"一黄管"。侦检路易氏气和芥子气的侦毒管。上端标有一道黄色环。由一个安瓿和三层填料组成：安瓿装有 15% 氢氧化钾和少量六氢吡啶的醇水溶液，第一层填料为浸有含过量硫代硫酸钠的亚铜试剂和碳酸钾钠的硅胶，用以侦检路易氏气；第三层为浸有乙基米氏酮、氯化汞和 γ-苯丙醇的硅胶，用于侦检芥子气；第二层填料为浸有碳酸钾钠的硅胶，用于隔离一、三层填料，防止第三层试剂扩散影响第一层，同时减轻酸性物质对第三层的干扰。一黄管侦检路易氏气的反应颜色为鲜艳稳定的淡红色～樱桃红色，检测灵敏度为

$1.5\mu g/L$。侦检芥子气的反应颜色为逐渐加深的橙红～血红色，检测灵敏度为 $3\mu g/L$。光气、氢氰酸能降低第一层的侦检灵敏度，梯恩梯（三硝基甲苯）炸药微粒能使第一层显红色。高浓度氮芥气能使第三层显类似正反应颜色，但通常显色较慢。光气、氢氰酸及酸性物质能降低第三层侦检灵敏度，并使之由黄褪白。低温条件会降低第三层侦检灵敏度。

（4）二道黄色环侦毒管

简称"二黄管"。侦检氮芥气的侦毒管。上端标有二道黄色环。由装有碘铋酸溶液（黄色）的安瓿和空白硅胶的填料组成。氮芥气分子中具有第三胺（叔胺）基团，能与碘铋酸（$HBiI_4$）作用，生成橙红色的加成物（氮芥气碘铋酸盐）。反应颜色为橙～橙红色，检测灵敏度为 $1\sim3\mu g/L$。反应速度快，颜色鲜艳稳定，无毒硅胶被试剂染成黄色。毒剂浓度过高时出现的橙红色易褪白。维埃克斯、毕兹、西阿尔能使二黄管显正反应颜色，可用于对其侦检时的旁证。高浓度芥子气能使该管显色，一般反应速度较慢。

（5）一道绿色环侦毒管

简称"一绿管"，侦检光气、双光气、氯化氰和氢氰酸的侦毒管。上端标有一道绿色环。由一个安瓿和三层填料组成：安瓿装有对-二甲氨基苯甲醛和二甲基苯胺的乙醇溶液，第一层填料为空白硅胶，同安瓿结合侦检光气（双光气）；第二层填料是浸有一氯胺和碳酸钾钠的硅胶，可将氢氰酸转化为氯化氰；第三层填料为浸有 4,4-联吡啶、达密酮和二乙基烟酰胺的硅胶，用于侦检氯化氰。一绿管侦检光气（双光气）是通过亲核加成反应和缩合反应，生成二苯甲烷系染料与结晶紫染料而显色。抽气过程中，随光气浓度不同，在安瓿、管壁及填料上出现鲜艳但不稳定的绿～蓝绿～蓝紫色。检测灵敏度为 $6\mu g/L$。侦检氯化氰是通过亲核加成反应与缩合反应，生成聚亚甲基染料而显色，反应颜色为鲜艳的玫瑰红色，检测灵敏度为 $5\mu g/L$。氢氰酸需经第二层转化成氯化氰后在第三层反应，检测灵敏度为 $8\mu g/L$。硝烟和梯恩梯炸药爆炸产物中的氰化物会使一绿管第三层显色，高浓度硝烟中的氮氧化物和蒽烟中的燃烧产物能使第一层出现黄绿褐色干扰。

（6）一道白色环侦毒管

简称"一白管"。侦检刺激剂亚当氏气和苯氯乙酮的侦毒管。上端标有一道白色环。由两个安瓿和两层填料组成：上安瓿装有硝酸亚汞的浓硫酸溶液，第一层填料为聚丙烯纤维，用于侦检亚当氏气；下安瓿装有 15%氢氧化钾醇水溶液，第二层填料为浸有间-二硝基苯的硅胶，用于侦检苯氯乙酮。侦检亚当氏气是利用其与浓硫酸和浓硝酸（混合酸）反应生成墨绿色物质，检测灵敏度为 $0.2\mu g/L$。侦检苯氯乙酮是利用其在碱性条件下生成碳负离子，作为亲核试剂与间-二硝基苯作用生成含有硝基负离子的有色产物，该反应称为约诺瓦斯基反应。反应颜色为淡红～紫红色，检测灵敏度为 $0.1\mu g/L$。毕兹、西阿尔、高浓度蒽烟对第一层有干扰；西埃斯、梯恩梯炸药微粒对第二层有干扰，应注意鉴别。

（7）一道蓝色环侦毒管

简称"一蓝管"。侦检毕兹的侦毒管。上端标有一道蓝色环。由装有甲醛浓硫酸溶液的安瓿和空白硅胶组成。毕兹在一蓝管中的浓硫酸作用下，水解生成二苯羟乙酸，进而与甲醛发生缩合反应，生成二苯羟乙酸亚甲基醚酯。反应颜色为黄～蓝绿色，检测灵敏度为 $1\sim3\mu g/L$。硝烟、蒽烟、柴草烟、引擎废气及路易氏气能对检测造成干扰。

（8）三道黑色环侦毒管

简称"三黑管"。侦检空气中一氧化碳的侦毒管。上端标有三道黑色环。由两层填料组成：上端过滤层为浸有发烟硫酸的硅胶，下端反应层为浸有发烟硫酸和五氧化二碘的硅胶。含有一氧化碳的空气通过填料时，发烟硫酸吸收空气中水分而产生热，五氧化二碘氧化一氧化碳并析出碘。反应颜色为蓝绿～棕紫色，检测灵敏度为 $50\mu g/L$。许多还原性物质及烃类化合物，如氨气、硫化氢、汽油等，能还原五氧化二碘使该管显正反应颜色，侦检时应避开高浓度干扰物。

（9）有毒有害气体检测管

配装在侦毒器或检测箱中，用于侦检各种有毒有害气体的检测管的统称。由指示粉、衬塞、标有检测气体种类和浓度刻度的两端封闭的玻璃管构成。通过管中试剂与有毒有害物质发生化学、生化反应，产生颜色变化进行检测。侦检时，使用可定量抽气的采样器，使被测气体进入检测管，根据指示粉色变长度和刻度确定有毒有害气体浓度。用于化学事故应急救援或消除次生化学危害时对污染物的检测。

3.5 侦毒器材

3.5.1 侦毒纸

用于侦检空气、地面及物体表面染毒的试纸。包括毒剂蒸气侦毒纸和毒剂液滴侦毒纸。侦检原理一般为两种：一是利用毒剂与显色试剂的特征化学反应，使侦毒纸发生颜色变化，以发现和区分毒剂种类；二是利用毒剂对染料的特征溶解作用，使侦毒纸出现色斑，以发现和区别毒剂种类。通常在侦毒纸背面涂胶，使用时可将侦毒纸粘贴在服装、装具、兵器及其他物体上。

（1）毒剂蒸气侦毒纸

用于发现蒸气状和气溶胶状毒剂的侦毒纸，包括侦检沙林、维埃克斯、氢氰酸、氯化氰、光气等的侦毒纸。使用时将其暴露于染毒空气中，通过颜色变化即可确定毒剂种类。

（2）毒剂液滴侦毒纸

用以发现液滴状毒剂的侦毒纸。包括一色侦毒纸与三色侦毒纸。用于侦检地面、武器装备及其他物体表面的毒剂液滴。使用时可粘贴于服装、装具、兵器和其他物体上，通过产生的色斑确定毒剂的存在。

一色侦毒纸是与毒剂液滴反应显示一种特定颜色的侦毒纸。用于发现沙林、梭曼、维埃克斯和芥子气。通过颜色斑点出现能确定毒剂液滴存在，不能区分毒剂种类。美国 M9 型液态化学毒剂侦检纸，用于野外发现敌"毒雨"袭击，是美军现役 10 种化学毒剂侦毒器材之一。该侦检纸为一种浸渍染料的试纸，根据遇毒剂后侦毒纸颜色的变化，能侦检神经性毒剂、芥子气与路易氏气等。可粘贴在作战服、装备和车辆外部，警告人员液态化学毒剂的出现。

三色侦毒纸是与毒剂液滴反应显示三种特定颜色的侦毒纸。遇沙林（或梭曼）液滴显黄色斑点，遇维埃克斯显绿色斑点，遇芥子气显红色斑点。美国 M8 型液态化学毒剂侦检纸，是美军现役 10 种化学毒剂侦毒器材之一。遇毒剂后视侦毒纸颜色的变化，可侦检 G 类毒剂、V 类毒剂、芥子气等。主要用于化学侦察任务中未知液滴的识别。

3.5.2 侦毒包

用于侦检空气染毒的采用软包装的简易化学侦察器材。由侦毒片、胶囊式抽气装置、试剂瓶、辅助件及软性包装组成。使用时将侦毒片暴露于染毒空气中，通过自身吸附作用或用抽气装置抽气，使侦毒片与毒剂反应显色。软性包装可折叠成包，便于携带和使用。

M256A1 侦毒包是美军现役 10 种化学毒剂侦毒器材之一。可以在 15～20min 内检测和识别神经性毒剂（沙林、塔崩、梭曼和维埃克斯）、糜烂性毒剂（芥子气、光气肟和路易氏气）和血液性毒剂（氢氰酸和氯化氰）的浓度。该侦毒包由一个含有 12 个独立包装的侦毒片、一本 M8 化学毒剂侦毒纸和一套手册组成，每张侦毒片都有已预先处理的测试区和含有化学试剂的小玻璃瓶。使用时，捏碎小玻璃瓶使试剂沿着预先形成的管道流到适当的测试区。有无化学毒剂可通过测试区的特定颜色变化表示出来。侦毒包可以用于确定何时可安全摘掉面具，判明和识别化学危险，监视洗消效果。

3.5.3　侦毒盒

为专门用途设计的简易化学侦察器材。侦毒盒装有根据用途选配的侦毒管、侦毒片、侦毒纸、取样器、加热装置及各种试剂等，供合成军使用。如水侦毒盒，专用于对水源侦毒和水质检测。

M272 水源检验箱是美军现役 10 种化学毒剂侦毒器材之一，可以在 7min 内检测和识别出处理或未处理水源中的神经性毒剂、糜烂性毒剂和血液性毒剂的危险浓度。检验箱含有检测每种毒剂所进行的 25 次化验所需的足够的侦毒管、侦毒纸、预先包装和预先测量的试剂以及一个试剂瓶，检验箱还含有训练用的模拟剂。水中毒剂的检测通过侦毒管或侦毒纸的特殊颜色变化来显示。

3.5.4　侦毒器

侦毒器有多种形式，通常由侦毒管、抽气装置和辅助件组成。侦毒管是与毒剂进行化学反应显示颜色变化的部件。侦毒管由空白或浸渍有试剂的填料（硅胶或聚丙烯纤维）、试剂瓶、六角形聚乙烯塑料柱或八角形玻璃柱，及两端封闭的玻璃管、标志色环组成。使用时，将侦毒管两端折断，连接到唧筒上，抽取一定量的染毒空气，使吸附于填料上的毒剂蒸气与安瓿中或填料上的剂试反应生色。根据反应颜色判别毒剂种类，根据颜色的深浅判定毒剂的概略浓度。合并侦毒管能同时侦检几种毒剂，此外还有适用于水源侦检的侦毒管及侦检有毒有害气体的民用检测管等。抽气装置是用于抽吸染毒空气的部件。它有唧筒或胶囊型两种，唧筒又有手动式和电机驱动式。辅助件有供侦毒用的保护罩、滤烟片、顶针、加热器、秒表、比色表、记录纸和说明卡等，还有供采样用的取样铲和采样瓶。侦毒时，按规定的采气量使染毒空气通过侦毒器，然后用顶针顶破装有试剂的小安瓿，当有毒剂存在时，颜色即发生变化，通过与比色表对照可确定毒剂种类及其概略浓度。

侦毒器有多种形式：

（1）手动侦毒器

配有手动抽气装置的侦毒器。手动式抽气装置包括唧筒式和胶囊式，唧筒式抽气装置一般由活塞、活塞筒、活塞杆等部件组成；胶囊式抽气装置由单向活门和具有弹性的胶囊组成。

（2）电动侦毒器

配有电机驱动式抽气装置的侦毒器。电机驱动式抽气装置一般由微电机、抽气泵、偏心轴及电源等部分组成。原理是通过电机高速旋转，在偏心轴的作用下，带动抽气泵进行抽排气。一般以干电池或汽车蓄电池为电源，可连续工作 1.5～3h。

（3）车用侦毒器

安装在车辆上使用的侦毒器。通常由检测系统、抽气采样系统、检测辅助装置和电源等部分组成。具有自动检测、以信号显示侦毒结果等性能，用于对大面积染毒区实施快速侦毒。可在行进间进行空气检测，利用检测辅助装置能侦检地面、弹坑和其他物体，检测结果通过仪表和声光信号显示。

3.5.5 野战化验箱

野战条件下分析常见毒剂的化验器材。箱内装有化学试剂、试管、玻璃仪器和加热装置等。用于样品采集和处理，对常见毒剂、毒物进行定性和定量分析，测定消毒效果。可随身携带，也可在各种车辆上使用。

3.6 技术展望

比色法检测器一般是专门为能够进行相同化学反应的一些特定类型的化合物定制的。因此，与其他检测技术相比，比色检测法相对不易受到干扰。其不利因素主要是需要专一性反应的显色体系、显色反应需要一定的操作和反应时间、检测不同类型的化合物显色时间不一致、一次性使用需要补充耗材等。近年来，由于光电技术的发展，采用物理原理的检测技术成为主流，以生化显色反应为主要特征的侦毒器材研制没有得到重视。但比色法检测技术独特、直接、简便等优势使其仍有一席之地。

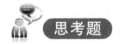 思考题

1. 说明"一红管"的主要构造与功用及侦毒原理。
2. 简述比色法检测技术的侦毒原理及典型比色体系。
3. 谈谈侦毒器可能的发展趋势。

◆ 参考文献 ◆

［1］ 吴卓明，石洪祥，侯铭远，等．核化生防护大辞典［M］．上海：上海辞书出版社，2000．
［2］ 纪军，黄启斌，丁学全．国外化学毒剂检测器技术与评价［M］．北京：国防工业出版社，2006．
［3］ Sun Y, Ong K Y. 化学毒剂和有毒气体检测技术［M］．郭成海，译．北京：国防工业出版社，2010．
［4］ 黄启斌．现代化学侦察技术［M］．北京：国防工业出版社，2007．

第4章
荧光法检测技术

本章提要：荧光分析法是利用一定波长的可见光照射材料，使元素处于激发态，然后在从激发态回到基态的过程中产生光子，形成一种荧光。由于不同元素的激发态能量大小不一样，所以产生的荧光不同，进而根据发射荧光的波长和荧光强度，得出元素的种类和含量。某些物质本身不发射荧光或荧光很弱，需要将不发射荧光的物质转化成能发射荧光的物质，再进行测定。

4.1 概述

早在16世纪，人们就已经注意到荧光现象。特别在植物提取液和矿物质中，人们越来越多地观察到荧光的发射。1852年Stokes在考察奎宁和叶绿素的荧光时，阐明了荧光发射的机理。他认为荧光是物质吸收了光能而重新发出的不同波长的光线，而不是由光的漫反射作用引起的，并将其定名为荧光。

基态分子吸收了一定辐射能量后，跃迁至激发态，处于激发态的分子因能量较高而不稳定，可通过光的形式释放所吸收的能量回到基态。这种发光的现象称为光致发光。最常见的两种光致发光现象为荧光（fluorescence）和磷光（phosphorescence）。

4.1.1 荧光的产生

电子能态的多重度 M 可表达为 $2S+1$，S 为自旋量子数的代数和。通常分子含有偶数电子，基态时这些电子成对地处于各个原子分子轨道中。根据Pauli不相容原理，在基态分子中，同一轨道的两个电子的自旋方向相反，自旋量子数的代数和 $S=0$，分子多重度 $M=1$，称之为基态单重态（singlet state），表示为 S_0。当基态分子吸收光辐射后，其中一个电子被激发，跃迁至激发单重态轨道上，其电子自旋方向不变，称之为激发单重态，表示为 S_1。若分子被激发后，处于激发单重态轨道上的电子发生自旋反转，而使分子中处于不同能级上的两个电子的自旋方向相同，即 $S=1$，分子的多重度 $M=3$，这种分子的电子能级在外磁场中将发生分裂，称之为激发三重态（triplet state），用 T_1 表示。根据Hund规则，在分立的轨道上，自旋方向相同的非成对电子要比自旋方向相反的非成对电子更稳定，因此，激发三重态总比相应的激发单重态具有更低的能量。

处于激发态的分子通过光物理过程回到基态通常有无辐射跃迁和辐射跃迁两种方式，而后者即为激发态分子发射出一个光量子使体系能量降低而回到基态过程，其中又因激发态的电子自旋状态不同而分为荧光和磷光，见图4-1。

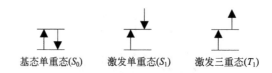

基态单重态(S_0)　　　激发单重态(S_1)　　　激发三重态(T_1)

图4-1　分子的能级示意图

荧光：$S_1 \longrightarrow S_0 + h\nu'$

分子由激发单重态（S_1）回到基态单重态（S_0）时发射出的光称为荧光。处于基态单重态的分子吸收光子的能量 $h\nu'$ 后，通常是跃迁至激发单重态，这种激发单重态的寿命为 $10^{-9} \sim 10^{-6}$ s。因为寿命很短，所以当激发光停止时，荧光的发射几乎同时熄灭。由于无辐射跃迁的概率较大，因此，一般荧光的波长比激发光的波长要长些。荧光发射波长与激发光波长的差值称之为 stokes 位移。

磷光：$T_1 \longrightarrow S_0 + h\nu''$

分子由激发三重态（T_1）回到基态单重态（S_0）时发射出的光称为磷光。

光致发光涉及吸收辐射和再发射两个过程。再发射的波长分布与吸收辐射的波长无关，而与物质性质和物质分子所处的环境有关。因此，不是所有的分子都能产生荧光，只有那些具有低能量激发态的分子，而且在激发态分子失去能量时，处于非辐射跃迁过程缓慢的物质才能产生强烈的荧光。

4.1.2　荧光量子产率

物质分子发射荧光的能量用荧光量子产率 φ_f（guantum yield for fluorescence）表示，又称为荧光效率，即

$$荧光效率(\varphi_f) = \frac{发射荧光的分子数}{激发态的分子总数} \tag{4-1}$$

荧光效率越高，辐射跃迁概率就越大，物质发射的荧光也就越强。若以各种跃迁的速率常数来表示，则

$$\varphi_f = \frac{K_f}{K_f + \sum K_i} \tag{4-2}$$

式中，K_f 为荧光发射过程的速率常数；$\sum K_i$ 为非辐射跃迁的速率常数之和。具有分析应用价值的荧光化合物，其荧光效率在 $0.1 \sim 1$ 之间。例如，荧光素在水介质中的 $\varphi_f = 0.65$，在 0.1mol/L NaOH 溶液中的 $\varphi_f = 0.92$。

4.1.3　荧光与分子结构的关系

1880 年，Liebeman 最早提出了关于荧光和化学结构关系的经验法则。

紫外可见光区荧光的产生，首先要求分子能够吸收紫外可见光辐射。最强而且最有用的荧光多是具有较低能量差的 $\pi \rightarrow \pi^*$ 电子跃迁产生的，因此，发射荧光的物质分子中必须含有共轭双键的强吸收基团，而且共轭体系越大，π 电子的离域性越强，越容易被激发而产生

荧光。大部分能发射荧光的物质都含有一个以上的芳环，而且芳环数目越多，荧光效率越高，荧光峰向长波方向移动。影响荧光产生的结构因素主要有取代基、分子结构的共面性和刚性等。例如对苯基化、间苯基化以及乙烯化作用都将增加苯的荧光强度，并使荧光波长发生红移（表4-1）。

表4-1　对苯基化、间苯基化以及乙烯化作用对荧光效率以及荧光波长的影响

化合物(环己烷介质)	荧光效率	荧光波长/nm
苯	0.07	283
联苯	0.18	316
对-联三苯	0.93	342
对-联四苯	0.89	366
1,3,5-三苯基苯	0.27	355
4-乙烯基联苯	0.61	333
蒽	0.36	402
9-乙烯基蒽	0.76	432

在芳香化合物的苯环上进行不同基团的取代，对荧光强度和荧光光谱会产生很大的影响。加强荧光的取代基有—OH、—OR、—NH_2、—NHR、—NR_2、—OCH_3、—OC_2H_5等；减弱荧光的取代基有—COOH、C=O、—NO_2、—NO、—SH、—F、—Cl、—Br、—I等。例如，苯胺和苯酚的荧光比苯强50倍，而硝基苯、苯甲酸和溴苯是非荧光物质。一卤化苯的荧光效率随着卤素的电负性增大而增大，氟苯为0.16，氯苯为0.05，溴苯为0.01，碘苯为0.00。

具有强烈荧光的有机分子，多数具有刚性的平面结构。例如荧光素具有平面构型，是一个强荧光物质；但与其有相似结构的酚酞，由于没有氧桥，不能保持为平面构型，是非荧光物质。8-羟基喹啉是弱荧光物质，但与Mg^{2+}形成螯合物后，分子刚性增加，荧光增强。

荧光素　　　　　　　　　　　酚酞

除了以上因素外，分子所处的环境，如溶剂、温度、pH等也会影响分子的结构和立体构象，从而影响分子的荧光。例如，1,2-二苯乙烯的反式异构体有强荧光，而顺式异构体则不发生荧光。硫酸奎宁在0.1mol/L硫酸中，发出强荧光，但在0.1mol/L盐酸中，无荧光。苯胺在pH=7～12的溶液中，发出蓝色荧光，但在pH<2和pH>13的溶液中，不发出荧光。

pH<2　　　　　　　　pH=7～12　　　　　　　pH>13
无荧光　　　　　　　　蓝色荧光　　　　　　　无荧光

会发出荧光的纯粹无机化合物数量很少，它们在荧光分析中的应用也不多。除了某些过渡金属和镧系等顺磁性离子（含未成对电子）能发出线状荧光光谱外，一般能产生荧光的无

机化合物大多数是具有反磁性结构的离子（具有成对电子）所形成的化合物（卤化物和硫化物等）或它们与能产生荧光的配位体所形成的配合物，这是因为顺磁性结构的离子容易发生单重能级与三重能级之间的无辐射的交叉跃迁，而使荧光跃迁概率大大减少。能产生荧光的无机化合物，主要有碱金属和碱土金属的某些卤化物、某些稀土元素的离子、铀酰化合物、铅和一价铊离子氯化物等。许多研究表明，能够与金属离子形成荧光络合物的有机配位体，绝大多数是芳香族，而且最常见的是芳香环上含有两个可以与金属离子形成螯合物的官能团，如 $C=O$、$-OH$、$\equiv N$、$-SH$、$-NH_2$ 等。

了解荧光与分子结构的关系，有助于将非荧光物质转化为荧光物质，或者将荧光强度不大、选择性不高的物质转化为荧光强度大、选择性高的荧光物质，以提高分析的效果。

4.2 荧光分析法的基本原理

荧光分析法不仅灵敏度高，而且选择性好，其检出限一般比紫外可见光吸收法高 $2\sim4$ 个数量级。例如对脱氧核糖核酸的测定，最低检测浓度可达 $10ng/mL$。由于荧光分析法灵敏度高，因而为少量试样的测定提供了可能性。荧光分析法能够提供激发光谱和发射光谱以及荧光强度、量子产率、荧光寿命、荧光偏振等许多物理参数，通过这些物理参数可以得到分子的更多信息。

由于荧光对环境因素敏感，所以在进行荧光分析测定时，干扰因素也比较多。如光分解、荧光猝灭、污染等。

4.2.1 荧光强度与溶液中分析物浓度的关系

根据荧光效率的定义，分子荧光强度 I_f 与吸收的辐射强度 I_a 成正比，即

$$I_f = \varphi_f I_a = \varphi_f(I_0 - I) \tag{4-3}$$

式中，I_0 为激发光强度；I 为激发光通过厚度为 L 的介质后的强度。

根据朗伯定律 $A = \lg(I_0/I)$，$I = I_0 \times 10^{-A}$，式（4-3）可得如下形式

$$I_f = \varphi_f I_0(1 - 10^{-A}) \tag{4-4}$$

$$I_f = \varphi_f I_0[2.3A - (-2.3A)^2/2! - (-2.3A)^3/3! - (-2.3A)^4/4! - \cdots] \tag{4-5}$$

如果溶液中的物质浓度很稀，吸光度 $A < 0.05$，方括号中的第一项与其他各项相比，第二项以后的各项均可忽略不计，则式（4-5）可以简化为

$$I_f = 2.3\varphi_f I_0 A \tag{4-6}$$

由于 $A = \varepsilon c L$，式（4-6）可以写为

$$I_f = 2.3\varphi_f I_0 \varepsilon c L \tag{4-7}$$

从式（4-7）可见，当 $A < 0.05$ 时，荧光强度与物质的荧光效率 φ_f、激发光强度 I_0、物质的摩尔吸光系数 ε 和溶液中分析物的浓度 c 成正比。对于给定的物质，当激发光波长和强度一定时，荧光强度与溶液中分析物的浓度 c 呈线性关系，即

$$I_f = Kc \tag{4-8}$$

此为荧光分析法的定量依据。

4.2.2 荧光定性、定量分析

荧光法的定性和定量分析与紫外可见吸收光谱法相似，定性分析一般是先由实验得到样

品的荧光激发光谱和荧光发射光谱，然后与标准荧光谱图相比较，以检出样品成分，这种方法比单靠吸收光谱更可靠。

荧光定量分析的方法最常用的有标准曲线法，此外还有直接比例法和导数法。

（1）标准曲线法

以被测物质一系列标准溶液的荧光强度对标准溶液系列的浓度绘制标准曲线，然后在相同的实验条件下，测定样品中物质的荧光强度，并从标准曲线上查得被测物质的浓度。在分析过程中要利用标准曲线的直线部分。

（2）比例法

利用被测物质的标准荧光物质配制标准溶液，使其浓度 c_S 在允许范围内，测出其荧光强度 I_S；然后在相同条件下测出样品溶液中被测物质的荧光强度 I_x，采用比例法计算被测物质的浓度 c_x

$$c_x = c_S(I_x/I_S) \tag{4-9}$$

（3）导数法（又称微分法）

导数法的优点主要是分辨率高。其原理为物质的荧光强度 I_f 对其荧光波长 λ 求导数 $\dfrac{\mathrm{d}I_f}{\mathrm{d}\lambda}$，以导数 $\dfrac{\mathrm{d}I_f}{\mathrm{d}\lambda}$ 对波长 λ 作图，得到一个导数荧光光谱图。导数荧光光谱图的荧光光谱峰为尖峰，导数 $\dfrac{\mathrm{d}I_f}{\mathrm{d}\lambda}$ 与物质的浓度 c 呈线性关系，即峰高与浓度呈线性关系。

4.2.3 荧光分析法的灵敏度

荧光分析法的灵敏度比紫外可见光分光光度法高 2～4 个数量级。在紫外可见光分光光度法中，摩尔吸光系数 ε 的大小可表示方法的灵敏度，ε 值越大，其测定的灵敏度越高。荧光分析法的灵敏度不仅与分子激发时的摩尔吸光系数 ε（单位为 $\mu g/cm^2$）有关，而且与荧光发射时的荧光效率 φ_f 有关。荧光分析法的绝对灵敏度为 $\varepsilon\varphi_f$，$\varepsilon\varphi_f$ 值越大，测定的灵敏度越高。在实际工作中，通常只有荧光最大发射波长附近很窄波段的荧光被检测，设此时荧光发射光谱的半峰宽度为 H（H 单位为 μm^{-1}），则荧光分析法的绝对灵敏度通常定义为 $\varepsilon\varphi_f/H$。几种物质的荧光绝对灵敏度如表 4-2 所示。

表 4-2　几种物质的荧光绝对灵敏度

荧光物质	最大吸收波长 /nm	最大荧光波长 /nm	荧光光谱半峰宽 H /μm^{-1}	荧光灵敏度（最大吸收波长）
奎宁硫酸氢盐（0.05mol/L H_2SO_4）	250	461	0.47	0.066
罗丹明（酒精）	544	571	0.17	0.88
荧光素（0.1mol/L NaOH）	490	515	0.20	1.0
四溴荧光素（0.1mol/L NaOH）	518	540	0.18	0.19
硫堇（0.05mol/L H_2SO_4）	598	621	0.18	0.031

4.3　荧光分光光度计的结构与工作原理

分子荧光光度计始创于 1928 年，早期称荧光计。荧光分光光度计的发展分为三个阶段：手动型、自动扫描记录型、计算机智能型。

手动型荧光分光光度计采用手动方式，逐一记录实验结果，人工绘制荧光光谱图，只能用于固定波长的常规分析。自动扫描记录型荧光分光光度计可自动扫描、记录激发光谱和发射光谱，此种仪器可分为光谱校正功能型和非光谱校正功能型两类。计算机智能型荧光分光光度计在 20 世纪 80 年代开始商品化。

4.3.1　荧光分光光度计的结构原理

荧光分光光度计的结构原理如图 4-2 所示。

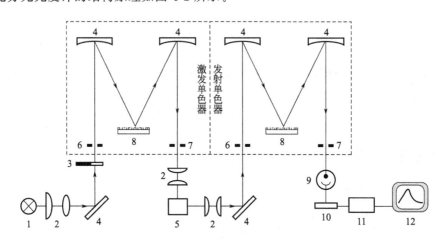

图 4-2　荧光分光光度计结构原理图

1—激发光源；2——组透镜；3—滤光片；4—反光镜；5—样品池；6—入射狭缝；7—出射狭缝；
8—光栅；9—光电倍增管检测器；10—放大器；11—数据处理系统；12—记录、显示器

荧光分光光度计主要由激发光源、单色器、样品池、检测器、显示器等部件组成。由于分子荧光光谱是光致发射光谱，荧光辐射强度在各个方向几乎相同，为了避免激发光源的辐射被检测到，因此，光源照射和荧光检测的光轴呈一定角度，成为直角光路。

激发光源有高压氙灯、汞灯、氙-汞弧灯、闪光灯和激光器。高压氙灯可提供 $250\sim800nm$ 光谱区的连续光谱，$300\sim400nm$ 波段内，荧光强度几乎相等。汞灯分为低压汞灯、高压汞灯、超高压汞灯，低压汞灯发射的最强谱线为 253.7nm，高压汞灯常用 365nm、405nm、436nm 三条谱线。激光器有多种类型，其中可调谐染料激光器能发出可调谐激光，强度大，单色性好，无杂散光。

单色器的色散元件是凹面光栅，单色器分为激发单色器和发射单色器，激发单色器用来色散激发光束，发射单色器用来色散发射的荧光。滤光片是一种简单的波长选择器，其作用是过滤光，选择性地只让一定波长范围的光透过。

样品池有石英和熔凝硅样品池，形状可按需要设计。通常样品池在测量光路的位置采用 90°测量，因为此时入射光的背景最小。但在特殊情况下，如浓溶液、固体样品等，可采用

正表面测量、30°测量、45°测量等。

检测器常用的是光电倍增管检测器，具有多通道检测的仪器采用光导摄像管。

新型荧光分光光度计还配有测量荧光偏振及各向异性的偏振附件、时间分辨荧光光谱附件、获得三维光谱附件等。

4.3.2 荧光分光光度计的工作原理

激发光源发出的复色光束经过滤光片，滤光片对所需波长的辐射光进行初步的选择后，进入激发单色器，色散元件光栅对入射光进行色散，并将提取的所需波长的单色光照射在样品池上；样品中的被测物质吸收特征波长的单色光的能量后，发射分子荧光，分子荧光进入发射单色器，光栅对分子荧光进行色散形成按波长排列的荧光光谱，荧光光谱的分析线经过检测器检测后，荧光信号转变为电信号，电信号经过数据处理，分析结果由记录器和显示器读出和显示。

4.4 荧光检测技术

4.4.1 荧光偏振及各向异性检测

分别在激发单色器的后面设置偏振器，在发射单色器的后面设置检偏器。当荧光分子溶液受到偏振光激发时，产生的荧光往往也是偏振光。由于产生的荧光在空间的不同取向，其荧光强度也不同，这些不同强度的荧光就是荧光偏振光。

$$p = (I_\parallel - I_\perp)/(I_\parallel + I_\perp) \tag{4-10}$$

$$r = (I_\parallel - I_\perp)/(I_\parallel + 2I_\perp) \tag{4-11}$$

式中，p 为荧光偏振度；r 为各向异性；$I_\parallel$ 为检偏器与偏振器的激发光振动方向平行时的荧光强度；$I_\perp$ 为检偏器与偏振器的激发光振动方向垂直时的荧光强度。激发光波长（或荧光发射波长）与荧光偏振度 p 的对应曲线叫做荧光偏振光谱。由于溶液中的荧光体被激发时存在对光的选择性，p 和 r 的最大值分别为 0.5 和 0.4。在一定波长的偏振光激发下，不同的荧光体的发射区会出现一个偏振值不同的平台区，据此可以分辨不同的荧光体。荧光体的偏振值与荧光发射波长无关，如果荧光偏振发射光谱有差异，意味着有不同状态的荧光体。荧光偏振技术在生物化学领域应用广泛。

4.4.2 时间分辨荧光光谱

荧光寿命是荧光分子的一个特征参数，时间分辨荧光技术是研究该参数的重要手段。目前的荧光分光光度计都配有时间延迟功能的脉冲光源以及门控时间电路的检测器，可以固定延迟时间和门控宽度，用发射单色器进行扫描，以获得时间分辨荧光光谱。利用时间分辨荧光光谱，可对那些光谱重叠而荧光衰减速率不同的组分进行分辨和测量。同时也可固定发射荧光的波长对门控时间进行扫描，获得荧光强度对时间变化的荧光衰减曲线，利用该曲线，可以得知某个时刻荧光的强度，以测定荧光的寿命。

4.4.3 同步扫描技术

同步扫描技术就是对激发波长和发射波长进行同时扫描，由测得的荧光强度与对应的激发波长（或发射波长）构成谱图。同步扫描技术分为固定波长同步扫描、固定能量同步扫描和可变角同步扫描。同步扫描技术具有谱图简化、谱带窄化、选择性提高、散射光干扰减少等特点。在样品中有多种荧光物质存在的情况下，利用该技术可实现对多种荧光物质的同时测定。

4.4.4 三维荧光光谱技术

扫描荧光强度及其同时随激发波长和发射波长变化的关系图称为三维荧光光谱。三维荧光光谱分为等高线光谱图和等角三维投影图（图4-3）。等高线光谱图也叫等强度光谱图，以平面坐标的横轴和纵轴分别表示发射荧光波长和激发光波长，每条曲线（即"指纹"）上的实验点表示荧光强度，而且每个实验点的荧光强度相等；等角三维投影图是以空间坐标的 x、y、z 轴分别表示发射波长、激发波长、荧光强度所绘制的光谱图，从图上可容易观察到荧光峰的位置和高度以及荧光光谱的某些特性，其可以作为一种有价值的光谱"指纹"技术。

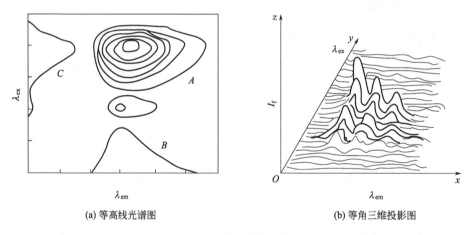

(a) 等高线光谱图　　　　　　　　　(b) 等角三维投影图

图 4-3　三维荧光光谱

4.4.5 荧光免疫测定技术

荧光免疫测定技术是荧光检测技术中最为重要的应用之一。将荧光化合物作为抗原或抗体的标记物（或称荧光探针），将免疫反应与荧光测定结合起来分析样品中的抗原或抗体。例如，将抗体（Ab）和已标记的抗原（AgL）的浓度固定，加入未标记的抗原（Ag）（如样品或标准溶液），保证抗原处于过量，则混合物中建立以下平衡

$$AgL + Ag + Ab \rightleftharpoons AgL\text{-}Ab + Ag\text{-}Ab \tag{4-12}$$

AgL-Ab复合物的浓度或AgL的浓度与加入的未标记抗原浓度有关。已标记的抗原（AgL）的荧光强度随着未标记的抗原（Ag）加入而发生变化，通过检测荧光强度的变化，测定抗原。

4.4.6 固体表面荧光测定技术

固体表面荧光测定技术就是将具有荧光性质的待测组分吸附在固体物质表面，进行荧光

测定。固体物质可采用硅胶、氧化铝、滤纸、硅酮橡胶、乙酸钠、纤维素等制得。固体表面荧光测定一般与薄层色谱法或高效薄层色谱法联用。例如，将样品点滴在薄层色谱板上，经分离后对各个组分进行荧光强度测定，同时绘制荧光发射光谱和激发光谱；通过薄层色谱的 R_f 值、荧光发射光谱和激发光谱可以定性鉴定不同的组分，应用样品的荧光强度和标准物质的荧光强度进行定量分析。

4.4.7　荧光动力学分析技术

化学反应的速率与反应物和产物的浓度有关，如果某种反应物或产物是荧光物质，通过荧光测定手段检测反应物或产物的浓度，可以监测反应的速率，对化学反应动力学进行研究。

4.4.8　低温荧光测定技术

一般情况，荧光测定都在室温下进行。但是，有许多有机化合物，它们的化学结构很相似，而且存在多种同分异构体和衍生物，在室温下，其荧光光谱的谱带宽广，难以进行鉴别表征。然而在低温条件下，这类物质能产生尖锐的荧光谱线，可以对样品中的荧光体进行"指纹识别"，在可能的情况下，也能对其中的特定组分进行定量分析。

4.5　荧光检测技术的应用

4.5.1　有机磷化合物的荧光检测

有机磷类化合物的侦检，如神经性毒剂沙林、梭曼、塔崩、维埃克斯等一直是防化侦察领域的重要研究课题。同时，监测环境中各种有机磷农药的残留物也是当今环境化学的重要研究内容。

在荧光检测技术检测有机磷农药、有机磷毒剂及其水解产物方面，以美国霍普金斯大学 A. L. Jenkins 研究小组的工作最为突出。以梭曼水解产物甲基膦酸频哪醇酯（pinacolyl methylphosphonate，PMP）（或沙林水解产物沙林酸）为模板分子，以镧系元素 Eu^{3+} 的配合物为功能单体，以二乙烯基苯为交联剂，制备 PMP 分子印迹聚合物；以 1mW 氩离子激光器为激发光源，采用荧光检测方法检测液相中的 PMP。当 PMP 分子键合到 PMP 分子印迹聚合物上的印迹空穴后，经 465.8nm 激光激发，Eu^{3+} 在 610nm 处产生特征荧光谱线，荧光强度随 PMP 浓度增大而增强，通过荧光计检测荧光强度，从而检测水中的 PMP 浓度，其检测限达 7ppt（$1ppt=1×10^{-12}$），检测范围 7ppt～100ppm。由于他们采用分子印迹技术以及化学与光谱选择性相结合的方法，该方法具有很高的选择性和抗干扰能力。他们采用同样技术，进一步实现对多种有机磷农药的检测，检测限为 5ppt，检测范围为 5ppt～100ppm，该方法可以对环境中各种有机磷农药的残留物进行有效监测。

近年来，我国在荧光检测有机磷化合物的研究中也取得了很多成果。例如，利用荧光光谱研究胺菊酯与 β-环糊精（β-CD）之间的超分子相互作用，以及主体 β-CD 与客体胺菊酯通过超分子反应生成的强荧光包合物，建立快速、简便、高灵敏度与选择性识别胺菊酯的荧光分析方法。在弱酸性介质中，胺菊酯荧光非常微弱；但是在适量 β-CD 存在下，由于 β-CD 的包合作用，β-环糊精与胺菊酯可以形成 1∶1 的主-客体超分子包合物，主-客体超分子包合物被波长为295nm的激发光照射后，在356nm处发射特征强荧光。通过检测荧光强度，可定量检测水溶液中的胺菊酯，该方法线性范围为11～1500ng/mL，检测限为3.4ng/mL。该方法具有高灵敏度、高选择性识别胺菊酯的特点，可以用于对水中胺菊酯含量的测定，结果令人满意。

目前，对蔬菜、水果和中药材等农产品中有机磷农药残留物的荧光检测主要采用胆碱酯酶法进行。在胆碱酯酶的存在下，N-甲基吲哚乙酸酯可水解为强荧光性的N-甲基吲哚，激发波长430nm，荧光发射波长510nm。对硫磷、甲基对硫磷等对水解反应有抑制作用，引起荧光强度-时间曲线初始斜率减小，根据斜率减小的程度测定有机磷农药的含量。

固体表面发光技术是一种灵敏的分析技术，对于环境样品中痕量有毒有机污染物的分析十分有用。例如，采用薄层色谱荧光检测技术对一些中药材如钩藤、野菊花、生蒲黄、地骨皮等中西维因的残留量进行测定。薄层色谱法的测定是在硅胶G板上以环己烷等作为展开剂，以313nm的紫外光为激发光进行的，检测的荧光波长为347nm。西维因的线性检测范围在0.004～0.1mg/mL，绝对检测限达到10ng。

4.5.2 氰化物的荧光分析

氰化物在KOH-$KHCO_3$溶液中会被氯胺T转化为氯化氰（CNCl），它和芋酰胺在碱性溶液中可形成发亮蓝色荧光的产物，用此方法可以检测微量氰化物，CN^-检测范围为0.3～6.0μg/mL。

由于氯胺T-芋酰胺法的选择性不高，可以用苯醌肟磺酸酯作为检测氰化物的荧光试剂。苯醌肟磺酸酯与氰化物所生成的产物，在紫外光照射后会发出蓝绿色的荧光，激发波长440nm，荧光发射波长500nm。该方法检测限为0.5μg，而且选择性好，干扰少，S^{2-}、SCN^-、$Fe(SCN)_6^{4-}$等不干扰测定。

在碱性溶液中，8-羟基喹啉-5-磺酸钾和Pd^{2+}所形成的络合物，用紫外光照射时不产生荧光；但是，当氰化物存在时，CN^-从络合物中夺取Pd^{2+}形成$Pd(CN)_4^{2-}$络离子，而定量释放8-羟基喹啉-5-磺酸钾。如果导入Mg^{2+}，Mg^{2+}与8-羟基喹啉-5-磺酸钾会形成能发射荧光的Mg配合物。根据Mg配合物的荧光强度可以计算出氰化物的含量，CN^-检测范围为0.1～0.8μg/mL。

以苯醌和N-氯-对苯醌亚胺为荧光试剂，检测氰化物时，灵敏度最高。氰化物和苯醌在二甲基亚砜介质中所形成的产物，其激发波长为400nm，荧光发射波长为480nm，CN^-检测范围为0.2～50μg/mL。

4.5.3 硫化物的荧光分析

H_2S和SO_2是空气和水源的污染物。硫化物的荧光分析步骤一般是S^{2-}与不发射荧光的金属-有机试剂发生作用，生成难溶的金属硫化物，将能够发射荧光的有机试剂释放出来，或者有机试剂不发射荧光，但能与其他金属结合成为能够发射荧光的络合物，通过检测荧光强度来测定硫化物的含量。另外，还可以通过S^{2-}与能发射荧光的金属-有机试剂反应，而使荧光熄灭，然后通过检测荧光强度的降低情况来测定硫化物的含量。

8-羟基喹啉-5-磺酸钾和Pd^{2+}所形成的络合物在碱性溶液中，当用紫外光照射时没有发出荧光；但是在S^{2-}加入后，S^{2-}与Pd^{2+}形成PdS沉淀而释放8-羟基喹啉-5-磺酸钾，8-羟基喹啉-5-磺酸钾与 Mg^{2+} 会形成能够发射荧光的 Mg 配合物，通过检测荧光强度间接测定 S^{2-} 的含量。测定范围为 $1\sim5\mu g/mL$。

2,2'-吡啶基苯并咪唑是强荧光物质，它与 Hg^{2+} 生成的配合物是弱荧光物质，S^{2-} 与配合物中的 Hg^{2+} 生成难溶的 HgS，释出 2,2'-吡啶基苯并咪唑，溶液荧光强度增强，激发波长为 311nm，检测的荧光发射波长为 381nm，S^{2-} 含量的测定范围为 $0.0003\sim0.3\mu g/mL$。

荧光素-醋酸汞的碱性溶液，在阳光照射下发射绿色荧光，激发波长 499nm，荧光发射波长 520nm，当加入 S^{2-} 后，荧光强度减弱。该方法可测定微量的硫，测定范围为 $0.0002\sim0.01\mu g/mL$。

空气中的 H_2S，使用醋酸锌滤纸吸附后，用对苯二胺的盐酸溶液及 Fe^{3+} 处理，生成硫堇，该物质可发出红色荧光，可通过丁醇萃取后，测量荧光强度，测定 H_2S 含量。测量范围为 $0.1\sim0.5\mu g$。

空气中的 SO_2，可使用 $HgCl_4^{2-}$ 溶液进行吸收，吸收液与甲醛作用后生成 $HO—CH_2—SO_3H$，该化合物可使 5-氨基荧光素的荧光强度减弱，据此可测定微量 SO_2，激发波长为 405nm 或 460nm，荧光发射波长为 515nm，SO_2 测定范围为 $0.3\sim5\mu g/mL$。

4.5.4 毒素的荧光检测

1-萘基甲基甲氨酸酯是蜜蜂体内的有毒物质，1-萘基甲基甲氨酸酯在碱性溶液中迅速水解为 1-萘酚。1-萘基甲基甲氨酸酯在 0.1mol/L NaOH 的介质中，用紫外光照射后发出蓝色荧光，激发波长 340nm，荧光发射波长 465nm。通过萃取分离后，检测荧光强度，可测定 1-萘基甲基甲氨酸酯的含量。测定范围 $1.0\sim100\mu g/mL$。

4.5.5 病毒及微生物的荧光免疫测定

脊椎动物的免疫系统能抵御外来物质的入侵，诸如病毒、细菌以及其他机体的细胞。当抗原入侵后，免疫系统将产生相应的抗体，抗体与抗原结合后，抗原失去活性，肌体得到保护。但是免疫系统不能对所有入侵物质都产生抗体，特别是许多病毒和变异后的病毒，这就需要对病毒进行有效鉴别，荧光免疫测定技术就是重要手段之一。

在荧光免疫分析中，荧光标记物或荧光探针的选择非常关键，对荧光探针的要求是：①有高的荧光强度；②荧光信号与背景应有明显的区别，探针试剂的荧光发射波长应大于 500nm，stokes 位移应大于 50nm；③与抗体（或抗原）的结合不能对抗体（或抗原）有不利的影响；④易溶于水；⑤形成的包结物在储存和测定时稳定。

荧光免疫分析中广泛应用异硫氰酸荧光素及其衍生物、罗丹明类衍生物等作为标记物。有些生物大分子，如藻胆蛋白、卟啉类和叶绿素等，由于其 stokes 位移大，有利于排除干扰，也常被作为探针标记抗原（或抗体）。

作为荧光探针的镧系离子（如 Eu^{3+} 和 Tb^{3+}）螯合物，已使荧光免疫分析的荧光探针由单纯的有机分子标记物发展到金属离子螯合物，由于镧系离子螯合物具有荧光发射强度高及荧光寿命长等特点，已建立了时间分辨荧光免疫分析法。镧系离子如 Eu^{3+} 不能直接与抗体（或抗原）相接，一般使用双功能螯合剂（如 EDTA）实现互联。双功能螯合剂一端与 Eu^{3+} 螯合，另一端与抗体或抗原的氨基偶联。

4.6 发展趋势

随着生命科学、环境科学和材料科学的发展，建立灵敏度高、选择性和重现性好的新荧光方法对现行环境分析具有重要的理论与实际意义。

在荧光分析中，环糊精及其衍生物近来受到越来越多的科学工作者的重视和研究。环糊精具有相当的刚性和良好的疏水空腔，其特殊的"内疏水外亲水"的分子结构使自己能作为极佳的"主体"，通过分子间的相互作用包罗不同的"客体"化合物，形成包合物，这样可增加对分子识别的能力，使之作为一种优良的敏感模型而被利用。但环糊精母体，还缺少酶那样的有效功能团，因此在其分子中引入一定的官能团，使其具有类似酶的功能，增强其识别能力，已成为化学和生物学的热门研究领域。应用环糊精可以保护所测的荧光不受外界水溶液或溶剂中猝灭剂的影响，也可以提高量子产率，增大荧光强度。

水溶性 β-CD 交联聚合物是一种具有链状结构的大分子物质，在水中的溶解度比 β-CD 大得多。水溶性 β-CD 交联聚合物分子中，保留了 β-CD 单元原有的空腔结构，且 β-CD 单元在聚合物分子中以三维网状结构排列。疏水性空腔的增大及单元间独特的协同作用，使水溶性 β-CD 交联聚合物分子对酶的包结作用远强于 β-CD，因此其在仿酶分析单元中具有更广阔的发展前景。因此，可考虑将荧光试剂与环糊精及环糊精衍生物通过包合作用结合起来，形成主体分子荧光试剂，有选择性地与"客体"重金属离子结合而使荧光增强或减弱，并与现代荧光光谱技术结合，从而检测重金属离子，这样可以较大地提高灵敏度和选择性。目前此类检测重金属离子的方法是今后环境分析中重金属离子高选择性与灵敏度荧光分析的发展方向。

纳米材料在荧光分析中的应用备受人们的关注。结合纳米技术、生物技术与荧光标记技术，建立了一种基于生物荧光纳米颗粒的新型荧光标记方法。与传统的荧光标记方法相比，该方法在稳定性、灵敏度、应用范围等方面都有重要突破。例如应用该技术已经成功识别人血中的 SmIgG+B 淋巴细胞。将纳米技术与基因工程结合，构建了基于氨基化 SiO_2 纳米颗粒的新型非病毒型基因载体，应用这一新型基因载体成功地将绿色荧光蛋白质（green fluorescence protein，GFP）表达载体 pIRGFP 导入 COS-7 细胞，并在细胞内产生高水平的绿色荧光蛋白。

激光诱导荧光法是目前公认的最灵敏的方法之一，可以进行单分子检测，其恰好与毛细管电泳检测的要求相匹配，目前已被广泛用于毛细管电泳的检测。该方法将向三个方向发展：在原有氦-镉激光器和氩离子激光器之外，发展廉价、长波长的二极管激光器；发展更多的荧光标记试剂以扩展应用面；开展更多的应用研究。

20 世纪 80 年代出现的光导纤维荧光传感器在荧光分析中非常活跃。光导纤维荧光成像技术可提供单细胞化学信息，在单细胞和单分子检测的研究中已开始使用。

随着新荧光探针试剂的研制以及新技术的应用，荧光免疫测定技术在生物检测领域将继续起重要作用。时间分辨荧光免疫分析具有灵敏度高、特异性强、所用试剂有良好的稳定性、检测较宽等优点，尤其能消除荧光测定中的高背景，是荧光免疫测定技术中很有潜力的分析方法。

荧光检测技术是一种出现较早的常规分析方法，由于荧光检测技术一直随着科学技术的发展而不断发展，因此许多新的研究领域都需要荧光检测技术提供重要的帮助，甚至在一些关键时刻，荧光检测技术起着不可替代的作用。在今后的科学研究中，荧光检测技术仍将是大有发展前景的分析方法。

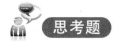 **思考题**

1. 简述荧光分析法的原理。
2. 阐明无机离子形成荧光化合物的条件。
3. 一溶液中含 Hg、Cr、Cu 等重金属的离子，试设计这些离子的荧光检测方法。

◆ **参考文献** ◆

［1］ 骆巨新. 分析实验室装备手册［M］. 北京：化学工业出版社，2003.
［2］ 汪尔康. 二十一世纪分析化学［M］. 北京：科学出版社，1999.
［3］ 陈国珍. 荧光分析法［M］. 北京：科学出版社，1990.
［4］ 中国人民解放军总参谋部防化部. 中国军事百科全书-化学、生物武器和防核、化学、生物武器技术分册［M］. 北京：军事科学出版社，1990.
［5］ 黄启斌. 现代化学侦察技术［M］. 北京：国防工业出版社，2007.

第5章
电化学分析与检测技术

本章提要：电化学传感器技术基于化合物分子在传感器电极上进行氧化还原反应所产生的电流信号。简言之，只要能够发生氧化还原反应的物质都可以用电化学传感器进行检测。这种传感器的结构非常简单，可以制作得很小且需要的电源功耗很低，非常适合单人携带使用。故其在长期监测、实时测量、过程控制和安全检测方面应用广泛。

5.1 概述

研究化学变化与电现象之间的联系和规律的科学称之为电化学。利用电化学的基本原理和方法进行的化学分析就是电化学分析（也有人称之为电分析化学）。电化学分析所采用的方法手段就是电化学分析技术。

电化学分析起源于 19 世纪初期。1800 年意大利物理学家伏达（A. Volta）研究出电池后，化学领域就出现了电解。1834 年法拉第（M. Faraday）在其论文"关于电的实验研究"中提出了著名的法拉第电解定律，并提出了电极、电解质和阴离子、阳离子的概念。因此，法拉第成为了电化学分析的奠基人之一。1864 年，O. W. Gibbs 首次利用电解法测定了铜离子。此法后又用于汞、铅、锌、锰和镉等金属离子的电解测定。1908 年 H. J. S. Sard 进行了控制电位的电解分析。1942 年 A. Hickling 自制了三电极体系的恒电位仪，实现了通过电位控制法来测定某种特定的金属离子。20 世纪 50 年代后，因运算放大器的普遍应用，恒电位仪、恒电流仪和积分仪等成型生产，其大大促进了电化学分析的研究和进展。特别是在微电子技术和计算机应用高度发展和普及的今天，电化学分析技术已发生了很大的变化，多功能、自动化的精密电化学分析仪器为现在的研究工作提供了有力的技术支持。

经过 200 多年的发展，电化学分析和检测技术的内容已经相当丰富。从电化学基础理论到电化学分析的各种方法及其相应的电化学分析仪器都有相关专著问世。在这些著作中，对各种电化学方法的基础及各种电化学分析技术都有系统的论述。在 A. J. 巴德和 L. R. 福克纳（美）合著的《电化学方法原理及应用》和我国田昭武教授所著的《电化学研究方法》两书中都分别详述了电化学研究的基础知识和各种电化学研究方法以及电化学测试仪器的工作原理，而且还介绍了有关的数学基础和方法。在李启隆等编写的高等学校教学用书《仪器分析》、南开大学编写的《仪器分析》和高小霞等编著的《电分析化学导论》以及相关的专著中都系统地讲解了电导分析法、库仑分析法、极谱法和伏安法等各种电化学分析方法。

电化学分析通常是指在实验室使用相应的仪器设备和技术进行的研究和分析。而在野外或采样现场使用便携式或固定式仪器进行的分析，习惯上称之为检测。前者关注的是分析的精密、准确性，后者要求的是简便、快捷性。在电化学传感器出现后，电化学检测才得到了广泛的应用。最早的电化学气体传感器是出现于 20 世纪 50 年代的氧气传感器。近来，随着人们对职业安全和健康的重视，针对有毒气体和可燃气体检测的新型电化学传感器也已研发出来。到 20 世纪 80 年代后期，高灵敏度、高选择性的微型电化学传感器已可用于对多种有毒气体的测定。现在各种电化学传感器和便携式电化学仪器已广泛应用于安全检测。

鉴于篇幅所限，本章无法将电化学的基础知识、各种电化学分析和检测技术进行详细的叙述，首先对常见的几种电化学分析方法的原理和应用情况分别作简要介绍，然后对电化学气体传感器技术及其在有毒有害气体检测中的应用重点进行介绍和讨论，最后对电化学分析技术的进展情况和电化学传感器的发展趋势作简单的叙述和探讨。

5.2 电化学分析方法简介

本节将对几种经典的电化学分析方法分别作简单介绍，使读者对这些方法有一个基本概念和概要性的了解。

5.2.1 电导分析法

（1）溶液的电导

在电解质溶液中插入两个平行的平板电极，并通过外电路施加一个电压，电解质溶液中的正、负离子就会以相反的方向分别向阴、阳极迁移，从而产生溶液导电现象。溶液导电也遵守欧姆定律。在实验条件（如温度、电解质浓度等）一定时，溶液的电阻 R（Ω）与两电极之间的距离 l（cm）成正比，而与电极面积 A（cm^2）成反比。

$$R = \rho \frac{l}{A} \tag{5-1}$$

式中，ρ 为电阻率。

用电阻的倒数 L 来表示，则

$$L = \frac{1}{R} = \frac{1}{\rho} \times \frac{A}{l} = k \frac{A}{l} = k\theta \tag{5-2}$$

式中，L 为电导，S 或 Ω^{-1}；$k = 1/\rho$ 为电导率或比电导，S/cm，k 的物理意义是两个间距 1cm、面积 $1cm^2$ 的平行板电极之间的电解质溶液的电导；θ 为给定的电导池常数。

通常采用摩尔电导 λ_m，其定义为：在两个间距为 1cm 的平行板电极之间的溶液中，1mol 的电解质所产生的电导。λ_m 的量纲是 $\Omega^{-1} \cdot cm^2 \cdot mol^{-1}$。现将电解质溶液放在相距 1cm、面积足够大的两个平行板电极之间进行电导测量，假如溶液中电解质的摩尔浓度为 c（mol/L），则 1mol 电解质溶液的体积 V（cm^3/mol）应为

$$V = 1000/c \tag{5-3}$$

根据上述电导率 k 的定义以及电导的性质，则电解质溶液的摩尔电导应为

$$\lambda_m = kV = 10^3 k/c \tag{5-4}$$

电解质含有等量电荷的正离子和负离子，所以电解质的电导应是其所含全部正负离子的电导之和。但在通常浓度情况下，离子之间的相互作用很强，只有溶液中电解质浓度无限稀时，离子的运动才可以认为互不影响，离子的摩尔电导才是一个定值。在这种情况下，可用离子的摩尔电导加和计算电解质的摩尔电导

$$\lambda_m^0 = n_+ \lambda_+^0 + n_- \lambda_-^0 \tag{5-5}$$

式中，λ_m^0、λ_+^0 和 λ_-^0 分别为无限稀溶液中电解质及其正离子和负离子的摩尔电导；n_+ 和 n_- 分别为电解质分子中所含正负离子的个数。前人已测量了一些极稀溶液中离子的摩尔电导可供查阅（表 5-1）。

表 5-1 常见离子在极稀溶液中的摩尔电导（25℃）

阳离子	λ_+^0	阴离子	λ_-^0
H_3O^+	349.8	OH^-	199
Li^+	38.7	Cl^-	76.3
Na^+	50.1	Br^-	78.1
K^+	73.5	I^-	76.8
NH_4^+	73.4	NO_3^-	71.4
Ag^+	61.9	ClO_4^-	67.3
Tl^+	74.7	CH_3COO^-	40.9
Mg^{2+}	106.2	HCO_3^-	44.5
Ca^{2+}	119	SO_4^{2-}	160
Sr^{2+}	119	CO_3^{2-}	138.6
Ba^{2+}	127.2	$C_2O_4^{2-}$	148.4
Pb^{2+}	139	$1/3PO_4^{3-}$	240
Fe^{3+}	204	$1/3Fe(CN)_6^{3-}$	303
La^{3+}	208.8	$1/4Fe(CN)_6^{4-}$	442

一般规律是，溶液的电导率随电解质浓度的增大先增大后减小，在 k-c 曲线上有一个极大值；而溶液的摩尔电导则是随电解质浓度的增加单调下降的。在极稀溶液中，随着电解质浓度的增大，溶液中的总离子数越来越多，因此电导率 k 值升高；但当浓度继续增大时，离子间的相互作用增强，这会对正负离子的反向迁移产生阻滞作用，因此电导率下降。而摩尔电导为溶液中 1mol 电解质的电导，因此，在离子总数不变的情况下，溶液越稀离子间的相互作用越小，所以摩尔电导值越大。反之，溶液越浓离子间的相互作用越大，此时，无论溶液的整体电导是增大还是减小，溶液中每摩尔电解质的电导都将是减小的。

（2）溶液电导的测量及应用

溶液的电导不能采用直流电进行测量，因为直流电通过电极时会产生氧化或还原反应改变电极附近溶液的组成，从而导致严重的测量误差。采用交流电就可解决这一问题。常见电导仪的测量电路有电桥平衡式、欧姆计式和分压式三种。这些都是现成的商品化的仪器。

电导分析法的应用情况主要有连续监测和电导滴定两种。前者用于水质的监测，海水盐度测量，大气中酸性气体如 SO_2、CO_2、HCl 的监测和钢铁中碳、硫的测定；后者用于酸碱滴定、弱酸电离常数和难溶盐溶度积常数的测定。

5.2.2 电位分析法

（1）基本原理

电位分析法是以测量电池的电动势为基础的主要分析方法。如图 5-1 所示，待测溶液中浸入指示电极和参比电极，外电路用电极电位仪连接。在无电流流过的情况下，电池的电动势 ε 为指示电极电位 $E_{指示}$ 与参比电极电位 $E_{参比}$ 之差，另加液体接界电位 $E_{液接}$

$$\varepsilon = E_{指示} - E_{参比} + E_{液接} \tag{5-6}$$

对于一般的可逆电极反应

$$OX + n e^- \rightleftharpoons Red \tag{5-7}$$

$E_{指示}$ 与被测溶液中有关离子的活度关系符合 Nernst 方程

$$E_{指示} = E^0 + \frac{RT}{nF} \ln \frac{a_{ox}}{a_{Red}} \tag{5-8}$$

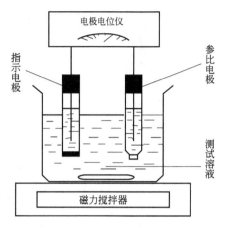

图 5-1　电位分析的基本装置

式中，E^0 为平衡电极电位，V；R 为气体常数，$8.314 J/(K \cdot mol)$；T 为绝对温度，K；F 为法拉第常数，即 1mol 电荷的电量 96487C/mol；n 为电极反应中转移的电子数；a_{ox} 为氧化态的活度；a_{Red} 为还原态的活度。

$E_{参比}$ 一般是与被测离子活度无关的常量。$E_{液接}$ 可以通过盐桥使其降至可忽略不计，或在实验条件不变的情况下视其为一常数。所以式(5-6) 可简化为

$$\varepsilon = 常数 + \frac{RT}{nF} \ln \frac{a_{ox}}{a_{Red}} \tag{5-9}$$

对于金属离子的电极反应，氧化还原电对中还原态 M 的活度 a_M 是一个常数。所以式(5-9) 可写为

$$\varepsilon = 常数 + \frac{RT}{nF} \ln a_M^{n+} \tag{5-10}$$

可见电池电动势是被测金属离子活度的函数。这是电位法定量分析的理论基础。

电位分析法的指示电极有两类：一类是电位与溶液中被测离子活度的对数呈线性关系的离子选择电极；一类是氧化还原反应体系的固体电极。在电位分析法中大量使用的是离子选择电极，固体电极的应用相对较少。

（2）离子选择电极

离子选择电极是一类电化学传感体，其电位与溶液中被测离子活度的对数呈线性关系（不包括氧化还原体系）。离子选择电极的基本构造如图 5-2 所示。它主要包括敏感膜、内参比溶液和内参比电极三部分。其中敏感膜是最关键的部分，它是用离子交换材料制成的。当它与电解质溶液接触时，其中那些电荷和体积适合的离子就会与膜中的离子发生交换反应，从而改变原来的电荷分配，产生一个新的膜电位。内参比电极最常用的是 Ag/AgCl 电极。不同离子选择电极所用的内参比溶液中一般都含有与待测离子相应的同种离子。

离子选择电极的种类很多，包括晶体膜电极、玻璃膜电极、液膜载体电极和气敏电极。晶体膜电极的敏感膜是由难熔盐的单晶或多晶沉淀压片制成的。并不是所有难溶盐都能做成

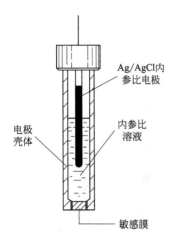

离子选择电极，只有固体离子导体才能做成电阻不太大且电位稳定的敏感膜。例如 LaF_3、Ag_2S、AgX（X 为卤素）和 Cu_2S 等。在这些晶体中由于晶格缺陷造成的空穴的存在，其中半径最小的离子，如 LaF_3 中的 F^- 和银盐中的 Ag^+，能够移动传导电流。因此电极对这些离子能够产生选择性响应。玻璃电极（如常用的 pH 电极）的敏感膜是掺杂金属氧化物（如 Na_2O）的 SiO_2 石英玻璃。其中的金属离子 M^+ 可与 H^+ 发生交换，故对 H^+ 有选择性响应。液膜载体电极的敏感膜是由体积大的阳离子（如季铵盐正离子）或阴离子（如二癸基磷酸负离子）溶于适当的溶剂后吸附在多孔膜或固定在聚氯乙烯（PVC）膜上制成的。其中大的阳离子或大的阴离子可以在膜中移动，但不能离开膜，与大离子电荷相反的特定离子可以穿过膜，而与大离

图 5-2　离子选择电极的基本构造

子电荷相同的离子则被排除在膜外。气敏电极的敏感膜是一层憎水的高聚物透气膜，该膜可以让一些气体分子透过而不允许液体和离子透过。透过的气体分子与膜内的电解质溶液反应使某种离子的浓（活）度发生改变，从而引起指示电极电位的改变。在结构上气敏电极与其他离子选择电极不同，它实际上是一个由指示电极与参比电极一起构成的电化学池，而不是单个电极。现在用得较多的有 NH_3、CO_2 气敏电极，其他还有 SO_2、H_2S、NO_2 和 Cl_2、Br_2、I_2 等气敏电极。

（3）电位分析法的应用

电位分析法的应用很广。最常见的就是溶液 pH 值的测定、金属离子浓（活）度的测定、电位滴定和一些平衡常数（如络合物稳定常数、难溶盐溶度积常数）的测定等。

5.2.3　电解分析法和库仑分析法

（1）电解现象

如图 5-3 所示，在装有金属离子电解质溶液的电解池中，插入两个铂电极 1 和 2，连通电解电路。其中 E 为电源，R 为可调电阻，A 为检流计，V 为电压表。通过调节电阻观察通过电解池的电流随电解池两端电压的变化情况。结果如图 5-4 所示。可以看出，当外加电压 V 小于金属离子的分解电压 V_d 时，电流很小，称为残余电流。当外加电压达到离子的分解电压时，金属离子开始在阴极上析出

$$M^{n+} + ne^- \longrightarrow M \downarrow \tag{5-11}$$

对应的阳极上会析出氧气

$$H_2O \longrightarrow \frac{1}{2}O_2 \uparrow + 2H^+ + 2e^- \tag{5-12}$$

此时流过电解池的电流很大，称为电解电流。上述情况就是电解现象。

（2）电解分析法

电解分析法是一种质量分析法。其原理就是利用电解现象，使金属离子通过电极反应全部还原成金属沉积在电解池的阴极上，并通过测定金属的析出量来分析金属在溶液中的含量。

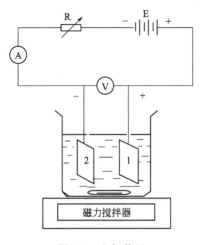

图 5-3 电解装置

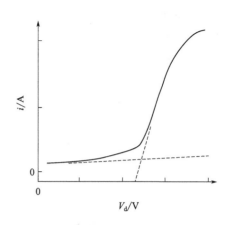

图 5-4 电解曲线

电解分析法有两种，一种是恒电流电解分析法，另一种是恒电位电解分析法。恒电流电解分析法就是通过调节图 5-3 中可变电阻 R 使流过电解池的电流维持恒定使金属离子在阴极上析出。并根据析出金属的量分析溶液中金属离子的浓度。注意必须使电流恒定在电解电流区，以保证金属离子的有效析出。恒电位电解分析法是通过维持电解池两端电压恒定的方式进行的电解分析。同样，电压必须恒定在金属离子的分解电压 V_d 以上（但也不能超过溶剂的分解电压）。两种方法各有优缺点：前者的优点是测定速度快，缺点是选择性差；后者正相反，其优点是选择性好，但测定速度相对较慢。

（3）库仑分析法

库仑分析法就是电量分析法。它是通过测量金属离子完全电解后，流过电解池的电量来分析溶液中金属离子的含量的。库仑分析的基础是法拉第定律。如果析出物质的质量为 W（g），电极反应的电子转移数为 n，电极反应物的分子（或原子）量为 M，电解电量为 Q，则法拉第定律可表示为如下关系式

$$W = QM/(nF) \tag{5-13}$$

在电解电路中串联一个库仑计就可测得电解过程中消耗的电量 Q，这样就可根据式(5-13)求出析出物质的质量 W，进而得到溶液中金属离子的含量。

与电解分析法相比，库仑分析方法的优点是不用考虑电极反应产物的收集和测定，只要能发生电极反应的物质从理论上讲都可进行库仑分析。但是，在库仑分析法中存在电流效率的问题。即在电极上进行的电沉积反应，必须是单一反应，才能保证电解过程中所消耗的电量全部用在被分析对象的析出反应上，此时电流效率为 100%。如果含有其他电极副反应，则一部分电量就会消耗在副反应上，此时电流效率小于 100%，分析结果就会有误差。因此在进行库仑分析之前，有必要对样品溶液中可能产生电极干扰反应的杂质进行预处理。这样才能得到比较可靠的分析结果。

5.2.4 极谱法和伏安法

极谱法和伏安法都是以测定电解过程中的电压-电流曲线为基础的电化学分析法。二者的区别在于所用的工作电极不同。前者使用的工作电极是表面周期性更新的滴汞电极，后者

使用的工作电极是表面静止不变的悬汞电极、汞膜电极或固体铂电极。

（1）极谱法

极谱法是1922年捷克化学家J. Heyrorsky创立的，其后不断发展并得到广泛应用，其基本测试装置如图5-5所示。

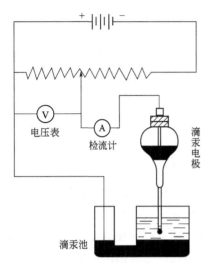

图5-5　极谱法测试装置

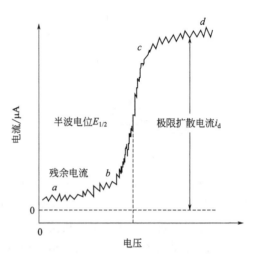

图5-6　极谱图（电流-电位曲线）

通过调节分压器来控制电压的变化并记录不同电压时相应的电流值即可得到如图5-6所示的极谱图。在电压还未达到被测物质的分解电位之前，只有极微小的电流通过电解池，此电流称为残余电流 i_r（如图中 ab 部分）；当电压增加到被测物质的分解电位时，被测物开始发生电极反应，此时电压稍有增加，电解电流急剧上升（图中 bc 段）；当电压增加到一定值时，电流达到基本不变的极限值（图中 cd 段），此电流称为极限电流。图5-6中波的高度，即极限电流减去残余电流的值，称为极限扩散电流 i_d。半波高处所对应的电位 $E_{1/2}$ 称为半波电位，是被测物质的特征常数。极限扩散电流 i_d 的平均值

$$i_{d平均} = 607nD^{1/2}m^{2/3}\tau^{1/6}c \tag{5-14}$$

式（5-14）称为尤考维奇公式。式中，n 为电极反应中的电子转移数；D 为电极反应物在溶液中的扩散系数，cm^2/s；m 为滴汞电极的汞流速度，mg/s；τ 为滴汞周期，s（与电极电势有关）；c 为电极反应物的体相浓度，$mmol/L$。

一般不同电极反应物有不同的半波电位 $E_{1/2}$，它是极谱法定性分析的基础。电极反应物的浓度不同，则其极限电流值 i_d 也不同（尤考维奇公式），因此，通过 i_d 的测量即可实现定量分析。

普通的直流极谱分析的应用虽然已经很广，但其测试浓度一般不能低于 $10^{-5}mol/L$。为了提高灵敏度，一些新的极谱方法如极谱催化波、示波极谱、交流极谱、方波极谱和脉冲极谱又应运而生。这些新的极谱方法的最低检测浓度有时可达 $10^{-9}mol/L$ 或 $10^{-10}mol/L$。

（2）线性扫描伏安法

将一快速线性变化的电压施加于电解池上，并根据电流-电压曲线进行分析的方法称为线性扫描伏安法（也叫单扫描伏安法）。在线性扫描伏安法中，工作电极（相对参比电极）的电位 E 是随时间 t 呈线性变化的，如图5-7所示。流经工作电极和对电极之间的电流 i 与

工作电极电位 E 的关系如图 5-8 所示。图 5-7 是在设置扫描起始电位 E_i、终点扫描电位 E_e 和扫描速度 υ 后，由扫描仪自动控制的。扫描周期为

$$\tau=(E_e-E_i)/\upsilon \tag{5-15}$$

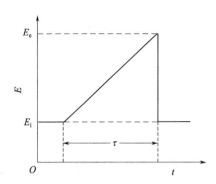

图 5-7　线性扫描伏安法的 E-t 关系

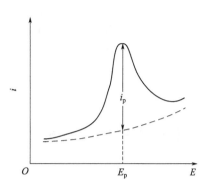

图 5-8　线性扫描伏安曲线

可见 E_i、E_e 和 υ 确定之后，图 5-7 就是唯一确定的图形。而图 5-8 还与被测物质的性质及其浓度有关。其中峰电流 i_p 与被测物浓度 c 成正比

$$i_p=Kn^{3/2}D^{1/2}\upsilon^{1/2}Ac \tag{5-16}$$

式中，K 为常数；υ 为电位扫描速度；A 为工作电极面积；n、D 的意义与式(5-14)中的相同。式(5-16) 是伏安法定量分析的基础。注意在实际应用时，应对含有被测物的溶液和不含被测物的底液分别测得伏安曲线（分别为图 5-8 中的实线和虚线），然后将两者相减求出 i_p 值进行分析。

图 5-8 中的峰电位 E_p 在实验条件一定时，其值是被分析物的特性参数。不同物质的 E_p 值存在差异是利用伏安法进行定性分析的基础。

（3）循环伏安法

循环伏安法中工作电极（相对参比电极）的电位随时间的变化情况如图 5-9 所示。即当线性扫描电位达到终点电位 E_e 时，又以相同的扫描速度返回到原来的起始电位 E_i。这样就完成了一个电位扫描循环，所以称其为循环伏安法。

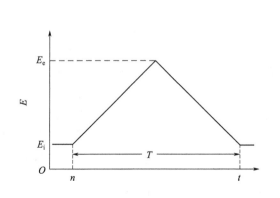

图 5-9　循环扫描伏安法的 E-t 关系

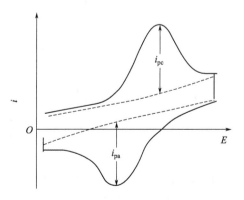

图 5-10　循环伏安曲线

在循环伏安法中，如果前半部分扫描是电极反应物在电极上被还原的阴极过程，则后半部分扫描为还原产物在电极上被氧化的阳极过程。即反应物先被还原成产物，然后产物又被

重新氧化成反应物，完成了一个还原过程和氧化过程的循环。在循环伏安法扫描过程中，电流随电位变化的情况如图 5-10 所示。图中的循环伏安曲线，相当于两个线性扫描伏安曲线。需要注意的是，只有可逆电极反应且电位扫描速度足够快，才会有图 5-10 所示的循环伏安曲线。否则，如果电极反应不可逆，即还原产物不能被重新氧化，或者由于扫描速度太慢而还原产物有足够的时间离开电极向体相扩散消失，则在进行逆向扫描时，就不会有反向电流。因此，采用循环伏安法可以很直观地测定反应的可逆性。事实上，循环伏安法作为一种分析方法并不比线性扫描伏安法优越，其主要用处还是作为一种研究电极过程机理的重要手段。

5.3 电化学气体传感器

从 20 世纪 50 年代氧气传感器诞生至今，经过半个多世纪的发展，现在的电化学气体传感器已有几十种，可用于多种气体的分析或检测。本节将对电化学气体传感器的基本组成和结构、工作原理及应用情况进行介绍和讨论。

5.3.1 电化学气体传感器的组成和结构

电化学气体传感器一般由以下几部分组成：电极（及其引线）、电解质、防水透气膜、选择性过滤膜（层）、壳体。

按传感器所用电极的个数，可分为双电极传感器和三电极传感器。双电极传感器中只有工作电极和对电极；三电极传感器中还包括参比电极。在双电极体系中，电压是指工作电极与对电极之间的电压，电流是流经两电极之间的电流；在三电极体系中，电位实际上是工作电极相对于参比电极的电位，电流是指流经工作电极与对电极之间的电流。图 5-11 是三电极电化学传感器的典型结构图。对电极与参比电极合二为一即为双电极电化学传感器的结构。

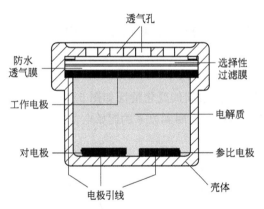

图 5-11 三电极电化学气体传感器的结构图

电极是电化学气体传感器最重要的组件。其中工作电极是被测气体分子发生电极反应的承载体。其制备材料的选择很重要，对具有强氧化性或强还原性的气体，通常选用一些贵金属如 Au、Pt、Ag 等制成的网状电极即可。在这些电极上，一些难以自发进行电极氧化或还原反应的气体，通过外加电压提供一定的能量也能进行电极氧化或还原反应。但对一些稳定性很高的气体如 CO，则需要使用铂黑制成的催化电极。通常为了提高检测的灵敏度，对那些在贵金属制成的网状电极上能发生电极反应的气体也选用铂黑催化电极。

对于需要外加电压的传感器，参比电极对维持工作电极电位的恒定是具有重要作用的。传感器工作时，由于电极反应的发生及由此产生的电流的流过，工作电极的电位是不恒定的。在这种情况下长期使用，传感器的性能会下降。在传感器和仪器电路的设计上，参比电极的作用就是使外电路施加在工作电极上的电位保持恒定，从而改善传感器的性能。

对电极的作用是承载另一个半电池反应，使整个传感器构成一个电流回路。当被测气体在工作电极上反应时，在工作电极和对电极之间就会有电流流过。在传感器内部的电解质中，工作电极与对电极之间的电流是由离子的迁移形成的。如果没有对电极使另一半电池反应发生，离子的迁移达到一定的时候就会停止。

电解质对于电极反应和离子迁移的进行都是必不可少的。除了少数情况下使用有机电解质以外，通常使用的电解质都是水溶液。但水的挥发会影响传感器的寿命。有时为了减少水的挥发可采用水-乙二醇-丙三醇混合溶剂，这会大大延长电化学传感器的使用寿命。对于一些不能直接进行电极反应的检测对象，有时还需要在电解质中加入特定的转化试剂。另外，还应根据气体检测对象的不同来确定电解质适当的 pH 值，以便有利于促使电极反应的进行。

防水透气膜的作用是防止电解液的溢出和控制气体的透过，另外还兼有防尘作用。通常使用的多是聚四氟乙烯（PTFE）膜。对不同的气体检测对象，选择透气膜的孔径和孔隙率也具有重要意义。

选择性过滤膜（层）的使用是为了提高传感器的选择性，排除其他共存气体的干扰。例如在检测 PH_3 气体时，采用含有 $Pb(Ac)_2$ 的滤膜（层），可以在很大程度上防止 H_2S 气体的干扰。在检测 CO 或 H_2 时，采用活性炭滤层也可滤掉很多其他干扰气体。但是，采用选择性过滤膜（层）往往会影响传感器的灵敏度和响应时间。因此，需要根据干扰情况和检测目的，综合考虑是否使用选择性过滤膜（层）。

传感器壳体是将传感器各组件集成为一个整体的容器。虽然所有电化学气体传感器的基本结构是大同小异的，但针对不同的检测对象，传感器所选电极的制备材料、电解质组成和其他组件及其几何形状都可能有很大的差异。换句话说传感器的大小、形状和各种组件的选择、制备都取决于检测的对象和检测目的。所以，用以检测不同气体的电化学传感器可能会有相似的外观，但其功能差别很大。即使对同一气体检测对象，适用于高灵敏度检测场所的传感器与适用于低灵敏度（高浓度）检测场所的传感器，二者的透气孔大小也是不一样的。透气孔大的适用于高灵敏度检测，透气孔小的适用于低灵敏度检测。但前者传感器寿命相对较短而后者传感器寿命相对较长。这是由透气孔的大小造成了电解质中水分损失速度的差异导致的。结构影响性能在电化学传感器中也是一个普遍原则。

5.3.2　电化学气体传感器的分类和工作原理

电化学气体传感器目前还没有一个统一的分类方法。可以按所用电极的不同分为金属电极传感器、离子电极传感器和催化电极传感器；也可以按所用电解质的不同分为液体电解质传感器、凝胶电解质传感器和固体电解质传感器；但是相对使用较多的传统分类方法是按传感器的工作原理进行分类的，也分为三类：加伐尼电池式气体传感器、电解池式气体传感器和离子电极型气体传感器。下面将按最后一种分类方法对三类传感器的工作原理分别进行简要的介绍。

（1）加伐尼电池式气体传感器

加伐尼电池式传感器也叫原电池式传感器，是只有工作电极和对电极的双电极体系，使用的工作电极是金属电极或催化电极。这种传感器的检测对象必须是氧化性或还原性很强的气体，如 Cl_2、O_2 和 H_2 等。它的工作方式是在不施加任何外部能量的情况下由被测气体在传感器中自动产生电流输出信号。其原理是被测气体造成的浓差极化使得工作电极与对电极之间形成了电位差。如图 5-11 所示，当环境空气中有强氧化性或强还原性的气体存在时，这些气体的分子会通过传感器上的透气孔和透气膜扩散到多孔性的或网状的工作电极上，并在电极-电解质（溶液）的界面上自发地进行氧化或还原反应

$$Red \longrightarrow Ox + ne^- \qquad (5-17)$$

或
$$Ox + ne^- \longrightarrow Red \qquad (5-18)$$

前者是自发地向电极输送电子的反应，后者是从电极上夺取电子的反应。相应于电极反应式(5-17) 或式(5-18)，在对电极上会同时发生氧气的还原或水分子的氧化反应。这样在连通的外电路中就会有电流流过。

图 5-12 是最常用的原电池式电化学传感器的输出电流信号放大电路原理图。电路的放大输出信号 E 与传感器产生的电流信号 i 之间有如下关系

$$E = -iR \qquad (5-19)$$

式中，R 为放大电阻。通过调节 R 值即可控制电路输出信号 E 的大小。

（2）电解池式气体传感器

如前所述，加伐尼电池式传感器适用于强氧化性或强还原性气体的检测。而对于氧化性或还原性相对较弱的气体检测对象，如 SO_2、NH_3 和苯胺等，则需要外部提供能

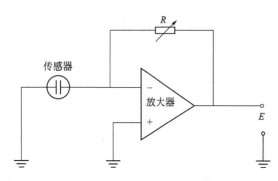

图 5-12　原电池式传感器的信号放大电路原理图

量，例如通过外加电压，来促使它们进行电极氧化或电极还原反应。在外加电压的作用下，当弱的还原性气体或弱的氧化性气体到达工作电极-电解质界面上时，也能发生式(5-17) 所示的电极氧化反应或式(5-18) 所示的电极还原反应。与加伐尼电池式传感器的差别是电解池式传感器通过外电路施加了电极间的电压。也就是说，在加伐尼电池式传感器中电极氧化或电极还原反应是自发进行的，而在电解池式传感器中，电极氧化或电极还原反应是被外加电压强制进行的。

在电解池式传感器中，为了稳定工作电极的电位，通常采用有参比电极的三电极体系，所用的工作电极也是金属电极或催化电极。图 5-13 是三电极体系电解池式传感器的信号控

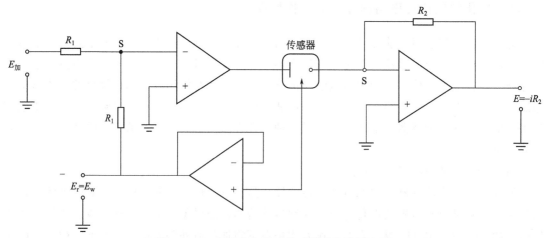

图 5-13　三电极电解池式传感器的电路原理图

（图中传感器内，圆圈表示工作电极；竖线为对电极；箭头是参比电极）

制和放大电路图。在报警用电化学气体传感器中，一般并不太注重定量问题。因此，有时为了简单也会采用双电极体系。双电极电解池式传感器的信号控制和放大电路图要简单得多，如图 5-14 所示。

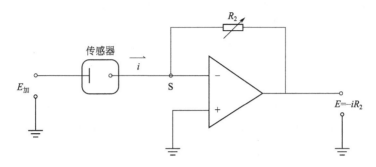

图 5-14 双电极电解池式传感器的电路原理图

（3）离子电极型气体传感器

在加伐尼电池式传感器和电解池式传感器中使用的工作电极是金属电极或催化电极。与之不同的是，离子电极型气体传感器所用的工作电极是离子选择电极。被测气体在离子选择电极传感器中的反应与在加伐尼传感器中一样，是无需外加电压的自发反应，而且也是双电极体系。但是这种电极反应不是式（5-17）和式（5-18）所示的直接的电极氧化、还原反应，而是伴随有电子得失的离子络合反应。下面以 Ag/Ag_2S 电极（碱性电解质）制成的离子电极型气体传感器检测 HCN 为例来说明这一问题。HCN 进入传感器以后，会在电极-电解质界面上发生如下反应

$$2HCN + 2OH^- \longrightarrow 2CN^- + 2H_2O \tag{5-20}$$

$$Ag^+ + 2CN^- \longrightarrow [Ag(CN)_2]^- \tag{5-21}$$

$$Ag \longrightarrow Ag^+ + e^- \tag{5-22}$$

工作电极上的总反应为

$$Ag + 2HCN + 2OH^- \longrightarrow [Ag(CN)_2]^- + 2H_2O + 2e^- \tag{5-23}$$

如果对电极也是 Ag/Ag_2S 电极，则相应的电极反应应为

$$Ag^+ + e^- \longrightarrow Ag \tag{5-24}$$

此时，为了维持 Ag_2S 的溶度积常数，Ag_2S 会发生电离溶解

$$Ag_2S \longrightarrow 2Ag^+ + S^{2-} \tag{5-25}$$

因此，对电极上的总反应为

$$Ag_2S + 2e^- \longrightarrow 2Ag + S^{2-} \tag{5-26}$$

（考虑到 Ag/Ag_2S 电极也具有电子导电性，因此也不能排除 O_2 在对电极上的还原反应这种可能性——但这不属于本部分讨论问题的范围。）

Ag/Ag_2S 电极是 Ag^+ 选择电极，能够用于检测 HCN 是由于它能与 Ag^+ 发生络合反应。平衡状态下，在 Ag/Ag_2S 电极与电解质溶液形成的双电层界面上存在一定浓度的 Ag^+，而且实验表明，Ag^+ 的浓度远大于 Ag_2S 溶度积允许的浓度。这可能与所制电极表面 Ag_2S 的纯度有关，即在 Ag_2S 中可能还混有一定量的 Ag_2O 或 AgOH。另外也可能与双电层界面的特定电位环境有关。当 HCN 分子通过传感器上的透气孔和透气膜扩散到电极-电解质溶液的界面上时，在碱性电解质的作用下会首先电离出 CN^-，然后与 Ag^+ 发生络合反

应。其结果会使工作电极表面 Ag^+ 浓度减少并导致工作电极电位降低。此时工作电极与对电极之间就产生了电位差。采用电位测量法可以直接测得这个电位差信号。但在一些实际应用中，离子电极型气体传感器是按图 5-12 所示的信号处理电路进行设计和工作的。这样在外电路连通的情况下就会有电流产生，从而使电极反应式(5-20)～式(5-26)发生。如果有 HCN 气体持续不断地进入传感器，就会有一个连续电流经外电路流过。

从上述电极反应式(5-23)和式(5-26)可以看出，离子电极型传感器按图 5-12 所示的电路进行工作时会有一个明显的问题：传感器长期使用时会造成电极的损耗。但是在使用周期和频率不是很高的情况下，这种损耗相对电解质溶液的损耗而言还是很小的，对传感器的性能和寿命几乎都没有影响。如果想要减少这种损耗，可采用图 5-15 所示的电压测量电路。该电路的信号输出电压 E 与传感器输出电流 i 在 R_1 上产生的电压 E_i 之间有如下关系

$$E = -E_i R_2/R_1 = -iR_2 \tag{5-27}$$

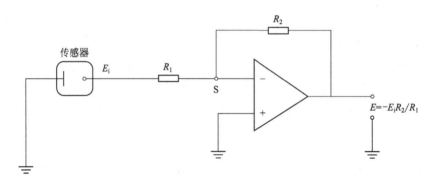

图 5-15　电压测量电路

电阻 R_1 的值越大，传感器输出的电流就越小，离子电极的损耗就越小。但另一方面也会导致传感器的信号响应速度和恢复速度变慢。所以要根据不同的应用情况适当地选择 R_1 的值。R_1 的值选定后，可通过选择适当的 R_2 值来确定电路的放大倍数。

前面提及的气敏电极实际上是离子电极型气体传感器的另一种形式。其应用基本已被现在的电化学气体传感器所取代。所以这里不再对其进行讨论。

5.3.3　电化学气体传感器的应用

在目前所有不同类型的气体传感器中，电化学气体传感器的功耗是最低的。例如原电池（包括加伐尼电池和离子电极）型气体传感器，其本身是一个微型发电机，因此在工作时没有任何功耗。即使是电解池式气体传感器，其功耗通常也在 0.05W 以下。因此电化学气体传感器特别适用于制作袖珍式或便携式检测仪器。这一独特的优点，使得电化学气体传感器在涉及工业生产领域有毒有害气体的检测和防化侦检方面都得到了广泛的应用。

5.3.3.1　工业有毒有害气体的检测

在石油、化工、钢铁、半导体材料和粮食熏蒸、自来水处理及环境监测等许多生产和生活领域都涉及有毒有害气体的使用和检测问题。为了工作人员的健康和生命安全，对涉及的有毒有害气体进行检/监测具有十分重要的意义。用电化学气体传感器制作的便携式检测仪器以其低功耗这一独特的优势在这些领域得到了最广泛的应用。除了电化学气体传感器最早

的检测应用对象氧气以外，如石油工业涉及的硫化氢，化学工业生产中的氨气，钢铁工业和自来水处理使用的氯气，半导体材料处理和粮食熏蒸所用的磷化氢以及大气中需要监测的含硫氧化物、含氮氧化物和一氧化碳，等等，目前均有电化学气体传感器和相应的检测仪器商品可供选购和使用。其商品化程度也反映了它们应用的普遍性。

5.3.3.2 毒剂的检测

电化学气体传感器应用于军用毒剂侦检最具代表性的器材是美军的单兵化学战剂检测器（individual chemical agent detector，ICAD）。该检测器使用两个电化学气体传感器。其中一个传感器对神经性毒剂（GA、GB 和 GD）、窒息性毒剂（CG）和血液性毒剂（AC、CK）进行检测和报警，另一个传感器对糜烂性毒剂（HD 和 L）进行检测和报警。ICAD 对毒剂检测的灵敏度和响应时间情况见表 5-2。

表 5-2　ICAD 的报警灵敏度和响应时间

项目	G	V	HD	L	AC、CK	CG
检测毒剂灵敏度/(mg/m^3)	0.2	5.0	10.0	50.0	15.0	5.0
响应时间/s	>30	>10	>120	>30	>30	>30

有报道说 ICAD 可以在 $-18 \sim 45℃$ 环境条件下工作，活化使用前可以在 $-40 \sim 65℃$ 条件下储存。但从一些报道和广告介绍等不同来源得到的数据之间相差很大，对 ICAD 的技术性能没有统一的说法。这也可能是由于 ICAD 的性能数据在不断地改进和变化。

我军防化兵从 20 世纪 70 年代初就开始了对四类多种毒剂的电化学气体传感器的研究。从 20 世纪 70 年代初至 80 年代中期主要研究的问题是 Ag/Ag_2S 电极的制备和性能测试，并研制出了可检测四类多种毒剂的车用侦毒器。其中电化学气体传感器的电解质溶液是浸渍在海绵载体上的，使用时需要每隔两小时更换一次。这很不方便，且不同操作人员装配的一致性也不好。从 20 世纪 80 年代中期至 20 世纪 90 年代中期，研究解决的主要技术问题是凝胶电解质的制备。在此基础上制备了八种有毒有害气体（光气、芥子气、氢氰酸、硫化氢、磷化氢、氯化氰、氯气和偏二甲肼）的凝胶电解质传感器，并研制出了其中五种气体的便携式检测仪。这些传感器和检测仪已在国内多家单位使用。凝胶电解质传感器的优点是结构简单、使用方便，缺点是在太干或太湿的环境中长时间使用时容易收缩或溶胀，进而影响传感器的检测性能。从 20 世纪 90 年代中期至今，致力研究和解决的关键技术问题是液体电解质电化学气体传感器的结构设计和电解质载体的制备。在这些技术基础上研制的芥子气传感器已应用在工事口部毒剂报警器中。

下面将对笔者团队多年来探索和研究的四类毒剂的电化学气体传感器分别进行概况性的介绍。

（1）血液性毒剂传感器

血液性毒剂主要有氢氰酸和氯化氰。其电化学气体传感器的结构与图 5-11 大同小异，由一对网状的 Ag/Ag_2S 电极（包括电极引线）、弱碱性电解质、聚四氟乙烯透气膜和塑料壳体组成（见图 5-16）。氢氰酸电化学气体传感器是离子电极型气体传感器，其工作原理在前面已进行过介绍。其电极反应是伴随有电子放出的离子络合反应

$$Ag + 2CN^- \longrightarrow [Ag(CN)_2]^- + e^- \qquad (5-28)$$

氯化氰电化学气体传感器与氢氰酸的传感器是完全一样的，它在电极/电解质界面上电离生成的 Cl^- 和 OCN^- 与 CN^- 一样能在 Ag/Ag_2S 电极上发生放出电子的离子络合反应。

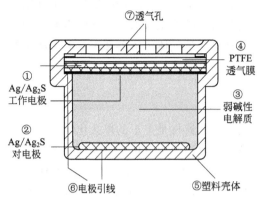

图 5-16　氢氰酸电化学气体传感器的结构原理图

①Ag/Ag$_2$S 工作电极
②Ag/Ag$_2$S 对电极
③弱碱性电解质
④PTFE 透气膜
⑤塑料壳体
⑥电极引线
⑦透气孔

传感器所用的 Ag/Ag$_2$S 电极，是将 40 目的银网经去油、氨水和稀盐酸浸洗、蒸馏水冲洗处理后，在硫化钠（Na$_2$S·12H$_2$O）溶液中电镀制成的；弱碱性电解质可以由特制的电解质载体浸渍相应 pH 值的缓冲溶液制成，也可以用聚合物单体在相应 pH 值的缓冲溶液中聚合成弱碱性凝胶电解质；聚四氟乙烯透气膜可根据需要选购不同孔径和厚度的 PTFE 商品膜；传感器的壳体通常使用硬质聚氯乙烯或聚四氟乙烯塑料加工制作。

按上述方法制成的传感器对氢氰酸有很高的检测灵敏度，通常可达 0.2mg/m^3。但是，该传感器的专一性并不是很好，它对硫化氢（H$_2$S）、氨气（NH$_3$）和磷化氢（PH$_3$）及草木烟也都有很大的信号响应。所以，在特定的使用场合，它也可以用作这些气体的传感器。

（2）含磷毒剂传感器

含磷毒剂即神经性毒剂，主要包括沙林（GB）、梭曼（GD）和 VX。这些分子本身并不具有电化学活性，因此，无法用电化学气体传感器进行直接测定。在研制这些毒剂的电化学气体传感器时，需要在电解质中加入转化试剂将它们转化成可进行电极反应的分子或离子。

对于 G 类毒剂（GB、GD），在其传感器的碱性电解质中加入了一种肟试剂。当毒剂分子进入传感器到达电极-电解质界面上时，首先与肟试剂进行化学反应生成可测定的 CN$^-$

$$GB（或 GD）+肟试剂 \longrightarrow CN^- + 其他 \tag{5-29}$$

这样生成的 CN$^-$ 在电极上发生式（5-28）所示的伴随有电子放出的离子络合反应，使传感器产生电流输出信号。

含磷毒剂传感器在结构上与氢氰酸传感器完全一样。不同之处是在碱性电解质溶液中多加了一种醛肟类转化试剂。这类醛肟试剂有很多种，较常用的主要是丙酮醛肟和甘露糖肟等。

肟试剂在电解质溶液中的存储稳定性是目前含磷毒剂电化学气体传感器存在的关键技术问题。在储存过程中，电解质溶液中的醛肟试剂会因发生贝克曼重排反应而逐渐失效。这严重影响了传感器的寿命（一般只有 3～4 个月）。这是含磷毒剂电化学气体传感器走向实用化的一个最重要的障碍。为此，我们曾设计、合成过新的醛肟转化试剂，也曾探索过新的检测含磷毒剂的原理和方法，但同样没有达到实用要求。

V 类毒剂（VX）不能像 G 类毒剂（GB，GD）那样直接与醛肟试剂进行化学反应生成可测定的 CN$^-$。因此在研制 VX 的电化学气体传感器时，又在工作电极前面增加了一层氟化银转化膜。VX 经过该膜时会转化成 G 类毒剂

$$R_1R_2P(O)-SR_3 + AgF \longrightarrow R_1R_2P(O)-F + AgSR_3 \tag{5-30}$$

这样 V 类毒剂（VX）就可以像上面讨论的 G 类毒剂一样进行电化学检测了。

另外在 V 类毒剂分子中含有低价态的二价硫，因此选择适当的电极电位应该可以使 V 类毒剂分子发生电极氧化反应，从而实现用电解池式电化学传感器对 V 类毒剂的直接测定。事实上在用电解池式电化学传感器检测芥子气时，也可以检测到 VX 的氧化电流信号。但是，VX 的信号响应显得比较迟钝。这可能与 VX 的吸附性有关，也可能是需要选择与芥子气不一样的电解电位。关于这一问题还有待进一步的研究和探索。

（3）光气传感器

光气属于窒息性毒剂，其分子本身也没有电化学活性。因此，难以用电化学传感器对其进行直接检测。与 G 类含磷毒剂一样，光气也可以与醛肟试剂进行化学反应生成可测定的 CN^-。所以，前面所介绍的含磷毒剂的电化学气体传感器也可作为光气传感器。前面已述及，使用肟试剂会严重影响传感器的寿命。幸运的是光气还可另外选用甲酰胺作为转化试剂，二者反应生成的产物同样是 CN^-。选用甲酰胺转化试剂制备的光气传感器寿命可达 1～2 年。用该传感器曾制成手持式便携仪器供一些地方工厂使用。

（4）芥子气传感器

芥子气属于糜烂性毒剂，在其分子结构中含有低价态的二价硫。因此，芥子气分子可以进行电极氧化反应。关于芥子气进行电极反应的详细机理目前还不是很清楚。根据分析推测，其电极氧化反应的产物可能是亚砜

$$(ClC_2H_4)_2S + H_2O \longrightarrow (ClC_2H_4)_2S{=}O + 2H^+ + 2e^- \tag{5-31}$$

从电极反应的难易程度判断，产物是砜或 SO_x 的可能性比较小。

芥子气的电化学气体传感器是电解池式传感器。它可以采用三电极体系也可以采用双电极体系。在研制报警器用的电化学气体传感器时，由于不太注重定量关系，所以为了简便，通常采用双电极体系。与上述三类毒剂传感器所用的 Ag/Ag_2S 电极和碱性电解质不同，在芥子气的电化学气体传感器中采用的是一对网状的贵金属铂电极和强酸性的电解质。其电解质可以是凝胶也可以是浸渍在特制载体上的溶液。

在实际的应用中，不仅要考虑芥子气传感器本身的基本性能，如灵敏度、响应时间和寿命等，还要考虑它的抗干扰能力、环境适应性和抗冲击、振动及电磁干扰等诸多问题。例如，为了解决草木烟的干扰问题，在研制芥子气的电化学气体传感器时并没有采用恒电位电解的方式进行工作，而是采用了单工作电极的阶梯式电位电解技术或双工作电极的交替开关式电位电解技术。

上述四类毒剂电化学气体传感器的基本情况和性能汇总于表 5-3。

表 5-3　四类毒剂电化学气体传感器的基本情况和性能

传感器	含磷毒剂 传感器	芥子气 传感器	光气 传感器	氢氰酸 传感器
所用电极	网状 Ag/Ag_2S 电极	网状铂电极	网状 Ag/Ag_2S 电极	网状 Ag/Ag_2S 电极
所用电解质	碱性溶液	强酸性 溶液或凝胶	碱性 溶液或凝胶	弱碱性 溶液或凝胶
工作原理	离子电极 型传感器	电解池式 传感器	离子电极 型传感器	离子电极 型传感器
灵敏度/(mg/m³)	0.5～1.0 (GB, GD)	10～20	0.5～1.0	0.2～0.5
响应时间/s	30～60	20	30	10～30
转化试剂	醛肟试剂	无	甲酰胺	无

5.4　发展趋势

在《21 世纪的分析化学》中作者对电化学分析技术的进展已进行了详细的综述。据该

书介绍，化学修饰电极与自组装膜、离子选择电极、超微电极和纳米电极及色谱电化学法和毛细管电泳电化学法都有新的研究和进展。电化学与其他方法联用的分析技术，如光谱电化学法、电化学扫描隧道显微镜法、电化学原子力显微镜法、扫描电化学显微镜法及电化学石英晶体微天平都是近十多年新出现的或迅速发展起来的技术。特别是电化学方法在生命科学中的研究和应用是目前一个很热门的领域，展现了非常诱人的前景。书中对"生命科学与电分析化学""超分子电分析化学"和"细胞生物电化学分析研究进展"都做了详细具体的介绍。在生命现象的许多微观领域中，都存在着伴随电荷运动或电化学现象的过程。因此电化学分析向生命科学研究的微观领域渗透是一个必然的发展趋势。

前已述及，电化学分析与电化学检测是同一学科的两个侧重点有所不同的研究和应用领域。两种技术是相辅相成并可以有条件地相互转化的。今天的电化学分析技术有可能就是明天的电化学检测技术。研究生物和微观领域的检测是电化学检测技术的发展趋势。就传感器而言，微型化、模块化和阵列化以及相应仪器的小型化（集成化）、自动化和智能化（信息化）是目前研究和未来发展的方向。传感器的微型化直接关系着仪器的小型化，这是研制袖珍式或便携式电化学监测仪器的基础。传感器的模块化一方面是为了维修与更换的方便快捷，另一方面也是为了实现不同传感器的互换性，达到一机多用的目的。传感器的阵列化是达成仪器智能化的前提。仪器智能化既需要传感器阵列和运算放大电路硬件方面的基础，同时也需要相应的模式识别程序软件。据此就可以实现对不同检测对象的智能化识别——这就是人们常说的电子鼻。仪器的信息化首先是指仪器具备通信联络功能。实际的信息化检测是需要由多个与监控中心相联系的检/监测仪器构成的侦检网络来实现的。

电化学分析和检测技术目前仍是一个快速发展的学科，其研究越来越向微观领域深入，应用越来越向更广阔的环境、安全和生命健康科学领域发展。

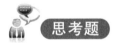
思考题

1. 怎么理解电化学分析与电化学检测的概念差异？
2. 请简述电化学气体传感器中几个主要部件的作用。
3. 请叙述原电池式电化学气体传感器与电解池式传感器的不同之处。我们通常使用的电池就是一种原电池，它与原电池式气体传感器有什么异同？

◆ **参考文献** ◆

[1] Bard A J, Faulkner L R. 电化学方法原理及应用 [M]. 邵元华，朱果逸，董献堆，等译. 北京：化学工业出版社，2005.

[2] 田昭武. 电化学研究方法 [M]. 北京：科学出版社，1984.

[3] 李启隆. 仪器分析 [M]. 北京：北京师范大学出版社，1990.

[4] 汪尔康. 21世纪的分析化学 [M]. 北京：科学出版社，2001.

[5] 黄启斌. 现代化学侦察技术 [M]. 北京：国防工业出版社，2007.

第6章
火焰光度检测技术

本章提要：火焰光度法是最古老最简单的元素分析方法，而且至今仍在被广泛使用。待测元素会在燃烧的过程中发射出不同波长的特征光谱。通过在火焰和光检测器之间安装选择性单色器，光检测器测量出待测元素的特征谱线的光强度，即可得到待测元素的浓度。

利用火焰光度技术检测化合物具有悠久的历史，早在19世纪初人们就发现了利用不同的金属离子在火焰上燃烧时发出不同颜色的光来检测金属离子的方法。1859年R.W.本生提出了火焰光度法，1935年制成第一台火焰光谱光电直读光度计。1966年Brody和Chaney D首次提出将火焰光度检测器（flame photometric detector，FPD）作为气相色谱检测器使用，从此该类检测器随着色谱技术的发展迅速发展，从最初的单火焰检测器（single flame photometric detector，SFPD），到双火焰光度检测器（dual flame photometric detector，DFPD），再到近年出现的脉冲火焰光度检测器（pulsed-flame photometricdetetor，PFPD）。检测器检测的对象也从开始的钠、钾等碱土金属，逐步过渡到硫、磷、氮、砷等元素。传统FPD是一种高灵敏度和高选择性的检测器，其主要特征是对硫产生非线性响应。它是六个最常用的气相色谱检测器之一，主要用于含硫、磷化合物，特别是硫化物的痕量检测，近年也用于有机金属化合物或其他杂原子化合物的痕量检测。

火焰光度检测技术对有机毒物包括化学战剂的检测具有十分重要的意义。目前该法除广泛应用于实验室对有机毒物的高灵敏精确检测外，在便携式或半便携式的毒物现场检测器报警中也发挥了重大的作用。

6.1 基本原理及技术特点

6.1.1 基本原理

本质上火焰光度检测技术是利用氢火焰将原子或者原子团从低能级的基态 M 激发到高能级的激发态 M* 后，通过光电倍增管或者光谱仪记录原子或者原子团从激发态 M* 回到基态 M 过程中释放出不同波长光的强度的过程。用氢火焰作激发源的优点是设备简单，稳定性好，在测定谱线强度时可以读取瞬时强度，分析速度快。但火焰温度低，只能激发有低激发能谱线的元素，因此能够分析的元素有限，而且容易产生化学干扰和背景干扰（带状光谱）。

$$M^* \Longrightarrow M + h\nu \tag{6-1}$$

对于传统的 FPD 而言，其对金属离子、硫、磷元素的响应机理比较明确，但是对于氯、氮、砷元素的响应机理还不完全明确。

（1）硫、磷的响应机理

由于氢火焰的能量较低，并不能直接激发硫、磷等元素本身原子光谱，而是硫、磷元素需先分别形成 S_2、HPO 原子团簇。例如，当硫化物进入氢过量的扩散氧-空气焰中，硫化物分解还原，即硫化物转化为 H_2S，H_2S 通过快速平衡在火焰上部外层形成激发态 S_2^*。有研究者认为，$S_2 \longrightarrow S_2^*$ 跃迁的能量来自原子氢的复合，即

$$H + H + S_2 \Longrightarrow S_2^* + H_2 \tag{6-2}$$

另一观点认为此过程是两或三原子复合的结果

$$S(^3p) + S(^3p) \Longrightarrow S_2^* \tag{6-3}$$

$$S(^3p) + S(^3p) + Y \Longrightarrow S_2^* + Y \tag{6-4}$$

式中，Y 为第三原子（或分子）。S_2^* 的寿命约为 10^{-7}s，它回到基态发出蓝至紫外区的光谱

$$S_2^* \Longrightarrow S_2 + h\nu \tag{6-5}$$

磷的响应机理较硫简单，也是在富氢焰中首先分解，然后通过以下反应形成激发态 HPO^* 基团（式中 Y 为第三原子），HPO^* 回到基态发出绿色特征光。

$$P_2 + O \Longrightarrow P + PO \tag{6-6}$$

$$P + OH \Longrightarrow PO + H \tag{6-7}$$

$$H + PO + Y \Longrightarrow HPO^* + Y \tag{6-8}$$

$$H + PO \Longrightarrow HPO^* \tag{6-9}$$

根据实验推测，氮（HNO）和砷的响应机理与硫和磷的响应机理类似。

（2）氯的响应机理

最初在测定含氯污染物的火焰光度传感技术的研究中用单火焰光度技术直接检测含氯污染物时灵敏度很低，没有实际应用价值；双火焰光度技术使检测灵敏度有一定程度的提高，但离实际要求仍然有较大差距。对火焰光度技术的进一步研究，发现采用间接测量的技术，即设置敏化体的方法，可解决灵敏度较低的问题，为采用火焰光度技术监测含氯污染物找到了一个新的途径。其中基于 Beilstein 效应，在有铜或其他金属及其金属氧化物存在的条件中，含氯化合物在氢火焰下会分解出离子态的氯，并生成激发态的金属氯复合物，激发态回到基态的过程中能产生金属氯复合物的特征光谱，其强度与含氯化合物的含量有关，通过对金属氯复合物特定波长处的特征光谱信号的测量，实现对含氯化合物的测定。需要指出的是，对于不同金属氯复合物形成的机理还需要进一步的实验验证。

6.1.2 技术特点

基于火焰光度技术的化学毒物检测器是一种广谱毒物检测器。其优点主要有以下几点：

① 环境背景低。通常大气中有机磷或有机硫化合物（CWAs 除外）的平均浓度非常低。FPD 受到的干扰很小，因此能够对环境中的磷或硫原子进行灵敏检测。基于火焰光度技术的化学毒物检测器对 CWAs 中的硫和磷化合物的检测具有很高的特异性和敏感性，无需使用 GC 柱富集分离即可实现 ppb 到 ppm 级别的实时检测。

② 可实时监测。由于检测过程中，被测空气连续通过检测器并持续流动。火焰光度检

测器提供了一种可以实时检测 CWAs 的方法。

③ 检测器无记忆效应。当样品被吸入检测器，有毒样品在氢火焰中燃烧时被分解，因此不会产生有毒废物。检测的同时，由于样品被火焰破坏，探测器不会受到记忆效应的影响，即使检测到高浓度的样品，对所有可检测元素的灵敏度也能在几秒钟后恢复。

④ 氢火焰是一种低噪声火焰，因此当它与空气燃烧时，它在紫外光谱中产生很少的发射线，不会对硫或磷的检测造成干扰。可以实现对硫、磷等多种元素的同时检测。

⑤ 对混合物、未经提炼的物质、前体、衍生物等也可进行检测。气体样品直接从周围空气中抽取，手持式 FPD 不需要任何样品制备过程，即可实现目标气体的概略含量分析。

⑥ FPD 需要很少的维护和准备时间。FPD 的一个主要缺点是，只有检测含有磷或硫的化合物时灵敏度较高，因此检测不含这些元素的 CWAs 和相关化合物时灵敏度较低。

由于氢火焰光谱是基于元素原子或原子团的发射光谱，通过直接取样获得的结果不能进行精确的物质鉴定；检测结果只表明样品由含有特定元素的物质组成，这些物质可能是也可能不是目标有毒化学品。

通过使用气相色谱柱，可以提高检测器的选择性，这将增加样品分析时间和检测器的体积，但能够减少假阳性警报。

6.2　通用型 FPD 结构原理

图 6-1 为 FPD 结构示意图。FPD 检测器分系统由火焰发光和光/电信号转换系统组成。

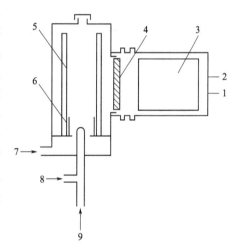

其中火焰发光部分主要由气路、燃烧器、对应的点火装置等部分组成。其中各气体流路和喷嘴等构成燃烧器，通用型喷嘴由内孔和环形的外孔组成。气相色谱柱流出物和空气混合后进入中心孔，过量氢气从四周环形孔流出，这就形成了一个较大的扩散富氢火焰。烃类和硫、磷化合物在火焰中分解，并产生复杂的化学反应，发出特征光。硫、磷在火焰上部扩散富氢焰中发光，烃类主要在火焰底部的富氧焰中发光，故在火焰底部加一个不透明的遮光罩挡住烃类光，可提高 FPD 的选择性。为了减小发光室的体积，可在喷嘴上方安一个玻璃或石英管，以降低检测器的响应时间。

图 6-1　FPD 结构示意图

1—高压电输入；2—信号输出；3—光电倍增管；4—滤光片；5—石英玻璃管；6—遮光罩；7—空气入口；8—氢气入口；9—载气入口

光/电信号转换系统主要由透镜、光栅、光电倍增管或 CCD 阵列装置构成。其作用是当载气（样气）和氢气在燃烧池中燃烧时，产生富氢火焰，如果有毒物存在就会产生特征光谱，光信号经透镜汇聚，通过滤光片或光栅分光后照射在光电倍增管或 CCD 阵列检测器上，得到相应的电信号，再经过电路系统处理。为了避免发光中产生的大量水蒸气、燃烧产物和高温对光电系统的影响，用石英窗和散热片将发光室和光电系统隔开。经典的 FPD 采用滤光片选择硫、磷特征光，通过光电倍增管将光信号变成电信号。近年来，也有采用光栅分光后，通过 CCD 将光信号全部转换为光谱全谱的例子。全谱检测可以通过模式识别的方式实现对多种元素同时检测，虽然提高了选择性，但是灵敏度会有一定程度的损失。

通用型FPD的结构和响应特征如前所述。但它有易灭火，易猝灭且响应值与分子结构有关，化合物的分子结构不同在FPD上的响应值有很大差别等问题。

6.2.1 双火焰型

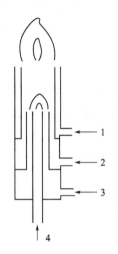

为了解决通用型FPD的问题。Patterson等首次提出了双火焰型检测器（DFPD），双火焰喷嘴示意图如图6-2所示。DFPD有上下两个串联的富氢火焰，载气4和空气3混合后，再与第一个火焰喷嘴上过量的氢结合，形成下火焰。剩余的氢在空气1助燃下，形成上火焰。点火时，先点燃上火焰，然后温和地自动点燃下火焰。下火焰的作用是将柱流出的各组分，分解成比较简单的燃烧产物。实验表明：测S、P化合物时，在上、下火焰之间已有S_2和HPO发光。这表明组分在下火焰中已基本完全分解。上火焰的作用是通过再次燃烧自下火焰来的燃烧产物，使S_2和HPO再进一步发光。下火焰与传统FPD一样，其发光条件受溶剂等干扰较大，而上火焰的发光条件较稳定，其光通过石英窗送至光电倍增管接收，即为信号。当出溶剂峰时，下火焰可能瞬间熄灭，但上火焰因内有燃料，外有空气，仍是燃烧状态。溶剂过后，下火焰会自动点燃。DFPD进样量可增大至$60\mu L$，而不灭火。另外，因为上火焰的发光条件较稳定，故其不仅避免了猝灭作用，还使磷的响应值仅与磷原子流速成正比，硫的

图6-2 双火焰喷嘴示意图
1—上火焰空气入口；2—氢气入口；
3—下火焰空气入口；4—载气入口

响应值仅与硫原子流速的平方成正比，而与化合物的分子结构无关。DFPD的缺点是灵敏度稍低于传统FPD。

6.2.2 脉冲火焰型

为了进一步提高FPD的灵敏度和选择性，近年来Amirav等发明了脉冲火焰光度检测器（PFPD），见图6-3。它的特点是利用了脉冲火焰，即断续燃烧的火焰。上部为点火室，下部燃烧室内将$2\sim3mm$内径的普通石英管作燃烧管3，它耐高温且透光性好，热丝点火器2通直流电，使其一直处于灼热状态，但无火焰。当载气在中心管与富氢空气预混后，进入石英燃烧管3内，与从外层旁路通入的空气一起进入点火室1，即被点燃，接着自动引燃石英燃烧管3中的混合气，使被测组分在富氢空气中燃烧、发光。燃烧后由于瞬间缺氧，火焰即熄灭。连续的气流继续进入燃烧室，排掉燃烧产物，重复上述过程进行第二次点火。如此反复进行，一秒钟断续燃烧$3\sim5$次，即脉冲火焰频率为$3\sim5Hz$。用蓝宝石窗口4将燃烧室与光学检测系统分开，光信号通过滤光片5后，被光电倍增管6接收，产生信号。

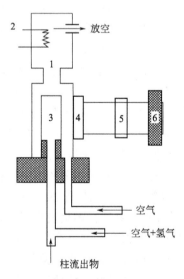

图6-3 PFPD示意图
1—点火室；2—点火器；3—燃烧管；
4—窗口；5—滤光片（S、P或N）；
6—光电倍增管

脉冲火焰使PFPD产生了许多优异性能：（1）不灭火，有自净作用，故稳定性好；（2）进样量可大于$100\mu L$，不分流进样，且氯代溶剂的腐蚀小；（3）气体用量小，可做成体积小质量轻的便携式仪器；（4）灵敏度比通常FPD高100倍，它可用时域将发射光分开，进一步提高选择性，可大幅度减小猝灭，它的响应值与化合物的分子结构无关，且可对硫、磷以外的多元素进行选择性检测。

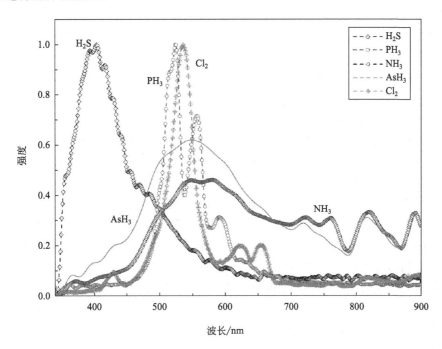

图 6-4　H_2S、PH_3、NH_3、AsH_3、Cl_2 在富氢火焰中的发射光谱（归一化数据）

图 6-4 为 H_2S、PH_3、NH_3、AsH_3、Cl_2 在富氢火焰中燃烧时相对光谐响应曲线。其中当硫化物进入火焰，形成激发态的 S_2^* 分子，此分子回到基态发射出波长为 $320\sim480nm$ 的光，其最大发射波长为 $394nm$。当磷化物进入火焰，形成激发态的 HPO^* 分子，它回到基态发射出波长为 $480\sim580nm$ 的光，最大波长为 $526nm$。烃类进入火焰，产生 CH、C_2 等基团的发射光，波长为 $390\sim520nm$。光电倍增管（PMT）对上述光谱范围的光均可接收。为了仅接收硫的特征光，用 $394nm$ 的硫滤光片，它可使 $394nm$ 附近的光透过，而烃类光被滤去。滤光片通带窄，有利于提高选择性。通常通带约 $10nm$。同样，对磷可用 $526nm$ 滤光片，使磷的最大发射光透过，而滤去其他本底发射，从而达到选择性检测的目的。光电倍增管不仅可使光照射到光电阴极上产生电子，而且有多个（如 11 个）倍增电极，使光电子倍增 $10^5\sim10^8$ 倍。从而使微

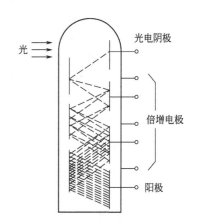

图 6-5　光电倍增管工作原理示意图

弱的光信号变成较大的电流信号。图 6-5 为光电倍增管工作原理示意图。它用负高压电源供电。光电阴极电位最低，各倍增电极电位依次升高，相邻电极间电位差为 $50\sim100V$。阳极电位最高，为零电位，接微电流放大器至记录器记录。

6.3 国内外发展现状

FPD 在石油和石油化学工业、食品工业、环境保护、军用毒剂等领域得到广泛应用。它主要用于痕量硫、磷化合物的检测，近年用于其他杂原子有机物和有机金属化合物检测的报道逐渐增多。

火焰光度法化学毒剂检测器基于用氢气燃烧周围环境中的空气反应过程。这种火焰能够分解空气中存在的任何化学毒剂或有毒工业品，含磷和含硫的化合物可以分别产生次磷酸（HPO）和元素硫。在升高的火焰温度下，磷和硫发出特定波长的光。使用一组光学滤光器有选择地传输磷和硫发出的光至光电倍增管，这会产生一个与空气中含磷和含硫化合物的浓度相关的模拟信号。由于传统的化学毒剂含有磷和硫，所以用火焰光度法很容易检测到这些毒剂。火焰光度法很灵敏，可以直接采集周围环境的空气作为样品。然而，来自含有磷和硫的干扰物质也能引发误报警。通过算法可以使误报的次数降到最小。此外，将火焰光度法检测器和气相色谱仪一起使用将会进一步减小误报的可能性。

在利用便携式或半便携式火焰光度检测器快速检测化学毒物的应用中，各国发展并不平衡。20 世纪 80 年代，法国 Proengin 公司就完成了手持直接进样式火焰光度检测器 TIMs Detector（工业有毒材料检测器）的研制，主要用于硫、磷含量较高的工业毒物的检测；后来经改进，灵敏度达到检测军用毒剂水平，命名为 UC-AP2C 型，供军方使用。该仪器主要用于高灵敏检测气态含硫、磷的化学毒剂，加上 S4PE 采样器后，也可用于检测物体表面的液体含硫、磷污染物。1991 年海湾战争中，经多国部队使用，得到一致好评。近年，他们又推出了更新换代产品 AP4C 毒剂检测仪，将毒剂检测的种类扩大到含硫、磷、氮、砷类化合物，性能也进一步提高。美军在此领域的研究主要集中在半便携式色谱上，其代表性仪器主要有：Agilent 公司生产的"化学毒剂检测与鉴定系统"、CMS 公司生产的 FM3001 型 MINICAMS（微型连续空气监测系统）。这些仪器都带有采样浓缩和热解吸装置，可以高灵敏检测硫、磷毒剂，但在直接进样方面，未见报道。

我国 1986 年研制了毒剂测定仪，它也是利用火焰光度检测器，通过双通道技术实现对含磷、硫的毒剂进行检测，机型为台式。主要用于对动态的硫、磷毒氛发生浓度的实时监测。然后研制出了改进型毒剂监测仪，体积有所减小，稳定性也得到了提高，但基本原理未变，仍只能对含硫、磷毒氛进行检测。

法国装备的两款火焰光度原理检测器性能如表 6-1 所示。

表 6-1 法国火焰光度原理检测器性能

仪器型号	AP2C	AP4C
尺寸/mm×mm×mm	385×100×138	385×100×138
检测元素种类	硫、磷	硫、磷、氮、砷
检测器	光电倍增管	CCD
最低检测限（以磷计）/(mg/m³)	0.01	0.02
检测方式	直接进样	直接进样
质量/kg	2.5	2
检测时间/s	<10	<10

分析国内外装备的火焰光度检测器，我们可以发现，虽然 AP2C 火焰光度检测器在1991 年海湾战争中得到多国部队的一致好评，但真正可对有毒有害化学物质广谱检测的仪器仅有法国的 AP4C 毒剂检测仪。遗憾的是，该装备仍不能对含氯化合物进行检测，使在复杂环境下完成对《化学武器公约》附表中所有毒剂及绝大多数工业毒物（包括混合毒物）灵敏、快速检测留有难以弥补的空白。国内的火焰光度检测器在检测种类、应用原理、使用形式等多方面，与国外产品还存在差距。

6.4　发展趋势

传统的火焰光度检测器采用滤光片和光电倍增管组合将原子的特征光光谱信号转换为电信号。此种设计在灵敏度上有较大优势，但是每次只能检测一种特定元素的特征波长信号。为实现对硫、磷的同时检测设计了双光路检测器，解决了检测硫、磷必须更换滤光片的问题。随后出现的脉冲火焰光度检测器的灵敏度和检测范围有了数量级的提高，但由于仍然采用滤光片和光电倍增管的设计且只能输出单一元素的单一波长信号，极大限制了火焰光度分析方法的应用。在某些特殊场合需要实时对多种元素快速分析，以满足应对公共安全、化学事故救援、环境危害处理等状况的需求，因此实现多元素的快速检测是火焰光度检测技术的发展趋势之一。

火焰光度分析方法基于元素火焰特征光谱的检测原理，是实现多元素快速光谱检测的可选技术之一。有毒有害物质，包括已知的和将来可能出现的毒物，绝大多数都含有磷、硫、氮、砷、氯五种元素中的一种或几种，如果能够对这五类元素进行实时灵敏检测，将最大限度地实现对有毒有害物质的广谱检测和报警。全谱火焰光度检测器将单点单波长测量拓展为全光谱的扫描，得到的信息更丰富，结果更准确，为实现含磷、硫、氮、砷、氯有毒有害气体的广谱实时监测提供了一个可选的技术途径。另外，近年来生物气溶胶的检测越来越引起重视，法国 Proengin 公司的 AP4C-VB 是基于火焰光度检测器的化学和生物气溶胶报警仪。其生物气溶胶检测的原理是对每一个粒子进行化学成分分析。细菌和毒素的化学成分包含钠、钾、钙等。其余的化学成分或者单一的化学成分可以用来区分生物菌和工业废气。化学成分的比例可以用来区分细菌的种类，并去除正常大气环境的干扰。给定时间内，相同特性（例如化学成分）粒子的数量达到一定数值，并且化学成分的比例符合生物粒子的特征时生物检测仪就会发出警报并可以启动与之联动的生物气溶胶采样器进行采样，以便进行后续的分析。

未来，火焰光度技术与火焰离子化技术也有进一步融合的趋势。火焰光度技术有可能成为一种融合离子化检测技术实现化生一体化检测的新的技术路径。

思考题

1. 简述火焰光度技术的优缺点。
2. 如何实现火焰光度技术和火焰离子化技术的融合？
3. 火焰光度技术检测生物气溶胶的技术难点是什么？

◆ 参考文献 ◆

［1］ Brody S S, Chaney J E. Flame photometric detector the application of a specific detector for phosphorus and for sulfur compounds-sensitive to subnanogram quantities［J］. Journal of Chromatographic Science, 1966, 4（2）: 42-46.

［2］ Wang H Y, Wang Y D. Determination of lewisite in ambient air and water by solid phase microextraction-pulsed flame photometric detector［J］. Chinese Journal of Analytical Chemistry, 2005, 33（10）: 1479-1482.

［3］ Liu L Y, Jiang G B. Determination of butyltin compounds in sediments by headspace solid phase microextraction and capillary gas chromatography with flame photometric detector using quartz surface-induced luminescence［J］. Chinese Journal of Analytical Chemistry, 2001, 29（2）: 158-160.

［4］ Sugiyama T, Suzuki Y, Takeuchi T. Intensity characteristics of S_2 emission for sulfur compounds with flame photometric detector［J］. Journal of Chromatographic Science, 1973, 11（12）: 639-641.

［5］ 丁志军, 王普红, 李志军. 全谱火焰光度法检测硫、磷、氮、砷、氯元素［J］. 光谱学与光谱分析, 2015, 35（7）: 2025-2028.

第7章
离子迁移谱检测技术

本章提要： 离子迁移谱检测技术是利用电离源将被吸入仪器内部的化学物质离子化，然后测量离子化粒子通过漂移管到达检测器的时间。每一类型的离子都有其特有的漂移时间，而且能被半定量测定。虽然离子迁移谱检测技术可以直接测定被吸入系统的空气中的化学物质，但这种方法仍受湿度、温度和空气中物质的构成等因素的影响。离子迁移谱理论上讲具备高灵敏度，如果与不同类型的传感器结合使用，可以实现在干扰环境下对化学战剂的准确识别。

离子迁移谱（ion mobility spectrometry，IMS）是基于气相中不同的气相离子在电场中迁移速度的差异来对化学离子物质进行表征的一项检测技术，涉及原理、方法和仪器装置等多个方面的内容。IMS 检测技术起源于早期人们对大气压条件下气体中离子的生成和行为的研究，这个阶段分为早期研究时期（1850~1938 年）、基础研究时期（1948~1970 年）和现代应用研究时期（1970 年至今）。在整个研究时期，研究工作并不是一直持续和顺利的。其间，少数实验室进行了一些短期的研究，但同时伴有长期的沉寂和人们对大气离子研究兴趣的衰退。在早期研究中，有三个方面的成果值得关注，因为它们对其后的离子迁移率的测量和 IMS 检测技术的发展起到了至关重要的作用。一是离子迁移率的实际测量实验和理论研究，Langevin 发表的两篇论文对此做出了很大的贡献，他认识到离子迁移率的碰撞属性和有效碰撞对分子-离子间吸引力所起的作用，并对分子-离子的结合以及分子-离子之间的相互作用对离子迁移率的影响进行了早期的描述；二是通过离子栅门向漂移管中注入离子脉冲，1929 年 Cravath 和 Van de Graaff 均介绍过平行线离子栅门，Bradbury 进一步发展了这一方法，该发明后来在 1970 年首次商业化的 IMS 仪器上得到了应用；三是更加深刻地认识到电场和压力对气体中离子迁移率的影响。

在基础研究时期，Lovelock 于 1948 年的研究报告奠定了现代 IMS 检测技术的基础，他的报告介绍了一种简单的离子化检测器，该检测器可以对大气中极低浓度的工业有机气体污染物产生信号响应。从 20 世纪 50 年代后期到 60 年代后期，美国 Brown 大学的 Mason 和佐治亚技术研究所的 McDaniel 等都进行了关于离子迁移率的基础研究，设计了弱电场条件下用迁移率表征离子的漂移管。后来，两种商品化的仪器很快出现：一种是 Alpha 型仪器，在其法拉第盘检测器后还连有一个质谱仪；另外一种是 Beta 型仪器，该仪器没有连接质谱仪。

IMS 技术商业化的开始，标志着基础研究时期的结束和将 IMS 技术作为一种检测技术进行广泛发掘时代的到来。IMS 技术是一种非选择性的检测技术，由于它能够在漂移管中对离子进行分离，所以具有很强的鉴别能力。大多数 IMS 仪器的设计都是在大气压条件下进行的，因此不需要额外的载气、真空泵或专用的电源。离子迁移谱检测技术最早应用在军事领域中对化学毒剂的侦检，目前已装备各国防化部队。此外，该技术已广泛应用于公共安全领域中爆炸物和毒品的检测。近年来，对 IMS 技术在医疗、生物、环境和工业方面一些全新的、令人激动的应用也在进行探索和研究。

鉴于篇幅所限，本章只对常见的离子迁移谱检测技术的原理和应用情况作简要介绍，然后对 IMS 技术及其在化学毒剂和有毒有害气体检测中的应用进行重点介绍和讨论，最后对 IMS 技术发展趋势作简单的叙述和探讨。

7.1 基本原理

本节将对两种经典的离子迁移谱检测技术原理分别做简单介绍，使读者对这些原理有一个基本概念和概要性的了解。

离子迁移谱仪由漂移管（核心部件）和其他辅助测量部件组成。离子的生成和分离表征都是在漂移管中进行的，其他的辅助部件包括进样系统、电离源、加热装置、气路装置和控制电路。控制电路包括高压控制、离子栅门控制和微弱信号调理模块，常见的 IMS 检测仪器组成如图 7-1 所示。

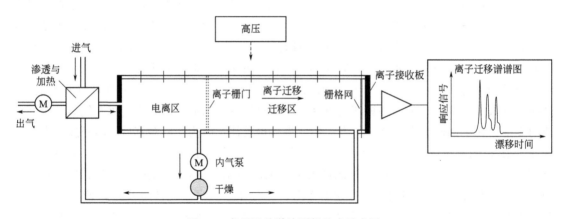

图 7-1　离子迁移谱检测仪组成示意图

在离子迁移谱检测仪中测得的样品组分的离子迁移谱与其离子反应密切相关。样品组分的离子化是进行 IMS 测量最基本的步骤。IMS 中的离子化是通过气相的离子-分子反应进行的，通常是在常压下的空气中进行的。在漂移管中，电离源会发射出高能量的初生电子，该电子与载气分子发生强烈碰撞使其电离生成反应离子，正反应离子一般为 $H^+(H_2O)_n$，负反应离子一般为 $O_2^-(H_2O)_n$。离子迁移谱正产物离子的生成反应如式(7-1) 所示

$$M+H^+(H_2O)_n \longleftrightarrow MH^+(H_2O)_n^* \longleftrightarrow MH^+(H_2O)_{n-x}+xH_2O \qquad (7-1)$$

该反应是正离子模式下产物离子形成的主要途径，反应过程中样品分子 M 通过与水合质子 $H^+(H_2O)_n$ 结合形成一个质子化的单体 $MH^+(H_2O)_n$。当样品浓度进一步提高时，质子化单体还会与样品分子进一步络合形成质子键和二聚体 $M_2H^+(H_2O)_n$，生成反应如式

(7-2) 所示

$$MH^+(H_2O)_n + M \longleftrightarrow M_2H^+(H_2O)_{n-x} + xH_2O \qquad (7-2)$$

虽然三聚体和四聚体也有可能产生，但它们的寿命很短，在室温或更高温度下的离子迁移谱中很难观察到。在电离区，清洁空气中形成的主要负反应离子是 $O_2^-(H_2O)_n$，负产物离子的生成反应如式(7-3) 所示

$$M + O_2^-(H_2O)_n \longleftrightarrow MO_2^-(H_2O)_n^* \longleftrightarrow MO_2^-(H_2O)_{n-x} + xH_2O \qquad (7-3)$$

本节将从以下四部分概要性地介绍离子迁移谱检测原理和组成部分：

① 气体、液体和固体样品的进样系统；

② 在环境压力条件下产生离子的方法和所用的电离源；

③ 离子漂移管的设计；

④ 离子信号的检测、处理和分析。

7.1.1　进样系统

进样系统负责将样品引入漂移管，引入方法须满足样品在环境压力条件下生产气相离子的要求。另外，仪器对样品的测量在分析上必须是可靠的，即要求进样口与样本之间的界面状况不能导致分析样本的化学信息扭曲或改变。根据样品的存在状态，本小节分别介绍气体、液体和固体进样系统。

（1）气体样品

如果事先没有用纯净气体对杂质的沾染情况做过试验测试，一般情况下很少使样本直接进入漂移管进行测量。在直接进样的情况下，样品进入反应区时应尽可能少地使其与气路材料或固体表面接触，以减少气体杂质在气路表面的吸附或表面吸附的杂质进入气体样品中，图 7-2 展示了 Rheodyne 7725 型气体进样系统的实物和原理图。在通常的 IMS 仪器中，进样系统是样品气体与电离源和反应区之间的结合部。使用分离膜的进样系统，可以将仪器内的纯净空气与环境空气分离开来。分离膜一般都是人工合成的高分子聚合物膜，样品气体通过这种膜时，其中的有机物比水分子优先通过。膜的渗透率与样品的分子量和膜的温度有关，因此，膜的温度需要进行控制，加热元件可以紧贴膜放置。

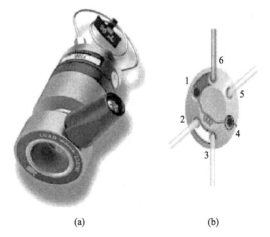

（a）　　　　　　　（b）

图 7-2　Rheodyne 7725 型六端口
阀气体进样系统
（a）实物；（b）原理图

（2）液体样品

对于液体样品，只要其中溶解的分析物能够转化成气相离子就可以进行直接进样分析。换言之，就是要求整个液体样品必须能够挥发，且其中的分析物能够在这种富溶剂的气体氛围中电离。从理论上讲这很简单，但实践中并不理想。在常压下，液体的密度比气体高三个数量级，所以1mL 液体挥发后将产生 1L 的气体。这样，对于分析物含量较低的样品，反应区中会很快出现过量的溶剂。另外，将液体样品直接注入漂移管在技术上也是很危险的，

因为这可能会在漂移管组件之间蓄积冷凝下来的液体，这在高电压时会导致电弧或火花现象。因此，液体样品的进样必须满足一些限制条件：首先，液体样品的体积和流速必须小于漂移气流；其次，液体样品生成的气体中气溶胶的含量必须少到可以忽略不计，或生成的气溶胶的粒度必须小于一定的尺寸；最后，还需要对漂移管进行加热。

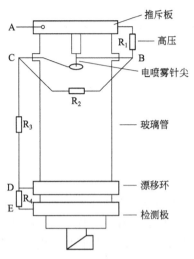

图 7-3　漂移管中电喷雾电离示意图

20世纪90年代，电喷雾电离（electro-spray ionization，ESI）用于液体中可溶性蛋白质和水样的测定，使质谱技术发生了革命性的变化。同样，液体样品通过电喷雾电离也可用离子迁移谱检测仪进行分析。采用电喷雾电离技术时，通过置于高电位处的针筒或毛细管将一个大约 $50\mu L/min$ 的细小液流喷射到针尖处的惰性气体或空气流中，见图7-3。在采用电喷雾电离技术时，电喷雾电离源中形成的小液滴在进入漂移管时会遇到热气体，热气体可以促使小液滴去掉溶剂变成气相离子，然后生成的气相离子可在漂移区进行迁移率表征。

（3）固体样品

尽管 IMS 仪器是对气相离子进行测量的，但对分析物能够气化并能以中性分子形式进入反应区的固体样品并不存在限制。该原则对低蒸气压化合物的测定是广泛适用的，特别是对毒品和爆炸物。对可疑对象可以通过空气抽吸的方式将一些物质微粒抽滤在过滤器上，然后将过滤器放入 IMS 进样系统内加热装置中。在该装置中，样品被快速加热到 $150\sim250℃$ 使目标化合物气化，并被载气带入漂移管进行分析。

固体样品也可以用激光进行加热和气化。另外，样品中的化合物还可以被同样的激光电离。同时，用激光束解吸出来的蒸气分子也可用漂移管中使用的传统电离源进行电离。在使用激光加热气化的方法中，固体样品可以直接放入漂移管中用激光进行电离，也可以放入一个分离的样品室中用激光进行解吸或蒸发，气化出来的蒸气被载气带入反应区。激光中的光子既可对样品中的分子进行解析，也可对它们进行电离，如聚环芳烃、爆炸物和其他一些化合物的分子都可被激光解吸和电离。脉冲激光一方面提供了可参考的时间基点，另一方面也提供了离子流。多个研究小组用不同的漂移管进行了这项研究工作，所用的两种结构设计形式如图7-4所示。

对于热敏的生物大分子而言激光是非

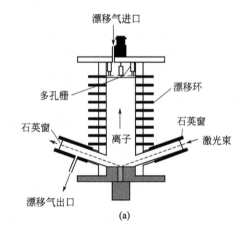

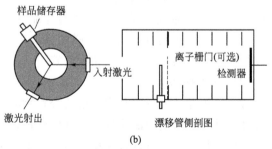

图 7-4　固体样品或吸附层的激光解吸/电离用于离子迁移谱仪器的两种结构形式

（a）漂移管中没有离子栅门；（b）漂移管中有离子栅门

常有效的电离源。通过一种称为"基体辅助激光解吸/电离"（matrix-assisted laser desorption/ionization，MALDI）技术可以使这样的生物分子转化成气相产物离子。先将固体样品与一种溶剂即基体进行混合，通常用的溶剂为半挥发性的羧基芳香化合物，然后把混有溶剂的样品放在玻璃或金属载体上插入漂移管。用激光使样品气化，样品中的分析物和基体一起形成蒸气流。在这种蒸气流中，酸性基体分子与分析物分子之间发生质子转移反应，可对生成的产物离子进行迁移率测定。

7.1.2 电离源

在离子迁移谱测量中，要先生成气相离子然后才能进行产物离子的分离和检测。事实上，在样品进入漂移管的同时电离过程就开始进行了，IMS 分析中的离子化过程通常都是在常压条件下的空气中进行的。因此，生成离子的反应或方法也要在有一定水分和氧气存在的情况下进行。现有的电离源有放射源、光致放电管、激光电离、电喷雾电离、实时直接分析（direct-analysis in real time，DART）、MALDI、火焰电离、电晕放电和表面电离源。近些年，非放射性电离源和适用于液体和固体样品的电离源越来越受到关注，随着对半挥发性和非挥发性化合物，特别是生物和环境检测应用领域的拓展，这一趋势更加显著。目前，在商业和研究用仪器中使用的电离源及它们的一些特点如表 7-1 所示。

表 7-1　离子迁移谱中使用的电离源技术特点

电离源	适用样品(化合物)	维护要求	成本	备注
放射源	普遍适用	低	中/低	存在放射性污染
电晕放电	普遍适用	高	中	需要维护
光电离	有选择性	中	中	电离效率低
表面电离	含氮、磷、硫和砷化合物	高	中	使用复杂
电喷雾电离	液体样品	中	中	清洁时间长
DART	固体样品	中	中	—
MALDI	固体样品	高	高	生物分析
火焰电离	有选择性	中	低	破坏分子结构

7.1.3 漂移管

漂移管是 IMS 检测仪中最关键的部件，设计上的缺陷或材料选用的不当均会造成灵敏度低、分辨率差和严重的记忆效应。漂移管由电离源、反应区、漂移区和检测器组成。电离源和反应区是离子生成的地方，漂移区是按迁移率差异对离子进行分离的区域，检测器是一个接收离子和产生电流信号的金属电极盘。

7.1.3.1 漂移时间漂移管

漂移时间离子迁移谱是将离子群引入一个电压梯度场 E 中（V/cm），离子群在环境气压下通过电场中的气体时获得一个恒定的速度，称之为迁移速度 V_d（cm/s）。离子的迁移率常数 K [$cm^2/(V \cdot s)$] 为

$$K = V_d / E \qquad (7\text{-}4)$$

上式中迁移率常数 K 通常换算为温度和压力分别为 273K 和 760mmHg（1mmHg＝133Pa）条件下的约化迁移率 K_0。

$$K_0 = K(273/T)(p/760) \qquad (7\text{-}5)$$

式中，T 为迁移管绝对温度；p 为迁移管内部气压。

（1）漂移管的结构与设计

对分析所用漂移管的描述，最早出现在 1970 年 Cohen 与 Karasek 所发表的文章中，如图 7-5 所示。该漂移管是将一系列金属环在一定压力下固定在一起，环与环之间保留一定的缝隙并用直径 1mm 的蓝宝石填充，以使金属环之间相互绝缘。这些金属环被施加了不同的电压，以便在漂移管的中心轴方向保持 200～300V/cm 的电场。一个抛光的 ^{63}Ni β 放射源插在第一个金属环内，漂移管中有两个 Bradbury-Nielson 型离子栅门。在离子栅门上两组相距很近、平行排列的共平面的细金属丝之间施加一个电位差，由于两组金属丝之间是绝缘的，这样在两组金属丝的相邻金属丝之间产生一个大约 600V/cm 的强电场。这个强电场与横跨整个漂移管的离子迁移电场的方向是垂直的，当离子栅门上的两组金属丝处于同一电位水平时，离子可以通过。典型的情况是每 20ms 打开离子栅门 0.2ms，这样电离源中产生的离子仅有 1％能进入漂移区。一个圆平的收集板（或称法拉第盘）用来收集离子，检测离子中和时产生的电流信号。在法拉第盘的前面放置有一个加了偏压的多孔栅，用于降低离子群接近时在检测器上产生的诱导电流，避免离子峰形的扭曲。

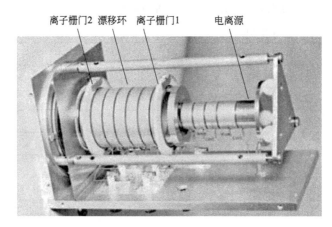

图 7-5　早期离子迁移谱仪中的漂移管

（2）载气和漂移气

漂移管中的载气是用来将样品分子从进样系统带入反应区并为电离反应提供一个环境气氛的。引入漂移气的目的是使漂移区保持一个洁净环境。1982 年，Bainm 和 Hill 在结构设计上将载气和漂移气简化为单一的同向气流，该气流从检测器一端进入，依次通过漂移区和反应区后从出气口排出，这样的漂移管称为"单向气流漂移管"，如图 7-6 所示。样品气体生成的离子在电场作用下逆着气流通过漂移管，而未电离的中性样品分子迅速经过反应区被排出，Eiceman 等进一步简化了漂移管的设计，使得"单向气流漂移管"变得更具有实用性。

对于实验室仪器或简单的间歇式使用的便携式仪器，载气和漂移气都可用压缩气瓶提供。然而，一般的便携式（特别是手持式）仪器是不能使用气瓶的，而需要仪器上装有分子

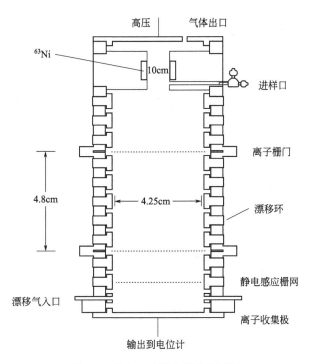

图 7-6　单向气流漂移管的剖面图

筛或吸附剂的净化器对环境空气进行净化来提供载气和漂移气。净化器是循环气路系统的一个组成部分，系统内装有气泵用来向漂移管提供载气和漂移气，同时也将环境空气吸进仪器的进样口，仪器内的气路系统与外界环境是处于压力平衡状态的。

（3）检测器件和检测方法

在漂移时间漂移管中，使用的最简单、最普通的检测器是称为法拉第盘的金属圆板。它与一个反向输入运算放大器的虚地端相连接，当离子碰撞在检测器上时，通过电子的得失被中和并产生电流信号。在 $10^{-11} \sim 10^{-10}$ A 之间的电流信号经放大器放大后可转化为 $1 \sim 10$ V的电压输出。多数漂移管在设计上的一个重要特征是使用了一个多孔（屏蔽）栅的金属网组件。该组件安放在检测器前面 $0.5 \sim 2$ mm 处，并在其上施加一个电压，使它与检测器之间的电场强度在环境压力下的空气中为 $300 \sim 600$ V/cm。使用多孔（屏蔽）栅的目的是防止离子群通过漂移区接近检测器时检测器产生诱导电流。多孔（屏蔽）栅与检测器（见图 7-7）之间的电压对离子峰的形状和强度都会产生影响，因此，改变漂移区的电场强度时也都要对多孔（屏蔽）栅与检测器之间的电场进行调节和优化。

多孔（屏蔽）栅和收集板（法拉第盘）的尺寸是相互关联的，也与漂移区金属环的直径相关，它们的大小对检测仪器的灵敏度和分辨率都有影响。简而言之，收集板和多孔（屏蔽）栅与金属环的直径一样时可以得到最大的检测灵敏度，因为这样可以使通过漂移区的所有离子都能撞击在收集板上。但另一方面，如果沿不同路径通过漂移区的所有离子都能撞击在收集板上，也会使迁移谱上的信号峰变宽导致分辨率变低，这是由于离子的漂移时间分布得太开。如果使收集板或多孔（屏蔽）栅的直径小于金属环可以使分辨率得以改善。这样就只允许沿漂移区中心附近漂移的离子撞击收集板，使收集到的离子的漂移时间变得比较集中，但也将因此减小离子的信号电流和测定灵敏度。

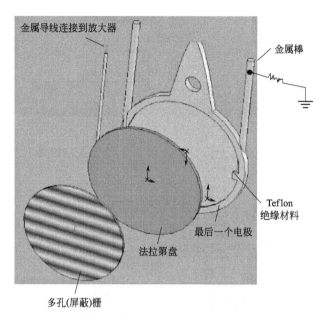

图 7-7　多孔（屏蔽）栅和法拉第盘

7.1.3.2　非对称场漂移管

（1）高电场强度的迁移率理论

关于多数 IMS 分析技术的应用都有这样一个认识或条件：离子的迁移率常数与施加的电场强度是无关的。然而，Townsend 和其他研究者早在 20 世纪初期就认识到，K 与离子在碰撞间隙从电场中获得的能量是有关系的。当 K 值很小时，离子从电场中获得的能量可以考虑忽略不计，这是因为离子与漂移气分子的碰撞将消耗掉离子从电场中获得的任何能量（即在给定的气体压力下，K 值不受电场强度的影响）。当 K 值增大时，迁移率常数将变得与电场强度有关，如下式所示

$$K = f\left(\frac{E}{N}\right) = K(0)\left[1 + \alpha_2\left(\frac{E}{N}\right)^2 + \alpha_4\left(\frac{E}{N}\right)^4 + \cdots + \alpha_{2n}\left(\frac{E}{N}\right)^{2n}\right] \tag{7-6}$$

式中，$K(0)$ 为电场强度为 0 时的迁移率常数；α_{2n} 为电场强度偶次幂的特征系数；E/N 为对气体压力归一化的电场强度。在式(7-6) 中，使用 E/N 的偶次幂级数是基于对称性的考虑（即离子速度的绝对值与电场方向是无关的）。

不同离子有着不同的 α_{2n} 特征值，因此就有了不同的 $K\text{-}E/N$ 特征曲线。式(7-6) 可以简化为用一个 α 的函数来描述离子迁移率与电场强度的关系

$$K\left(\frac{E}{N}\right) = K(0)\left[1 + \alpha\left(\frac{E}{N}\right)\right] \tag{7-7}$$

式中，$\alpha(E/N) = \alpha_2(E/N)^2 + \alpha_4(E/N)^4 + \cdots + \alpha_{2n}(E/N)^{2n}$，为离子的迁移率与电场强度的非线性关系。

由于用传统的飞行时间漂移管发生强场存在技术方面的困难，所以只有少量的研究是在常压条件下测量的，例如，要在常压下使 E/N 值达到 80Td，就需要 21360V/cm 的高电场。对于 5cm 长的漂移管，就需要 106.8kV 的电源。在 IMS 技术中，还有另外一种方法，

就是采用非对称场离子迁移谱仪（field asymmetric ion mobility spectrometry，FAIMS）或微分离子迁移谱仪（differential mobility spectrometry，DMS）来研究迁移率对电场强度的依赖关系。

非对称场 IMS 方法是一种相对新的离子分离技术，它基于迁移率常数对强电场的非线性依赖关系。这种方法是在 1982 年提出来的，并于 1993 年得到了实验证明。常压下，离子迁移率常数 K 对电场的依赖关系已通过胺、氯化物、正负氨基酸离子、有机磷酸酯、酮类化合物进行过研究。酮类化合物离子迁移率对电场的依赖关系如图 7-8 所示。图中、曲线是式(7-6) 中的函数随 E/N 在 0～80Td 范围内的变化情况。质子化单体的 K 显示了对 E/N 的依赖关系 ［图 7-8(a)]，即在 E/N 值较低时离子的迁移率常数较小，在 E/N 值高时，离子的迁移率常数值大。在这些实验中，核心离子并未改变，离子迁移率随电场强度的变化趋势与预期的温度的影响是相反的。更确切地说，这种依赖关系必然与离子的大小是相关的，离子大小又是由核心离子与漂移气中性小分子形成的络离子决定的，碰撞横截面也是由质子化分子被中性分子（如水）溶剂化的程度所决定的。在高场强时，由于络离子的有效温度增加，键合力弱的分子会被除去，而在低场强时，由于有效温度降低，离子的溶剂化程度就会增加。

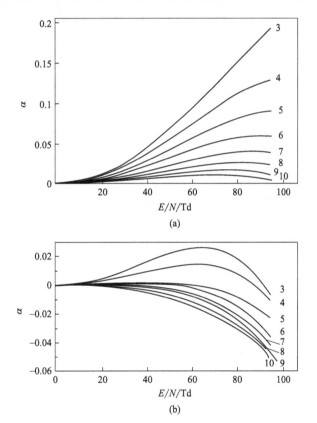

图 7-8 用 DMS 仪测量一系列不同分子量的酮类化合物得到的
α 值随电场强度（E/N）的变化情况

(a) 质子化单体表明 α 随场强的增加而增加，且作用越大酮的分子量越低；(b) 质子结合
二聚体的 α 值通常随场的增加而减少，但低分子量酮最初表现为增加

在每个电场循环周期中都会发生相同的溶剂化和去溶剂化过程。在实验每个周期的低场强部分，像 $MH^+(H_2O)_n$ 这样的络离子易于聚合，因而有最大的聚合分子数 n 值；然而，

在经受高达 20000V/cm 或更高的场强时，加热效应加剧，随着温度的升高，离子结合的水分子就会解离掉。这样，就很容易理解式(7-6) 中，α 值的主要部分来自于核心离子的聚合和解聚，如图 7-9 所示。在每个周期（波形）的高场强部分，由于离子的解聚其碰撞横截面会减小；在低场强部分，由于离子的络合其迁移率就会降低。在漂移管中，络离子的形成和解聚过程动态持续地贯穿于离子迁移的整个过程。因此，其总效应是离子络合和解聚两种形式混合存在的加权平均。这样，函数是渐变的，且没有明显的阶梯或不连续的台阶式变化情况。离子迁移率常数随 E/N 的渐变情况已通过大量的有机化合物进行过研究。

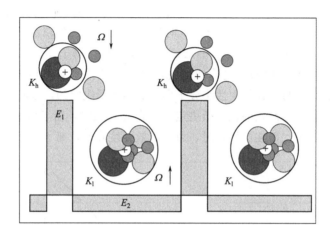

图 7-9　α 随电场增加而增大的简单模型

（2）非对称场离子迁移谱仪设计

改变电场强度（E），离子的迁移速度（V_d）也相应变化，而 V_d 与 E 的比值是一个常数（K）。然而，当 E 增大到超过线性电场漂移管通常使用的值时（在常压条件下或中性气体的密度为 N 时），离子的迁移率常数就会与电场强度相关。利用这一概念，人们通过非对称场离子迁移谱（FAIMS）技术对离子进行了表征。

在以迁移率与场强相关为基础设计的漂移管中，离子从电离源被气流带着进入一个由两个平行板或圆筒组成的区域。图 7-10(a) 是两个相距 0.5mm 的平行板设计。两板之间的电场波形是典型的频率为 1MHz 的不对称矩形，其中强场为 $E_{max} \geqslant 20000$V/cm、弱场 E_{min} 约为 1000V/cm。该电场的方向与气流方向是垂直的，它使气流中的离子在两个极板之间沿横跨气流的方向振荡。在两极板之间的电场为强场时，离子以式(7-8) 的速度向上极板（或电极频）移动

$$V_{\perp} = K(E)E(t) \tag{7-8}$$

式中，$V_{\perp}$ 为垂直气流方向的离子迁移速度；$K(E)$ 为与电场强度有关的迁移率常数；$E(t)$ 为随时间变化的电场强度。

在电场强度为反向弱场时，离子的迁移方向发生逆转，同样以式(7-8) 的速度向下极板移动。然而，弱场时的 $K(E)$ 与强场时的 $K(E)$ 值是不同的。在每个周期内，离子都会朝上极板方向有一个净距离的移动（Δh）。许多同种离子的 Δh 平均值是由周期的时间长度和 $K(E)$ 对电场强度的相关程度决定的。这样当离子沿（气流的）X 轴方向运动时，在（电场）Y 轴方向的总位移为 $n\Delta h$，这里 n 是离子通过两极板之间的区域时所经历的电场波形变化的周期数。离子在 Y 轴方向的位移可以理解为由迁移率常数之差造成的净位移，如

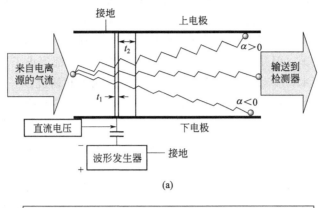

(a)

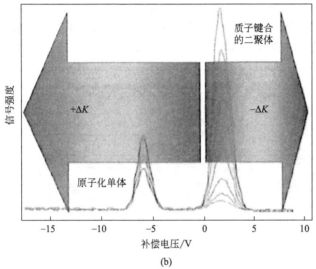

(b)

图 7-10　Sionex 制作的微分迁移谱仪

（a）工作原理图——只有某种给定迁移率常数的离子能够通过平行板之间的空间；

（b）信号电流与补偿电压的函数关系

$$\Delta K = K(E)_{强场} - K(E)_{弱场} \tag{7-9}$$

只有总的横向位移小于其与要移向的极板之间的初始距离的离子才能到达检测器，而其他所有的离子都会与漂移管壁（即极板）碰撞而被中和掉。对于某种给定 ΔK 值的离子，可以通过在其要远离的极板上施加一个小的直流电压（称为补偿电压）来将其拉离要移向的极板，以避免其与要接近的极板发生碰撞，从而成功地通过分析器的离子到达位于气流下方的检测器（法拉第盘）并产生一个电流信号，如图 7-10（b）所示。离子在谱图中的出峰位置取决于其所需要的补偿电压的极性和大小，这是离子的特征，反映了离子的迁移率常数与电场强度的关系。对补偿电压进行连续扫描就可得到离子的微分迁移谱，也就是说可以得到分析器中所有离子的测量结果。与传统的离子迁移谱仪不同，在微分迁移谱仪中没有离子栅门，其中的离子是持续不断地进入分析器的。尽管 IMS 与 FAIMS 对离子进行表征的具体原理不能进行直接比较，但从这一点来讲，FAIMS 分析器的工作方式与四极杆质谱仪是相似的，而传统漂移管的工作方式与飞行时间质谱（TOF-MS）是相似的。

离子迁移率常数与电场强度相关的迁移谱仪的一种圆筒形的结构设计如图 7-11 所示。

在早期的圆筒形结构设计中，样品分子被电离后随气流一起从两个同心管构成的内外电极之间流过非对称电场。在后来的设计中，生成的离子被从样品气流中分离开进入纯净的空气气流中。在 20 世纪 90 年代中期，这种圆筒形结构设计首次通过（美国匹兹堡市，PA）矿业安全仪器公司引入美国，但几年后关于其的研究和市场化项目都停止了。然而，加拿大的一个小组接受了这项技术，并对圆筒形结构设计继续进行探索和研究。一个早期的研究发现，这种圆筒形结构设计具有使离子聚焦的效应。内外管壁曲率的差异造成了两管之间的横截面上电场强度并不是均匀一致的，由此导致了两个管内外面之间的间隙产生了对离子的聚焦作用。随着施加在两个管上的分离电压的增大，这种聚焦效应可以增强离子的峰强度即离子的通过率。对这种设计所做的另一项改进是，在外部电离源中产生离子之后，再将离子从样品基体或载气中引入漂移管。这样，从电喷雾电离源中产生的离子可以引入分析器。圆筒形结构设计的限制是其成本较高，且在制造时需要注意确保在整个漂移管内外管之间间隙的均匀一致性，装入便携式仪器时仍要注意保持其几何形状不变。FAIMS 和其他所有基于迁移率常数与电场强度相关原理设计的分析器的优点是在漂移管中不再需要离子栅门。

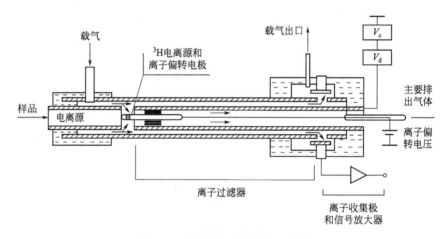

图 7-11　圆筒形场离子谱仪示意图

Miller 等开发了一种用微电子微机械加工技术制作 FAIMS 仪器的创新性方法。在该方法中，利用微加工技术将金属电极接合到玻璃或陶瓷板上，将两个用绝缘条隔开的镜像板压在一起就形成了漂移管。两极之间的间隙就是气密垫的厚度，气密垫之间留出了气体离子的通道。图 7-12（b）是陶瓷平板上接合的金属部分的照片。两个隔离开的电极的尺寸均是 5mm×13mm，每个板上还有一个 5mm×5mm 的检测器，检测器与其前面的金属电极间隔 5mm。在其中一个板上的检测器上施加一个＋5V 的浮动电压，对另一个板上的检测器施加一个−5V 的电压，这样正负离子可以分别地被一个分析器同时检测。有数种电离源曾用于该器件，包括一种光放电管和 Ni 放射源。与大的圆筒形结构设计中的情况一样，在平板形微分迁移谱仪中将离子从电离源引入漂移区时离子的利用率也是 100%；与其他设计不同的是，这里采用了微电子加工技术来制造漂移管。目前，Sionex 公司（Watham，MA）正在进行 microDMx™ 传感器系统的商业化制造，在其技术中使用了微分迁移谱（DMS）的概念。在过去几年里，原来的研究小组和其他小组用微加工技术制作的分析器对微分迁移谱进行的研究和应用不断增多。在一种商业化的气相色谱仪中就使用了 microDMx™ 传感器系统。

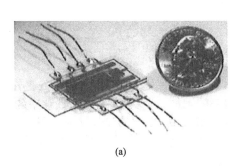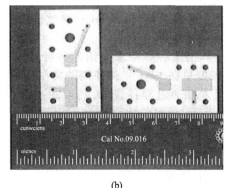

(a)   (b)

图 7-12 微加工制作的平板型差分迁移谱
（a）Sionex 公司研制的器件照片；（b）陶瓷平板上接合的金属部分的照片，
漂移区（5mm×13mm）和检测器（5mm×5mm）

这种小型分析器的优点是它对离子和蒸气的滞留时间都很短，与毛细管色谱联用简单而有效。平板型 DMS 分析器与火焰离子化检测器相比，它所产生的色谱峰的增量变化很小，甚至可以忽略不计，但提高检测器的温度可以弥补这些不足。另外，小型的平行板分析器也很容易与质谱仪连接使用。

7.1.4 信号处理

在使用离子栅门的线性电场 IMS 漂移管中，所得到的离子迁移谱就是作为漂移时间函数的离子电流信号强度的曲线图。离子迁移谱信号一般认为由三部分构成：纯谱 s，基线 b，噪声 n。并且它们是简单的加性模型，即 $x = s + b + n$。离子迁移谱检测仪由于受外部电磁干扰以及仪器内部工作状况等因素的影响，获得的谱图信号常常伴随噪声及基线漂移现象。

一般而言，离子迁移谱信号中的噪声可以假设服从零均值的正态分布，即高斯白噪声。在噪声较大时，首先要对离子迁移谱信号进行去噪处理。目前常用的去噪方法有：多次叠加平均法、Savitzky-Golay 卷积平滑法、傅里叶变换法和小波变换法等。多次叠加平均法实现简单但耗时较长，不利于实时在线检测。当噪声频率不高时，Savitzky-Golay 卷积平滑法能够较好地去除噪声，而对于频率较高的噪声，其去噪效果较差且信号光滑性不好。傅里叶变换法根据信号的频谱可以很方便地去除高频噪声，把通带以外的频谱不加区分地过滤掉，但这种"一刀切"的做法使得在原信号中能量比重很小的有用信号成分也可能被去除。小波变换法（见图 7-13）通过伸缩平移运算对信号进行多尺度细化，能够提供一个随频率改变的"时间-频率"窗口，从而可以聚焦到信号的任意细节，因而是一种比傅里叶变换更有效的去噪方法。

基线一般被看作是缓变的背景，经过谱图的下方但是不能越过离子峰。通过对基线赋予不同的先验知识，能够建立不同的基线校正模型。目前主要有以下几类基线校正方法：导数法、曲线拟合法、滤波器法和非对称最小二乘法等。

在导数法中，一阶导数可以去除常数基线，二阶导数可以去除线性基线。因为采集到的离子迁移谱信号是离散的，可以用一阶差分和二阶差分来代替一阶导数和二阶导数对谱图信号进行求导。但是，导数运算在去除基线的同时也放大了高频的噪声成分，因此需选用合适

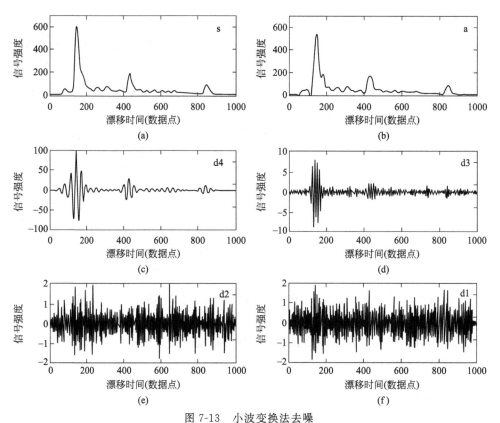

图 7-13　小波变换法去噪

（a）原始离子迁移谱谱图信号；（b）小波变换后谱图信号；（c）第 4 层分解结果；

（d）第 3 层分解结果；（e）第 2 层分解结果；（f）第 1 层分解结果

的带通滤波器对求导后的信号进行滤波处理。曲线拟合法就是在采集到的离子迁移谱信号中，通过选择合适的光滑曲线来估计基线。曲线拟合的关键在于如何选择代表基线特征的插值节点。基于滤波器的基线校正方法，主要借助于傅里叶变换和小波变换将离子迁移谱信号从时域变换到频域。根据经验：低频部分为基线，高频部分为噪声，真实离子迁移谱信号在一个带通区域内。非对称最小二乘法是 Eilers 于 2004 年提出的，近些年成为一种重要的基线校正方法。该方法基于 Whittaker 平滑对基线进行约束，通过最小化损失函数得到基线。

　　在实验室或野外环境下，经常存在一些干扰气体，从而导致获取的离子迁移谱谱图存在重叠峰，目标物特征峰很容易与干扰物离子峰重叠，因此需要进行重叠峰解析。目前用于离子迁移谱信号重叠峰解析的方法主要有傅里叶反卷积、小波变换、曲线拟合（见图 7-14）、盲目反卷积方法和稀疏表示方法等。

　　在 IMS 的实际应用中，离子峰所对应的漂移时间可以转化成离子迁移率常数，它是离子的特征常数。此外，温湿度、压力对迁移率常数会有一定的影响，需要计算约化迁移率。根据实验结果求出的约化迁移率常数可以直接与标准化合物的约化迁移率常数数据表进行比对，实现化合物的定性分析。

　　在离子迁移谱正离子模式下分析物浓度响应中，质子化单体强度随着分析物浓度增加而上升，与此同时反应离子峰强度在下降；随着分析物浓度的进一步增加，质子化二聚体峰出现，质子化单体和反应离子峰强度降低。这是一种典型的具有反应离子-质子化单体-质子化二聚体的平衡体系（见图 7-15）。然而，离子迁移谱检测仪中放射性电离源通常具有窄的动

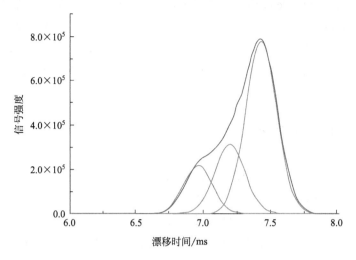

图 7-14　采用曲线拟合方法实现重叠峰解析

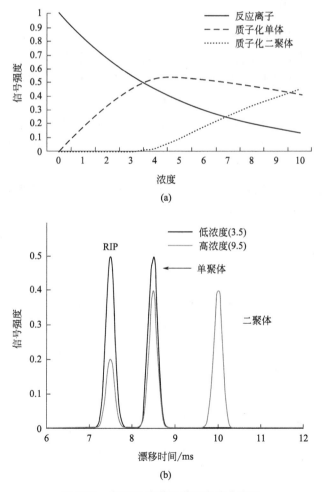

(a)

(b)

图 7-15　离子迁移谱浓度响应综合表征

（a）分析物浓度增加时的响应；（b）两个特定浓度值下的响应

态响应范围，并且在分析物浓度增加的情况下，常常生成二聚体或更高的多聚体，这些原因导致离子迁移谱浓度响应是非线性的。建立定量校正模型常用单一变量模型，常用单体和二聚体峰的峰面积或峰高来建立校正模型。近年来，多元校正成了分析化学计量学研究的一个热点，出现了不少的多元校正方法，如主成分回归、偏最小二乘回归、神经网络和支持向量机回归等。

7.2 离子迁移谱技术的应用

离子迁移谱技术具有分析灵敏度高、响应时间短、检测范围广等突出优点，是目前最为广泛使用的痕量化学物质探测技术之一。离子迁移谱技术最先应用于军事领域中化学毒剂的检测，随后在公共安全领域中用来检测毒品和爆炸物。近年来，随着电离源和进样技术的发展，对肽、蛋白质和碳水化合物的分子和样品也进行了探索和研究。本节将分别介绍 IMS 技术在军事、安全、反恐和生物医学等方面的应用情况。

7.2.1 化学毒剂的检测

20 世纪 60 年代，美国军方研制了一些基于空气中分子-离子反应的气体检测器（如 M-431 离子检测池），于 20 世纪 70 年代投入部队使用。随后，美英两国军方联合研发了便携式 IMS 分析仪器——化学毒剂监测仪（CAM），并在整个 20 世纪 80 年代进行了大量的试验和部署，在 CAM 基础上研制的改进型检测器包括：CAM-2、ICAM、APD2000、RAID-M、IMS-2000、ACADA-GID3、Sabre2000 等。同时，芬兰基于开放回路式离子迁移谱技术研制了 M86 和 M90 探测器，可在极端高低温度、相对湿度，以及超高浓度的环境中持续操作，后经过改进形成了 ChemPro100 及 ChemPro100plus，在多国部队中大量装备部署，并在民用市场应用广泛。20 世纪 80 年代末，苏联基于高场强离子迁移率与电场的非线性关系提出了非对称场离子谱技术；20 世纪 90 年代后期，Smith Detection 公司研发了新的小型军用分析仪——LCD，用电晕放电技术替代了常用的 ^{63}Ni 电离源，并使用了新的微通道技术。LCD 坚固耐用、操作简便，且长期不需要维护，在美英军队得到了大量的部署。基于离子迁移谱原理的毒剂报警器性能比较如表 7-2 所示。

表 7-2 离子迁移谱化学毒剂报警器性能比较

报警器	英国 ICAM	德国 RAID-M	芬兰 ChemPro100	美国 LCD3
检测毒剂种类	GA,GB,GD,GF,VX,HD,HN,L,AC,工业有毒化合物	GA,GB,GD,GF,VX,HD,HN,L,AC,工业有毒化合物	GA,GB,GD,GF,VX,HD,HN,L,AC,工业有毒化合物	GA,GB,GD,GF,VX,HD,HN,L,AC,工业有毒化合物
灵敏度，响应时间	GB:0.1mg/m³,30s HD:2.0mg/m³,20s VX:0.04mg/m³,30s	GB:0.05mg/m³,30s HD:0.3mg/m³,6s VX:0.3mg/m³,20s AC:1.2mg/m³,6s	GA:0.1mg/m³,10s VX:0.1mg/m³,30s HD:2mg/m³,10s AC:50mg/m³,10s	GA:0.1mg/m³,30s VX:0.1mg/m³,30s HD:2mg/m³,120s AC:22mg/m³,60s
体积/mm³	160×135×360	400×115×165	48×101×57	179×105×46
质量/g	1900	2900	800	650

7.2.2 爆炸物的检测

IMS 检测仪检测爆炸物的发展经历了几个不同的技术阶段。初期是在发现 IMS 对爆炸物具有检测能力之后，政府与公司签订的合同促进了大量研制工作的开展，这些工作的重点是对乙二醇二硝酸酯（EGDN）、硝化甘油和三硝基甲苯（TNT）等挥发性化合物的检测。这些检测对象都是最具挥发性的爆炸物或硝化有机物系列的化合物。后来人们逐渐认识到诸如黑索金炸药（RDX）、季戊炸药（PETN）、环四亚甲基四硝胺（HMX）和它们的混合物炸药对商业飞行安全的威胁。到 20 世纪 80 年代末期，已研发出了加热进样系统对这些化合物进行采样的技术。

用手持式 IMS 仪器检测爆炸物时，将仪器紧靠被检物体、衣物和其他携带的物品而并不真正触及这些物体。这些仪器可以在安全巡逻时用来对可疑对象进行检查以确定公共场所是"安全区"。这种方法对散装的挥发性炸药或可疑物品外面痕量的爆炸成分的检测效果是有限的，但却可以起到吓阻恐怖分子的作用。另外，该仪器可以被容易地快速布置到现场从而提高安全防范措施。适合这一用途的商业仪器有 GE-Inter Logix 公司的微量蒸气检测仪、Simths Detection 公司的 Sabre 5000 和同方威视公司的 TR1000QC。

台式仪器通常安装在机场登机口这样的固定地点，并依靠人员操作或使用吸气技术在过滤器上收集空气中的尘粒，然后放入仪器进气系统内的加热部件上进行解析和分析，如 Simths Detection 公司的 IONSCAN 和同方威视公司的 TR2000DC 台式爆炸物检测仪。这种采样方法只是与可疑物体或目标物体进行轻微的边缘接触。这些检测仪常与 X 射线联合使用，当 X 射线成像仪器发现可疑物品时工作人员可以对其进行测试。虽然台式仪器比手持式仪器大，但这种爆炸物检测仪仍是便携的，可以很方便地移动安放到新的地方进行其他检测。

爆炸物检测门应该像机场检测金属物体的入口那样，当人员通过该门时对人员的扫描速度要很快并要将因此造成的不便做到最小化。检测门要能够在数秒的时间内从人的全身吸取空气样品，对样品进行预浓缩并用 IMS 对样品进行分析。已研究出两种相反的方法对通过检测门的物体进行采样。第一种方法是在 GE-Inter Logix 检测门上，直接吹向人体的空气流通过门上部的一些孔隙被吸入到预浓缩器中。第二种方法是得到 Smith Detection 公司许可的由 Sandia 国家实验室设计的，该方法是将空气流吸进检测门底部的预浓缩器和 IMS 检测器。

7.2.3 毒品的检测

通常的毒品主要分为三类：麻醉品如海洛因、可卡因，安非他明（苯丙二氮杂草）类及其衍生物和其他毒品。一些常见的毒品都是含氮化合物，主要是氨基化合物，它们具有很强的质子亲和性。这些化合物通过质子传递反应可以产生稳定的正离子。对于毒品的检测，进行大体积采样时使用采样盒或过滤器是最有效的方法。由于大多数毒品的蒸气压很低，因此对其进行检测时必须要在高温条件下在分析仪的进样口对毒品的微粒和蒸气进行捕集。

美国海岸警卫队的人员介绍了野外毒品检测情况，药物管理局的代表也提出了在不利条件下进行采样的困难。物体表面潮湿，有油渍或油漆残留都会使采样变得复杂和困难。为此通过试验对能够产生最好结果的采样刷材料进行了选择，并建立了对可疑物质进行解析的采样方法。采用 Sabre 2000 和 IONSCAN 对海洛因和可卡因毒品进行了检测，并对漏检率和误报率作了比较。从信号响应曲线确定 Sabre 2000 对海洛因的检测限为 20ng，而IONSCAN 的检测限为 2ng。

Keller 等将生物试验方法扩展到对皮肤上毒品的测试，并研发了一种特殊的样品处理方法用于对从可疑人员身上采集的头发样品进行 IMS 测试。该处理方法是先将头发清洗去污，然后溶解在甲醇的碱性溶液中，取一份 0.05mL 的溶液放在滤膜上，在检测指定毒品和甲基苯丙胺之前先让溶剂挥发干。固相微萃取技术被用来对容器内蒸气中的麻醉药成分进行预浓缩，这是一种新的方法，它将固相微萃取样品制备技术与样品的电喷雾电离技术有机地结合在一起。

7.2.4 生物分子的检测

近些年来，用 IMS 技术对蛋白质、肽和氨基酸的分离、检测和鉴定已有很多研究小组进行了探索研究。这些小组都采用共同的样品处理方法：液体样品经电喷雾电离源电离后进入漂移管；固体样品则用基体辅助激光解析电离源进行电离。在许多情况下，都是用质谱仪对离子进行检测和鉴定，而离子迁移谱仪则用来对样品中的各组分进行预先分离并获取离子的迁移率常数。研究内容主要是对这些大分子化合物形成的气相离子的构型进行预测，从分子的模型和由 K_0 值求得的分子碰撞截面推测出离子峰构型。

在常压条件下使用电喷雾电离源时，含有多功能基的大分子生成的气相离子通常都是多电荷离子，在蛋白质和低聚核苷酸这样的单一化合物的离子迁移谱上将会出现各种电荷数不同的离子的信号峰。因此即使是一个很简单的生物分子的混合物，其谱图也会很复杂。在这方面的研究中用到的仪器有不对称场离子谱/质谱联用仪和 IMS 与时间飞行质谱联用仪，对复杂混合物进行多维分离。

尽管离子迁移谱仪通常被认为是气体分析仪，然而过去十多年的情况表明低挥发性的生物大分子也可以通过气相迁移率进行表征。这样的测量绝不是简单地替代质谱，而是以其他测量方法提供有关分子离子的详细信息。

7.3 技术展望

离子迁移谱检测技术未来发展趋势：一是小型化，结合微加工技术，实现传感器和气路系统的小型化；二是更高的分辨率和灵敏度，可通过采用高效稳定的电离源、研究新的离子栅门控制理论与方法、改进离子流信号采集与处理等技术手段实现；三是离子迁移谱与其他小型化学传感器（如金属氧化物传感器、光电离传感器、电化学传感器等）阵列集成，在降低误报率的同时涵盖更多的检测种类；四是离子迁移谱与高效色谱、质谱、差分离子迁移谱等技术联用，解决对多组分混合气体的检测问题。

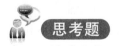 思考题

1. 简述漂移时间离子迁移谱和非对称场离子迁移谱检测原理。

2. 漂移时间离子迁移谱仪主要由哪些部分组成？

3. 离子迁移谱电离源有哪些？各有什么优缺点？

4. 简述离子迁移谱检测技术的发展趋势。

◆ 参考文献 ◆

［1］ Gary A E, Zeev K. 离子迁移谱［M］. 2版. 郭成海, 曹树亚, 译. 北京: 国防工业出版社, 2010.

［2］ Cravath A M. The rate of formation of negative ions by electron attachment［J］. Phys Rev, 1929, 33: 605-613.

［3］ Bradbury N E, Nielsen R A. Absolute values of the electron mobility in hydrogen［J］. Phys Rev, 1936, 49: 388-393.

［4］ Lovelock J E. An ionization anemometer［J］. J Sci Instr, 1949, 26: 367-370.

［5］ Mason E A. Mobility of gaseous ions in weak electric fields［J］. Ann Phys, 1958, 4: 233-270.

［6］ McDaniel E W. Collisional Phenomena in Ionized Gases［M］. New York: John Wiley & Sons, 1964.

［7］ Gary A E, Zeev K, Hill H H. Ion mobility spectrometry［M］. 3 rd ed. New York: CRC Press, 2014.

［8］ Sun Y, Ong K Y. 化学毒剂和有毒气体检测技术［M］. 郭成海, 译. 北京: 国防工业出版社, 2010.

［9］ Jaroslaw P, Jacek N. Ion mobility spectrometry, current status and application for chemical warfare agents detection［J］. TrAC Trends in Analytical Chemistry, 2016, 85: 10-20.

［10］ Maziejuk M, Puton J. Fragmentation of molecular ions in differential mobility spectrometry as a method for identification of chemical warfare agents［J］. Talanta, 2015, 1441: 1201-1206.

［11］ Seto Y, Hashimoto R. Development of ion mobility spectrometry with novel atmospheric electron emission ionization for field detection of gaseous and blister chemical warfare agents［J］. Anal Chem, 2019, 91（8）: 5403-5414.

第8章
声表面波检测技术

本章提要： 声表面波（SAW）化学传感器系统可以在简单的气体采样后进行自动检测而无需环境空气以外的其他载气。单一的 SAW 装置通过石英材料的压电效应在兆赫兹频率范围内进行表面机械振动来实现运转。在 SAW 传感器敏感区域表面涂以能吸收不同气体的选择性功能材料，从而可以通过改变 SAW 频率来检测不同的气体。不同选择性功能材料阵列的 SAW 装置能够检测多种不同的气体，通过模式识别技术解读数据并鉴定未知物质。虽然这种方法存在假阳性率的问题，但 SAW 在调查可疑污染环境方面仍然非常有优势。

8.1 概述

声表面波（surface acoustic wave，SAW）是英国物理学家瑞利（Lord Rayleigh）在 1885 年研究地震波过程中发现的一种能量能够集中于地球表面传播的声波，是沿物体表面传播的弹性波，如图 8-1 所示。随着人们对这种波性质认识的不断深入，特别是 1965 年怀特（R. M. White）等人发明了激励和检测声表面波的叉指换能器（interdigital transducer，IDT），使 SAW 技术取得了重大突破，大大促进了声表面波技术的发展与应用。自 1979 年 Wohltjen 和 Dessy 首次发表将声表面波 SAW 技术用作气体传感器的论文，40 多年以来，

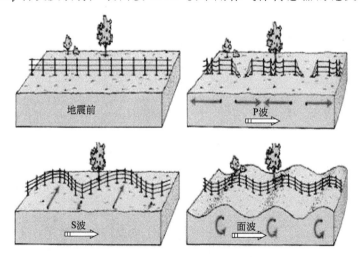

图 8-1　地震过程中产生的声表面波

美、德、法、日、意、俄等国家在此领域已投入了大量的人力、物力进行积极地开发，取得了长足的进步，部分器件已实现实用化，广泛应用于环境监测、临床分析、雷达通信、电子对抗等军用、民用领域。

SAW技术作为新兴传感器的代表，其早期的发展速度是十分惊人的。1966年，美国IEEE超声会议上仅有两篇有关SAW的文章，到1992年则猛增到98篇，占会议论文总数的68%，至今势头不减。20世纪60年代末，各国从事SAW技术的队伍总共不到100人，而今研究SAW技术的单位已遍及各国的大学、研究所和各大公司。如今已研究开发的以SAW为基础的相关系统达100多种，主要的有40多种，能够批量生产的有十几种，不论研究规模还是经济效益都十分可观。40多年来，SAW技术在材料、器件、工艺等方面都取得了大量的科研成果，部分SAW器件及其分系统已应用于许多商业和军事电子系统。可以预计，SAW技术在今后的研究、应用领域中必将有着更大的发展。

我国SAW技术起步相对较晚，1970年5月诞生了我国第一个声表面波和声体波研究室，开始对SAW进行系统研究，并于1977年10月在四川举行了首届声表面波技术交流会。此后我国对声表面波的研究如雨后春笋，各种研究机构相继出现，学术界对SAW的研究也相当活跃，技术交流日益频繁，相关文献报道也越来越多，在基础研究、材料、器件和工艺方面都取得了大量的科技成果，并形成相当的研究、生产规模。目前我国已经拥有几十家声表面波器件的科研、生产机构，如中国科学院声学研究所、电子科技大学、南京大学声学研究所、上海交通大学、重庆压电与声光研究所等。研究所、高校及众多的国有、民营企业，对声表面波的基础研究、理论计算、实际应用等多方面都做了大量的工作，并取得了巨大的成就，理论研究已日趋成熟，贯彻国家军用标准的生产线也相继建立，部分SAW器件及其分系统已经用于商业和军事系统。但同时也应该看到，我国在声表面波技术的研究与应用方面与国外先进水平相比仍有着一定的差距。

8.2　声表面波化学传感器基本原理

8.2.1　化学传感器简介

（1）叉指换能器（IDT）

是一种在压电材料上（如石英、$LiNbO_3$、$Bi_{12}GeO_{20}$、AsGa等）激发和检测SAW的电-声或声-电换能器，它由沉积在压电基片上的一系列平行金属电极构成，是一个电极交错相互联结的两端器件。当IDT两端加上交变电压时，在叉指电极下面的介质内建立交变电场。由于叉指电极是周期排列的，所以只要叉指电极的排列周期与外加电信号的频率所对应的声波长相等，则各电极对激发的弹性波相互加强，因而得到高的声-电转换效率。

（2）SAW振荡器（SAWO）

是SAW传感器的关键器件之一，它是由一个SAW延迟线和一个放大器联结而成的，其工作原理与普通LC振荡器相似，即SAW振荡器中的SAW延迟线的输出经过放大器后正反馈到它的输入端。因此，只要放大器的增益能补偿延迟线的插损，同时又满足一定的相位条件，此振荡器就可以起振。有延迟线型（DL）和谐振器型（R）两种，如图8-2、图8-3。其中延迟线型又有单通道、双通道、多通道等多种结构。

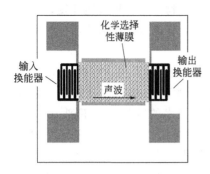 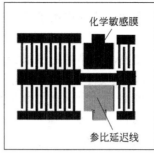

图 8-2　SAW 单通道及双通道延迟线结构

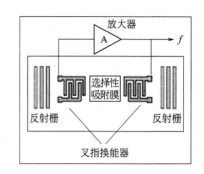

图 8-3　SAW 谐振器结构

（3）SAW 延迟线结构

由压电基片上设置的两个 IDT 组成，其工作原理和声体波延迟线完全相同，即基片上一端 IDT 将输入的电信号转化成声信号，此信号在两个 IDT 之间的基片表面传播，然后由另一端的 IDT 将声信号还原成电信号输出。信号在两个 IDT 之间传播的时间为延迟时间 τ，是由两个延迟线之间的距离 L 和 SAW 的传播速度 V_s 决定的，即 $\tau = L/V_s$。与声体波延迟线相比，SAW 延迟线有以下优点：可以工作于更高的频率，容易获得更大的带宽，因而能够得到更大的时间带宽乘积；SAW 能量集中在固体表面，因此容易在传播途径上提取和存入信息以实现多种信号的处理功能；SAW 的声电换能器——IDT，采用半导体平面工艺制作，因此精度高、可靠性好。

延迟线型是由声表面波延迟线和放大电路组成，输入换能器激发出表面波，传播到输出换能器后，声信号被转换成电信号，经放大后反馈到输入换能器以保持振荡状态。应满足包括放大器在内的环路相位移必须是 2π 的正整数倍的振荡条件，即

$$2\pi f/V_R + \phi = 2\pi n \tag{8-1}$$

式中，f 为振荡频率；V_R 为声表面波传播速度；ϕ 为包括放大器和电缆在内的环路相位移；n 为正整数，通常为 30～1000。

SAW 谐振器型振荡器由一对叉指换能器与反射栅阵系列组成，发射叉指换能器和接收叉指换能器用来完成声-电转换。当发射叉指换能器上加以交变电信号时，相当于在压电衬底材料上加交变电场，这样材料表面就产生与所加电场强度成比例的机械形变，即声表面波。该声表面波在接收叉指换能器上由于压电效应又变成电信号，经放大器放大后，正反馈到输入端，只要放大器的增益能补偿谐振器及其连接导线的损耗，同时又能满足一定的相位条件，这样组成的振荡器就可以起振并能维持振荡。起振后的声表面波振荡器，当基片材料由于外力或温度变化影响而发生变形时，在其上传播的 SAW 速度就会改变，从而振荡器的频率发生变化，频率变化的多少可以作为被测物理量的度量。

SAW 气体传感器利用覆盖在延迟线上或谐振器声表面波传输区内对被测气体敏感的各种膜材料，实现对 SAW 速度的调制。当将覆盖膜层的延迟线或谐振器放于被测气体中时，膜层与被测气体的相互作用（化学/生物/物理吸附），使得膜层的质量和电导率发生变化。气体浓度不同，膜层质量和电导率变化程度就不同，从而对 SAW 传播速度调制程度也不同，振荡器输出的频率变化大小就有所差异，通过检测频率变化就能够反映出气体的浓度。

（4）SAW 带通滤波器

是研究最充分、应用最广泛的 SAW 器件，反映 SAW 技术的理论研究和设计水平。它

是由一块压电基片上的一对 IDT 构成的，一个做输入换能器将电信号转化成声信号；另一个做输出换能器将声信号重新转化成电信号输出。SAW 带通滤波器的频率选择性就是通过在这两次声-电转换过程中实现的，或是说通过 IDT 所固有的频率选择性实现的。SAW 滤波器的工作频率在 5MHz～3GHz，上限受 IDT 制造能力的限制。SAW 滤波器的特点是：可实现任意振幅和相位的响应，原则上可以进行分别控制；尺寸小、质量轻、稳定性好、可靠性高；无需调整、重复性好、易于批量生产等。

（5）卷积器

是一种非线性器件。如果两个输入信号分别加到两端 IDT，则产生两列相向传播的 SAW，通过基片介质的非线性效应，在位于基片中央的参量电极上可得到卷积输出信号。它的频率是输入信号频率的两倍（输入信号频率相同时），而振幅是两个输入信号的卷积。但是输出信号在时间上被压缩一半，同时还延迟了 $1/2V_s$，这是因为两个输入信号激发的声信号是相向传播的，其相对速度为 $2V_s$。典型的卷积器有压电半导体卷积器、气隙耦合卷积器、多条偶合卷积器、声束压缩卷积器、外部二极管卷积器、ZnO/Si 卷积器、SAW 存储相关器/卷积器等种类。

8.2.2　声表面波的产生过程

声表面波产生的基本原理是基于 SAW 的基底材料——压电材料的变化。压电材料在受到外界作用力（如质量、压力等）的作用下，其表面粒子会产生机械变形，可释放出各种声表面波，如瑞利波、拉姆波、乐甫波、电声波、斯乐莱波等，这些弹性波在使用上各有优点，但瑞利波在 SAW 中使用的是最多的，选择适当的晶体材料能够使得声表面波在其表面做定向传播。SAW 谐振器的谐振频率 $f=v/\lambda$［其中，f 是 SAW 的振荡频率；λ 是波长；传播速度 $v=(E/\rho)^{\frac{1}{2}}$，E 是基底材料的弹性系数，ρ 是密度］，SAW 基底材料在受到外界作用力后，SAW 的传播速度 v 和波长 λ 均发生了变化，最终导致谐振频率 f 也发生变化，通过测量频率变化的大小即可知道外界作用力的大小。在压电材料的同一方向两端镀上两个叉指换能器，在 IDT1（输入换能器）上施加一定释放频率（r_f）的交变电压，通过基片的逆压电效应将电信号变为声表面波信号。SAW 在基片表面延迟线（delay line）上定向传播到 IDT2（输出换能器），IDT2 又通过压电效应将 SAW 信号重新转换成电信号，实现声-电转换，在延迟线上的时延就是 SAW 在两换能器间传播的时间。对所使用的 IDT，其指间宽度等于指条距，等于波长的四分之一，而叉指对数 N 与换能器的相对宽度成反比，即：$\Delta f/f_0=1/N$。

SAW 在延迟线上的传播过程，如图 8-4 所示。SAW 的延迟线是至关重要的。在延迟线上不仅产生了声表面波，而且提供了 SAW 与延迟线上膜的反应方式，也就是说，产生的声表面波在传播过程中，如果镀在延迟线上的敏感膜与被测气体发生了作用，膜表面任何质量或机械的改变都会导致 SAW 传播速度、波长、频率产生相应的变化，产生频率位移 Δf，通过测量 Δf 进而做进一步的检测。

8.2.3　理论计算

SAW 传感器的关键部分是 SAW 振荡器，而其敏感元件是振荡器基片。当基片上的敏感薄膜吸收了相应的敏感气体后，其质量密度 ρ，弹性参数 c，电导率 δ，介电常数 ε 均产

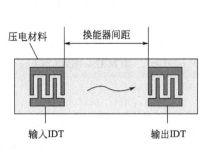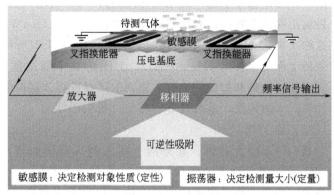

图 8-4　SAW 产生及气体传感器机理

生一定的变化，从而改变了 SAW 的传播相速度 v、振幅 A 和频率 f，由此振荡器的振荡频率也发生了变化 Δf。也就是说，吸收在膜表面的敏感气体改变了膜表面的质量和机械性质，最终产生了可以被容易监测到的频率位移。有文献表明薄膜与待测气体作用后产生的频率位移为：

$$\Delta f = (k_1 + k_2) f_0^2 h \rho' - k_2 f_0^2 h \left[\frac{4\mu'}{v_R^2} \left(\frac{\lambda' + \mu'}{\lambda' + 2\mu'} \right) \right] \tag{8-2}$$

式中，Δf 为表面膜与敏感气体作用前后产生的 SAW 频率差，Hz；k_1、k_2 为材料常数；f_0 为振荡器的工作频率，MHz；h 为膜厚度；ρ' 为膜密度；v_R 为未被干扰时的瑞利波波速；λ' 为 Lame 常数；μ' 为表面膜系数。式(8-2) 中，第二项由膜的机械性质决定，常被忽略。$h\rho'$ 为膜表面单位面积上的质量。从以上公式可以发现：频率位移主要与两个因素有关，即单位膜面积质量和膜本身性质（λ' 和 μ'），通过 Δf 可以求出膜材料的用量及膜的厚度。通常对于有机膜上式可简化为：

$$\Delta f = (k_1 + k_2) f_0^2 h \rho' = (k_1 + k_2) f_0^2 \frac{m}{A} = -1.26 \times 10^6 f_0^2 h \rho \tag{8-3}$$

对于膜-气两相来说：

$$\Delta f_s = (k_1 + k_2) f_0^2 \frac{m_s}{A} \tag{8-4}$$

式中，Δf_s 为 SAW 镀膜与未镀膜间的频率差；m_s 为膜质量，g；A 为膜面积，cm^2。

$$\Delta f_v = (k_1 + k_2) f_0^2 \frac{m_v}{A} \tag{8-5}$$

式中，Δf_v 为膜吸收气体后产生的频率差；m_v 为固定相中的气体质量。

由以上二式得：$\Delta f_v = \Delta f_s \times \frac{m_v}{m_s}$，又 $C_s = \frac{m_v}{V_s}$，V_s 是固定相体积，气体在固-气相间的分配系数 $K = \frac{C_s}{C_v}$，所以 $m_v = K C_v V_s$，整理后得：$\Delta f_v = \Delta f_s K C_v \frac{V_s}{m_s} = \Delta f_s K \frac{C_v}{\rho}$，$C_v$ 为气相中的蒸气浓度。通过测量频率的位移差即可得到气-固间的比例常数 K，由此式还可推出 SAW 传感器分配系数以及与气-液色谱分配系数的关系。

通过理论计算可以得到：$f(\varepsilon) = f_0(1 - 1.4\varepsilon)$，这里 ε 是外界作用力的应变，说明 SAW 传感器在受力后振荡频率随作用力的增加而减小，基本呈线性关系。声表面波器件本身对气体或化学蒸气并不敏感，SAW 气体传感器是通过沉积在声表面波传播路径上和换能器区域的化学界面膜与被测气体间相互作用而产生的截面膜物理性质的变化来调制声表面波的速度，从而将对表面膜某物性参数敏感的 SAW 器件换成对气体浓度敏感的器件，相速度 Δv 的变化（选频元件）如下式：$\dfrac{\Delta f}{f} = \dfrac{-\Delta v}{v_R}$，而质量 m 又是速度的变化函数：$v = v(m, c, t, p, \varepsilon, \delta)$。所以通过对振荡器频率变化的测量实现对所测气体密度的测定，进而达到定量分析；SAW 的定性分析是通过选择延迟线上的敏感膜实现的，膜的选择性越好，对某种物质的鉴定就越准确。

8.2.4　声表面波化学传感器及其技术特点

SAW 化学传感器是 SAW 传感器中最重要的一种，它以 SAW 元件为基底材料，由在其上形成气体敏感膜并配以外部电路而构成。选择性和灵敏度是 SAW 传感器两个重要的性能指标，同时敏感膜与待测物质间的作用必须是可逆的，膜对被分析物既能够吸收，在一定条件下还能够解吸，因此膜本身的物化性质是十分重要的。当敏感膜吸附气体分子并与气体结合时，会引起膜密度和弹性性质等的变化，进而使表面波速度发生变化，结果导致振荡频率的变化，通过检测振荡频率的变化量即可测出被吸附气体的密度。将多个 SAW 传感器集成在同一芯片上构成阵列，则能够提高传感器的可靠性和多功能性。通常使用的 SAW 传感器为双通道延迟线结构，一个延迟线用来制备检测气体的选择性敏感膜，而另一个未镀膜的则用于消除环境温度、压力、湿度等因素的补偿，通过计算可以得到二者间频率的差。

一个完整的 SAW 传感器通常包括石英晶体声表面波装置（ST-Quartz SAW device）、振幅测量系统（amplitude measurement system）、相测量系统（phase measurement system）、频率测量系统（frequency measurement system）、压力监测系统（pressure monitoring system）、温度控制系统（temperature control system）、温度压力检测仪（temperature and pressure test apparatus）、数据采集软件（data acquisition software）等，这些设备及系统共同构成 SAW 传感器并完成检测。

SAW 化学传感器的基片材料可采用 ST-石英、YZ-LiNbO$_3$、ZnO-Si、YX-LiNbO$_3$ 等，器件结构有单通道、双通道、多通道、谐振器、振荡器等，能够检测 SO$_2$（YZ-LiNbO$_3$ 基片，三乙醇胺，酞化菁）、NO$_2$（ST-石英基片，酞化菁；YZ-LiNbO$_3$ 基片，酞化菁；YX-LiNbO$_3$ 基片，铅酞化菁）、H$_2$S（YZ-LiNbO$_3$ 基片，氧化钨，三乙醇胺）、NH$_3$（ST-石英基片，铂）、CO 和 CH$_4$（YZ-LiNbO$_3$ 基片，三乙醇胺）、H$_2$（ST-石英基片，YZ-LiNbO$_3$ 基片，钯）、有机蒸气（ST-石英基片，聚合物；ZnO-Si 基片，聚合物）、水蒸气、丙酮、CO$_2$ 等气体，以及 TIN、可卡因、海洛因、C-4（RDX）、季戊四醇-四硝基酯（PETN）、大麻（THC）等毒品，也能够检测多种化学毒剂气体（高分子聚合物、分子印迹膜）。

SAW 化学传感器技术是通过选择性检测膜实现定性的，以检测到的频率信号大小实现定量，它之所以日益受到各国传感器工作者的重视，是因为与其他传感器技术相比，它具有一些独特的技术特点，主要表现在：

① 体积小，质量轻。SAW 具有极快的传播速度和极短的波长，它们分别是相应的电磁波传播速度和波长的十万分之一，通常在 UHF 和 VHF 频段内，电磁波器件的尺寸与波长的大小是相当的，作为电磁器件声学模拟的 SAW 器件，其尺寸也是和信号的声波波长相比

拟的。因此，在同一频段内，SAW 器件的尺寸比相应的电磁波器件的尺寸小得多，质量也大大减轻。

② 选择性好，灵敏度高，能够对低浓度气体进行检测。由于 SAW 传感器的工作频率通常在 5MHz～3GHz 之间，作为质量型检测器，在痕量被测气体存在情况下，即可产生很高的频率信号，进而大大提高了检测的灵敏度。此外，通过 SAW 传感器中选择性膜材料对被测气体的定性识别，能够将选择性和灵敏度有机地结合在一起，提高检测的准确度和灵敏度。

③ 易于信号处理，实现智能化。SAW 沿固体表面传播，加上传播速度快，使得时变信号在给定瞬间完全呈现在晶体基片表面上，于是当信号在器件的输入和输出端之间行进时，容易对信号取样和转换，使其以简单的方式去完成其他技术难以完成或完成起来过于繁重的各种功能。例如把传感器与信号处理电路制作在同一芯片上，将电信号的变化转化成数字信号或声音信号，实现对毒剂气体的迅速报警，或与计算机接口连接，建立适应实时处理的系统工作站。

④ 易于小型化、集成化，便于携带，适合远距离信号输送。例如多通道延迟线的 SAW 传感器，如果在其各延迟线上分别镀以不同的检测膜材料，并以空白延迟线除去背景因素，就能够同时对多种有害气体进行检测。此外，SAW 技术还能够与电化学、气相色谱、远距离发射装置等技术联用，进而提高检测的准确度和安全性。

⑤ 由于 SAW 器件是在压电单晶材料上用半导体平面工艺制作而成，所以具有很高的一致性和重复性，易于批量生产，降低成本。而且当使用某些单晶或复合材料时，其器件就会具有很高的热稳定性。

尽管 SAW 化学传感器发展时间不长，但其具有高灵敏度、易小型化等特点，正在向着高精度、高可靠性、高度集成化的方向发展。但同时也应该看到，SAW 化学传感器技术目前也存在某些不足，由于它采用单晶材料制作，工艺要求高、条件苛刻，在一定程度上制约了这一技术的发展。

8.3 研究和应用

SAW 传感器技术作为新兴传感器技术的代表，一经提出后，就引起了大家浓厚的兴趣，对此进行了广泛、深入的研究，并将这一技术运用到化学毒剂及多种有毒有害气体的检测中去。用于检测化学毒剂现场分析的 SAW 传感器，要求其体积小、质量轻、成本低、操作简单，尽可能地能够将此类传感器装备到个人，此外，灵敏度高，使用寿命长，响应速度快，这些都是传感器性能评价的重要指标。目前，一些国家，尤其是欧美等国家，对采用 SAW 传感器检测化学毒剂已展开系统的研究工作，在 SAW 传感器元件、敏感膜的研究、检测对象、干扰因素等方面已取得了一定的进展，美国等国家已基本形成了一系列具有实用性，能够装备单兵、舰船、装甲车辆和固定设施的商品化产品，并已能够进行实时监测。

8.3.1 在化学毒剂检测中的应用

8.3.1.1 检测化学毒剂敏感功能材料

（1）聚合物敏感膜材料

聚合物敏感膜材料是 SAW 传感器中最常用的一类敏感膜材料，一般在溶剂中溶解后，经简单溶剂挥发即可在传感器表面沉积成膜。聚合物膜要具有非挥发性，以便长久稳定地保留在传感器上；同时也要具有黏弹性，使气体在聚合物膜内快速分散；此外，聚合物作为敏感膜材料还需要具有快速响应能力、可恢复能力、在传感器表面铺展能力和对待测气体的选择性吸附能力。

对聚合物敏感膜材料的研究主要包括聚合物化学结构的设计合成、敏感膜的选择、聚合物膜的表征以及聚合物敏感膜在传感器阵列检测中的应用等。聚合物敏感膜材料多以聚硅氧烷作为主链，因为这类膜材料的玻璃化转变温度低于室温，在常温下呈黏弹态，对气体具有较好的吸附能力和环境适应能力，通过调整官能团与主链的结构，可以合成出多种不同物理和化学性质的聚合物敏感膜材料。早期人们曾合成出用于毒剂检测的碳硅氧烷膜材料，这种膜材料是在无机聚二甲基硅氧烷链上嵌入有机片段而形成的，通过这种方法，有机片段能够提供所要求的化学性质，如灵敏性和选择性等，同时聚硅氧烷片段也可以用来满足功能膜材料对物理性质的要求，如低玻璃化转变温度。另外，二苯修饰的聚合物（BSP 类）也是通过这种思路设计合成的。在紫外光和 2,2-二乙基羟丙基苯的催化作用下，通过自由基交联反应处理的具有聚硅氧烷官能团的聚合物也具有相似的检测效果，实验也证明了交联后聚合物的稳定性强于未交联的聚合物。利用等离子聚合和等离子嫁接方法得到的聚合物膜材料也能够用于声表面波传感器阵列中，其主要作用表面在于等离子引发的气相前驱体聚合成为可生长的表面膜，很多化合物都可用作此类反应的反应物，如氯化三氟乙烯、六甲基二硅氧烷和氨基酸等，但由于等离子反应本身的不确定性质，反应后的聚合物膜的物理和化学性质难以预测。据报道，以六甲基二硅氧烷为前驱体，等离子反应后形成的膜具有亲水性，这与前驱体和常见的聚二甲基硅氧烷的性质正好相反。因此，用等离子合成特定功能的膜材料有一定的难度，但可以通过大量的实验来解决这个问题。

（2）酯类化合物敏感膜材料

酯类化合物是 SAW 敏感膜材料的另一类可选材料，这类膜材料因其在生物嗅觉中的应用而引起重视。通常，此类化合物不仅具有极性官能团，而且具有疏水性，在一些阵列中，膜材料包含酯类化合物、聚合物和其他无定型吸附相等多种形态结构，如有人曾以 SAW 传感器研究了 8 种脂类化合物敏感膜材料，在对不同气体检测过程中显示了不同检测效果，且具有较好的灵敏性。

（3）自组装敏感膜材料

许多具有自组装成膜功能的材料也是作为声表面波传感器的重要敏感膜材料之一，如常见的巯基烷烃类、端基为羧基长链巯基烷烃和金属离子修饰自组装膜等。自组装膜可以是单分子层或多分子层，对气体的作用方式为二维表面吸附或多层吸附，不同于聚合物对气体的三维立体吸附，自组装膜具有许多特性，如响应与质量负载成反比、气体吸附结果取决于自组装膜吸附时间和金属的表面性质等。通过对自组装膜材料的末端修饰，如分子印迹技术等，实现对不同目标气体的选择性检测。

（4）超分子敏感膜材料

树状化合物是一种带有支链的超分子，通过溶解及键合作用吸附待测气体，超分子可做成自组装单分子膜和多层膜，而作为单分子膜时，此类材料对待测气体具有更强的吸附性。由于树状化合物的表面由各种具有不同吸附性能的官能团组成（如接受与排斥的位点），传感器能够以这两种位点实现对气体的吸附、检测。富勒烯（Fullerene）分子也可以通过在溶液中沉积形成多层网状敏感膜，这种沉积过程能够使 Fullerene 分子形成稳定膜，避免挥发，这种膜吸附选择性与非极性聚合物膜相似，但作为 SAW 敏感膜其灵敏性稍显弱了些。

穴状超分子（穴状超分子包括环糊精、杯芳烃和冠醚）也可用在 SAW 传感器上选择性吸附待测气体。穴状超分子不仅能够吸附与其孔穴大小相匹配的气体分子，而且还能够吸附大量的小分子气体，选择吸附原理类似于聚合物敏感膜，是通过被吸附分子占据穴状超分子间和穴状超分子内的位点实现的。环糊精和杯芳烃在声表面波传感器阵列中，也用来识别同分异构体，如二甲苯异构体等。1995 年环糊精分子被证实具有能够区分光学异构体的能力，而且还可以使用具有手性氨基侧链的聚硅氧烷固定相区别出光学异构体。由于气体分子吸附到聚合物内需要能量，但吸附到穴状超分子内则不需要，因此基于穴状超分子的传感器比基于聚合物的传感器具有更高的灵敏性。此外具有分子筛结构的 （4-甲基吡啶）$_4$（SCN）$_2$Ni 复合物的等超分子也能够用作敏感膜材料，作为 SAW 传感器敏感膜材料，其对于有机小分子的灵敏性大约是聚异丁烯膜的 100 倍。

（5）其他类型敏感膜材料

金属卟啉也能够作为 SAW 传感器的敏感膜材料，其吸附位点的原子（N，O 或 S）对气体作用的灵敏性和选择性因金属的取代而有所改变。也曾有将能与烯烃气体发生化学反应的金属复合物作为传感器敏感膜材料的研究报道，这种传感器虽然不能可逆地吸附气体，但经过处理可以重复使用。

由此得知聚合物敏感膜材料是 SAW 传感器中应用最广、研究最为成熟的敏感膜材料，而聚合物敏感膜材料的选择又是基于聚合物 SAW 传感器研究的核心内容之一。

8.3.1.2 敏感膜材料的应用

自美国 Wohltjen 和美国 Dessy 的文章发表后，开始有人将这一新技术应用到化学毒剂的检测中。最初 Dennis 等人以含氟聚多羟基化合物（FPOL）、聚乙烯马来酸酯（PEM）、乙基纤维素（EC）、聚乙烯基吡咯烷酮（PVP）作为检测器的膜材料（图 8-5），使用 158MHz 的双通道延迟线，对沙林、梭曼、VX、芥子气进行了检测，对于有机磷类的化学毒剂或其相关产物，FPOL 是比较理想的 SAW 膜材料，灵敏度较高，选择性较好，而 EC 则可用于芥子气的鉴定。但同时仍存在传感器膜的重现性、稳定性、选择性、灵敏度等问题，这些问题迟滞了 SAW 技术在化学毒剂检测中的实际应用。

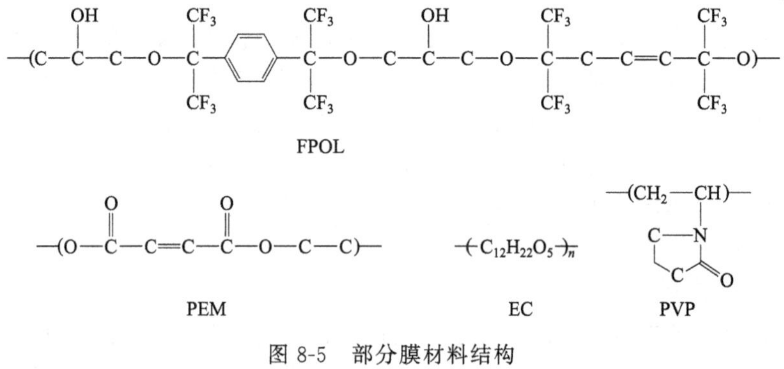

图 8-5　部分膜材料结构

在后来的研究中，美国 Dennis 等人又采用 FPOL、PEM、EC、PVP 膜检测了其他有机磷化合物 DEEP、DMMP、DIMP 和 DMHP（有机磷类化学毒剂相关的化合物），以这四种膜材料检测有机磷化合物，其响应的差别很大。由于 PVP 的膜响应很小，而且频率响应不稳定，几乎不能用于检测有机磷化合物；EC 对有机磷化合物的频率响应比 PVP 高，但由于其响应的频率位移范围太小，作为有机磷的检测器还有一些限制。并得出相同结论：FPOL 是 SAW 传感器中用来检测有机磷的最佳膜材料。但由于 SAW 传感器所要检测的是化学毒剂原体，因此如何能够更好地检测到 $1mg/m^3$ 级以下的毒剂仍需做更详尽的工作。

有研究表明：高浓度下在以 FPOL 为膜材料检测有机磷化合物时，DIMP 与 DEEP 分子量的比等于频率位移的比。如：$M(DIMP)=180$，$M(DEEP)=166$，其比值为 1.45：1.33，当浓度大于 $30mg/m^3$ 时，频率位移的比值也是如此。但这一规律并不是普遍的，例如对 DIMP 和 DMMP，分子量分别为 180 和 124，其比值为 1.45：1，按上所述，如果频率位移比等于分子量比，二者的频率位移比也应该是 1.45：1，而实际上以 FPOL 作膜材料，其对 DIMP 的频率位移是 DMMP 的两倍。而对 PEM，几个化合物在任何浓度下都不呈现这一比例关系，其可能与各分子的结构以及膜表面吸附等多种因素有关。因此，可以认为膜对待测气体的频率位移与待测气体的分子量有一定关系，但目前尚无可遵循的规律。

有机磷化合物中很多是化学毒剂的前体或降解产物，它们的结构与化学毒剂相似，均含有区别于普通杀虫剂的 C—P 键，因此对此类化合物的分析通常可以达到鉴定化学毒剂的目的，在 SAW 技术中，也有过以聚硅氧烷（polysiloxane）为敏感膜检测 DIMP 和 DMMP 的报道。这一方法是用等离子聚合和旋转镀膜的方法将二甲基聚硅氧烷镀成微米级的薄膜，对不同浓度的 DIMP 和 DMMP 进行了检测，发现在 25℃时，随着敏感膜所吸附待测气体质量的增加，SAW 的频率迅速降低；而当待测气体从敏感膜的表面开始解吸时，SAW 的频率又开始回升。实验还表明：尽管使用的 DMMP 的浓度比 DIMP 要大一些，但由于其分子量只有 DIMP 的 69%，所以其响应频率仍旧小一些。总之，聚硅氧烷膜对 DIMP 和 DMMP 均有较好的吸附和解吸功能，对约 $6mg/m^3$ 的 DIMP、DMMP 也有所响应，但线性范围较窄，作为检测有机磷类化学毒剂的膜材料仍不够理想。

以 SAW 检测化学毒剂，使用何种灵敏度高、选择性强、吸附可逆的膜是至关重要的，通常以溶解参数理论来预测一种膜的可用性，也就是说，聚合物膜的溶解参数与被测化学毒剂或其相关产物的溶解参数匹配性越高，这种膜材料的可用性就越大，而对膜的筛选本身就是一项十分艰辛的工作，在此方面已做的研究工作见表 8-1。

表 8-1 各种检测化学毒剂或其相关产物的膜材料

膜材料	被测化合物	检测结果	其他
聚十六烷基异丁烯酸-XAD-4Cu²⁺-二胺 聚氯苯乙烯-四甲基乙二胺（PVBC-TMEDA） 聚乙烯吡咯烷酮-四甲基乙烯二胺-CuCl₂ （PVP-TMEDA）	DIMP	浓度范围 0.03～0.3mg/m³，线性检测斜率 2.5Hz/(mg/m³) 浓度范围 0.03～0.3mg/m³，线性检测斜率 1.2Hz/(mg/m³) 浓度范围 0.03～0.3mg/m³，线性检测斜率 4.2Hz/(mg/m³)	9MHz 的 SAW 检测器
四钠钴（Ⅱ）硫代酞菁染料 四氨钴（Ⅱ）酞菁染料	乙基氟甲基膦酸酯	检测浓度 1.2mg/m³	响应频率 50Hz
2,3-二氢化茚（DIPAIN-I） CSL 5(C₂₇H₂₂F₃NO₅S)	DMMP	10mg/m³ 的浓度得到 17.8Hz 的频率位移 100～1000mg/m³ 的浓度产生 4200Hz 的响应	31MHz 的 SAW 检测器
未镀膜的银压电晶体材料 Co-IBA 3-PAD,triton X-100,NaOH 混合物 氯化丁二酰胆碱	DIMP	线性检测斜率 2.37Hz/(mg/m³) 线性检测斜率 4Hz/(mg/m³) 90mg/m³ 的浓度产生 612Hz 的频率位移 90mg/m³ 的浓度产生 55Hz 的频率位移	9MHz 的 SAW 检测器

膜材料	被测化合物	检测结果	其他
PVBC：TMEDA/CuSO$_4$ PVP：TMEDA/CuSO$_4$ 四钠钴（Ⅱ）硫代酞菁染料 四氨钴（Ⅱ）酞菁染料 氯化丁二酰胆碱 咪唑铜（Ⅱ）氯 二氯异氰脲酸钠 聚乙烯马来酸酯	GB	检测浓度 0.3mg/m^3，难以检测到 GB	难以检测到 GB

可以看到：通常在 $300\sim700\text{MHz}$ 的 SAW 操作频率下，以表中的部分膜材料为 SAW 的检测膜，难以检测到浓度为 0.3mg/m^3 的 GB，而一些膜则只能够检测到浓度 6mg/m^3 左右的 DIMP。因此，以上述材料作为 SAW 的检测膜，难以达到检测化学毒剂的目的。由于 $\Delta f = K f_0^2 \dfrac{\Delta m}{A}$（忽略其他影响因素），$\Delta f$ 与 f_0^2 成正比，使用低频率的 SAW 检测器很难得到较大的频率位移，达不到检测的目的；而提高 SAW 的操作频率则可以大大增加 SAW 的检测灵敏度。因此，增加 SAW 的工作频率能够大幅度提高其检测灵敏度。SAW 的一般操作频率在 $300\sim700\text{MHz}$ 之间，最大甚至可以达到 1GHz。所以发展研究新型膜材料，使用高频率的 SAW 检测器，对提高 SAW 传感器的选择性、灵敏度尤为必要。

SAW 传感器不仅要检测到有毒的化学毒剂，同时还应与其他干扰气体进行区分。一般来说，当干扰气体的浓度不高于毒剂气体 $3\sim4$ 个数量级时，即能够对毒剂气体进行有效检测。因此被测气体与膜之间的作用，如氢键作用、溶解性等是一个关键因素：被测气体与膜之间的作用越强，与干扰气体间的作用越弱，膜的选择性也就越强，灵敏度就越高。自然条件下的干扰气体多为水蒸气和各种烷烃类化合物，有人曾对用各种膜材料区分 DMMP、N,N-二甲基乙酰胺（DMAC）和各种干扰气体进行了研究，结果见表 8-2。从表中可以看到，以操作频率为 158MHz，浓度范围 DMMP 为 $29\sim2230\text{mg/m}^3$、DMAC 为 $11\sim81\text{mg/m}^3$，DMMP、DMAC 分别与一种或几种高浓度的干扰气体混合后进行检测，发现 FPOL 和 PFA 对 DMMP 和 DMAC 最敏感，而且 PFA 对异辛烷有很好的响应。环境中的干扰气体多为水蒸气和碳氢化合物，而 PEI 和 PVP 对水非常敏感，这是由于它们很容易与水形成很强的氢键，但其难以检测到 DMMP。对 DMMP 敏感的膜材料同时也能够与水发生作用，但对水的作用力远小于对 DMMP 的作用力，因此可以消除水蒸气的干扰；其他几种膜材料对水或其他几种干扰气体也有一定的响应，如聚异戊二烯与烷烃类化合物异辛烷、甲苯很容易结合，但这种响应相对于 DMMP 要小得多。

表 8-2　SAW 检测 DMMP、N,N-二甲基乙酰胺的各种膜材料和干扰气体

被测化合物	干扰气体	膜材料
DMMP DMAC	二氯乙烷（DEC） 水蒸气 异辛烷（ISO） 甲苯（TOLN） 二乙基硫（DES） 2-丁酮（BNT） 1-丁醇（BTL）	含氟多元醇（FPOL） 聚乙烯马来酸酯（PEM） 聚乙烯基吡咯烷酮（PVP） 环氧氯丙烷（PECH） 乙基纤维素（EC） 聚羟基丁二烯（PBOH） 聚乙烯亚胺（PEI） 聚乙烯基邻苯二甲酸酯（PEPH） 聚异戊二烯/氟乙醇（PFA） 聚异丁烯（PIB）

也有利用有机金属镧（Ⅲ）化合物作为 SAW 传感器的膜材料来检测神经类化学毒剂的，如 LaBHA［La（Ⅲ）2-bis（carboxymethyl）amino］对 DMMP 的检测限能够达到 $0.5mg/m^3$，反应的吸收和解吸是可逆的，但响应速度很慢（90％的响应时间是 10min），且可逆性较差；之后又以 LaTCMT（N,N,O-tricarboxymethyl tyrosine）和 LaDCMG（N,N-dicarboxymethyl glutamic acid）作为膜材料对 DMMP 和 GB 的检测作了进一步的研究，发现 LaDCMG 的检测效果仍很不理想。因此，以金属镧有机化合物作为检测有机磷毒剂的膜材料，对有机磷类化合物具有一定的选择性，但如果用于监测，其灵敏度还是较低，响应时间太长，还不适合作为 SAW 的膜材料。如果将镧离子与其他配位体结合形成新的膜材料，也许有提高其应用的可能性，但此方面还要做大量的工作加以证实。

SAW 的表面吸收膜对检测化学毒剂是十分重要的，它根据表面膜质量或弹性系数的变化导致 Raleigh 波速度变化，进而引起检测频率位移，是 SAW 传感器检测化合物敏感性、选择性的关键因素。但对 SAW 表面吸收膜进行系统研究的文献尚未见报道，对特定化合物蒸气响应的特定 SAW 吸收膜的数量也很少。因此，仅仅发展吸收膜技术对 SAW 检测化合物来说是不够的，因为任何一种吸收膜都不能够在多种成分共存时准确地鉴定某单一目标化合物，于是有人提出了将电化学传感器中的模式识别技术应用到 SAW 压电晶体传感器中，以减小干扰、提高 SAW 吸收膜的灵敏度和选择性。由于一些气体在吸附过程中产生的频率响应非常接近，因此在吸附过程中其作用点也多在膜表面的吸附中心附近。模式识别技术就是将这些化合物蒸气的吸附信息以各种方式进行编码，通过对所获得数据的多元统计分析而获得相应信息，减少了人为的误差，这一方法已被应用到电化学传感器及压电晶体传感器膜材料的选择中。

以 DMMP、甲磺酰氯（MSF）、二甲基乙酰胺（DMAC）为被检测气体，以水蒸气、1,2-二氯乙烷、异辛烷等气体为干扰气体，使用 112MHz 的双通道 SAW 传感器以及各种膜材料（PEM、PAOX、OV210、ABACD、PVP、OVERMAC、PBAN、PIP、PECH、FPOL）按模式识别方法针对有机磷化合物进行了实验。此 SAW 传感器的理论灵敏度大于 $17Hz/(ng/cm^2)$，表面活性面积为 $0.17cm^2$，最低检测限为 0.2ng。总体上讲，多数膜材料对待测气体的灵敏度比干扰气体要好，能够检测到 $75\sim200Hz$ 的频率位移，90％的响应时间为 1min。其中以 PEM 和 FPOL 效果最佳。对 FPOL，操作频率在 100MHz 时检测到 DMMP 的浓度为 $0.18mg/m^3$，而检测到水的浓度为 $12g/m^3$，FPOL 对 DMMP 的响应信号要比对干扰气体的响应信号至少高 2000 倍；PVP 效果较差，但它对水非常敏感，在同样的操作条件下，PVP 膜检测到 DMMP 和水的浓度分别为 $60mg/m^3$ 和 $6mg/m^3$，其响应信号要比 DMMP 高 10 倍，产生这些差异的主要原因是膜材料与被测气体的溶解度参数的不同及二者间氢键的形成。

SAW 传感器在检测化学毒剂时表现出了很大的优越性，尤其是在灵敏度、可靠性、小型、廉价等方面。但同时 SAW 在设计、制作过程中仍存在一些局限，主要表现在膜材料的选择性上，以及当温度大于 50℃时，其灵敏度会有所降低，另外对 SAW 在长期使用过程中可能出现的稳定性等问题所作的研究不够深入，一些系统参数，如气体流速等也未见详尽报道。温度是影响 SAW 传感器的一个重要因素，它不仅有可能改变表面膜的空间结构，还影响着声表面波膜材料的传播速度，造成 SAW 频率的变化，导致检测限降低。使用双通道延迟线的 SAW 传感器经过温度补偿后，在 $20\sim50℃$ 间对其灵敏度基本不会产生影响。

Wohltjen 等人曾以四通道 SAW 阵列检测器，四种膜材料 FPOL、EC、PEI 和 PIPFAL 对 DMMP、DMA、TOL 和水蒸气这四种化合物进行了此方面的研究。在温度因素的研究中，选择 DMMP 的不同浓度在不同温度（20～50℃）下进行实验，发现当温度升高时，膜—气体间的作用力、溶解度减小，膜表面浓度降低，平衡时间减少，基线漂移，灵敏度、选择性也随之降低，但分子在膜表面的传播速度加快。在 23℃、浓度为 30.8mg/m³ 的相同条件下，FPOL 在 3min 内即可达到吸附平衡，而 PIPFAL 在 15min 后仍难以平衡，说明不同的膜材料对 DMMP 的作用是不同的。在温度影响因素方面，对 6mg/m³ 的 DMMP 来说，23℃ 达到平衡时需要约 5min，而在 42℃ 时仅需要约 3min；另外在 FPOL 膜上，浓度 30.8mg/m³ 的 DMMP 从 33℃ 升至 42℃ 的过程中，频率位移也将下降 3000Hz，这些都表明温度的升高确实降低了 SAW 的灵敏度。气体流速在 25～115mL/min 时，对 SAW 的灵敏度和选择性基本上不会产生什么影响，而且 SAW 装置在所研究的 12～24 个月内是稳定的，这些因素对以后的应用都将是十分重要的条件。

关于 SAW 传感器的研究表明：如镀以适当的有机膜并控制其厚度，SAW 能够很好地检测有毒气体，如果共振频率在 600MHz，SAW 传感器能够在几秒内检测到浓度在 0.6mg/m³ 以下的待测气体。例如操作频率在 290MHz、镀以 FPOL 膜的 SAW 装置能够在 10s 内检测到浓度在 0.06～0.6mg/m³ 的二甲基甲基膦酸酯和二甲基乙酰胺。由于 SAW 的灵敏度随操作频率的增加而增加，而且操作频率的增加使得 SAW 装置的镀膜面积减小，膜厚度降低，同时气体在膜表面的传播速度加快，平衡时间缩短，响应时间也随之提高。所以使用高频率的 SAW 传感器能够使检测限进一步降低，进而为检测有机磷类化合物提供更多可参考的数据。此外膜厚度的控制和模式识别软件的发展也将大大提高 SAW 的选择性。

以 SAW 传感器检测化学毒剂，要求在最短的时间内准确地检测到低浓度的有毒毒剂气体，模式识别技术和分子识别技术的发展为此提供了可能。美国海军实验室的 Jay W. Grate 等人针对此目的建立了一种小型、灵敏的 SAW 系统来鉴定低浓度的剧毒有机磷、有机硫类化学毒剂，这一系统含有四个 SAW 传感器、温度控制系统、分析传感器数据的模式识别装置、能够将预富集管热解吸的自动采样装置四个部分，在 2min 内能够检测到 0.01mg/m³ 有机磷化合物和 0.5mg/m³ 的有机硫化合物。他们采用的 SAW 传感器的操作频率为 158MHz，四个单延迟线的 SAW 传感器分别镀有 FPOL、PEI、EC 和 PECH 膜，而另一个未镀膜的传感器做参比补偿，经采样、富集后对 DMMP、GD、VX、HD 及其混合物在不同浓度、不同温度、不同干扰气体等多种背景条件下进行检测，发现 DMMP 在干燥条件、低浓度条件下的响应时间仅 2s，40～50s 后稳定，在实验浓度范围中，频率响应与 DMMP 的浓度成线性关系，空气湿度、待测气体经预浓缩的处理基本不会影响检测结果；在同样条件下以 FPOL 检测 GD 和 VX，以 PECH 检测 HD 均得到了满意的结果。Jay W. Grate 的这一系统不仅检测到了化学毒剂原体、提高了灵敏度，还排除了环境中可能出现的干扰气体，是一种比较先进的 SAW 毒剂检测方法。

声表面波的传播速度和衰减对表面膜的性质（质量、黏度等）非常敏感，增加其质量可降低声表面波的传播速度，这样可检测到膜表面皮克级质量的变化，因此，优化 SAW 的各检测条件可以大大提高 SAW 的检测下限。例如，与常规的聚合物膜相比，以表面积大的微孔氧化物作表面膜（孔径 1～5nm，1000m²/g），提高 SAW 的操作频率，声表面波的检测灵敏度可明显提高。Gregory 等人制备出了一种 GaAs 的半导体材料，其性质与石英压电材料相似，但放射频率最高可达到 500MHz。这种材料对被检测气体能够提供很好的线性范围，是 SAW 膜材料的又一种补充。在实际应用中，Gregory 等人发明了一种新型、便携式装置，它通过聚合物表面膜与待测气体间快速的吸附、解吸作用，对 DMMP 等毒剂相关化合物在 ppb 级进行检测，即使环境中有高浓度的干扰气体，也可得到理想的检测效果。

8.3.2　典型装备和器材

经过多年大量的基础研究，各国传感器工作者开始将 SAW 技术应用于化学毒剂的检测，并研制成功了一系列具有实用价值的 SAW 化学毒剂传感器，广泛应用于军、民领域，尤其是在反恐斗争当中，都发挥了积极的作用。

（1）NRL pCAD 型掌式 SAW 化学毒剂检测器

美国海军实验室所研制的 NRL pCAD 掌式 SAW 化学毒剂检测器体积小，灵敏度高，选择性好，携带方便，对有机磷类化合物的响应时间只有几秒，检测后 2s 内即可恢复，真正做到了即时分析。同一时期荷兰也研制出用于个人的微型 SAW 检测器，在 10s 内能够检测到浓度为 $0.006 \sim 0.06 mg/m^3$ 的神经类化学毒剂，使用寿命为 $5 \sim 10$ 年。因此，发展联合化学毒剂检测器，尤其是便携式、快速、灵敏、准确的检测系统，是目前各国争逐的焦点，也是今后更好适应实际作战及未来反恐战争的需要。

（2）JCAD 联合化学毒剂检测器

从目前已研制出的各种联合化学毒剂检测器看，以美国海军实验室、空军实验室及位于北美得克萨斯州奥斯汀的 BAE 公司所共同研制的联合化学毒剂检测器（JCAD）的综合性能最为先进和成熟，并已开始规模生产，其能够对神经类、糜烂类等多种毒剂气体进行报警。此化学毒剂检测器所使用的声表面波检测器是由多个 SAW 晶体组成检测器内核的传感器基阵，工作频率为 275MHz，并带有一个预浓缩器对低浓度毒剂进行预浓缩，连续工作时间可达到 20min。JCAD 不仅能够同时检测多种化学毒剂，而且适应性很强，能够满足装甲车辆、飞机空战、舰船内外、地面单兵等多种情况的需要。

JCAD 主要特点有：

① 传感器类型为声表面波，灵敏度高；

② 操作温度范围为 $-32 \sim 49℃$，适用温度范围广；

③ 操作的海拔范围为 $0 \sim 7620m$，不受海拔高度限制；

④ 体积小于 $625 cm^3$，质量小于 0.9kg，易于便携；

⑤ 操作环境有下雨、刮风、雾天、风沙、冰雹等，抗干扰能力强；

⑥ 平均故障间隔时间 2400h，累积剂量贮存时间 72h，使用寿命长；

⑦ 内部电源为可充 BA5800 锂电池或 BA380 镍氢电池，也可与外接电源连用；

⑧ 操作界面为液晶显示及报警装置；

⑨ 自检系统、远距离监测及网络连接系统；

⑩ 外部操作电压 AC 为 $110 \sim 220V$，或 DC 为 $12 \sim 28V$（$50 \sim 400Hz$）。

联合化学毒剂检测器的核心技术主要是：E/O 纤维光学技术、镀膜技术和信号处理系统。JCAD 不仅能够同时完成对多种毒剂气体的检测，还具有小型、便携、灵敏度高、智能化、远距离检测等优点，并可用于完成所要求的各类任务，JCAD 主要检测参数见表 8-3。

表 8-3 JCAD 主要检测参数

毒剂	最低暴露浓度 /(mg/m³)	暴露响应时间 限度/s	相对湿度 /(%RH)	温度范围/℃
VX	1 0.1 0.04 0.001*	10 30 90 1800	5～100	浓度为 1mg/m³ 时，9～49； 浓度为 0.1mg/m³ 和 0.04mg/m³ 时，－6～49
GA、GB、GD 和 GF	1 0.1 0.001*	10 30 1800	5～100	－28～49
HD	50 2 0.02*	10 120 1800	5～100	浓度为 50mg/m³ 时，－5～49 浓度为 2mg/m³ 时，18～49
L	50 2 0.02*	10 120 1800	5～100	－14～49
HN$_3$	50 2 0.02*	10 120 1800	5～100	16～49
AC	2500 22	10 60	5～100	－32～49
CK	20	60	5～100	－32～49

注：＊为预浓缩后。

（3）HAZMATCAD 检测器

美国 Microsensor Systems 也开发、研制出了 HAZMATCAD 声表面波化学毒剂检测器。作为 SAW 检测器的第二代产品，HAZMATCAD 检测器将 SAW 技术和电化学技术结合使用，是一种多功能、手持式的更加新型的 SAW 检测器，不仅能够检测化学毒剂，还可检测多种有毒、有害气体。HAZMATCAD 技术于 2004 年 11 月通过了美国环保署（EPA）环境检测认证，是第二项通过此项论证的技术。相比之下，其响应时间更短、灵敏度更高、成本也更低。它使用的也是 SAW 检测阵列、电化学池和热解吸浓缩器，而信号处理技术使得在未知情况下的误报率极低，因而对有机磷和有机硫类毒剂的选择性更好，能够进行现场检测。HAZMATCAD 使用固态电子技术、现场检测的设计技术和仿生技术，因而可靠性极高。

HAZMATCAD 的主要特点是：

① 响应快、灵敏度高、无需校正；

② 可充 Li 电池、液晶数字显示和连续报警；

③ 检测毒剂有 GB、GD、GF、GA、VX、HD、HN$_3$、AC、CK、CG；

④ 检测有害工业气体有砷化氢、乙硼烷、氯气、氟气、溴气、二氧化硫；

⑤ 报警状况为有机磷和有机硫类毒剂在 0.2～1.0mg/m³ 的浓度下，响应时间为 20s；

在灵敏度 $0.03 \sim 0.15 \mathrm{mg/m^3}$ 下，响应时间为 120s；窒息剂浓度大于 $20 \mathrm{mg/m^3}$ 时，即迅速响应；

⑥ 加热时间，25℃时为 30s；

⑦ 寿命为 5 年；

⑧ 适用环境为温度 0～40℃，湿度 0～95％；

⑨ 体积和质量为 $5.8 \mathrm{cm} \times 20.0 \mathrm{cm} \times 24.9 \mathrm{cm}$，质量 $1.43 \mathrm{kg}$。

（4）NRL-SAWRhino 电子鼻

除 JCAD 以外，美国海军实验室从 1981 年开始，在气相色谱技术基础上，以 SAW 传感器为检测器研制出了能够用于毒气、爆炸物、毒品、食品、化妆品、药品等的检测的电子鼻——NRL-SAWRhino。该系统根据不同的检测对象，选择不同的膜材料，能够在 2min 内对多种气体完成采样、富集、汽化、分离、检测的过程，并通过所建立的检测对象指纹峰对目标化合物进行准确的检测。其特点是检测速度快、灵敏度高、操作简单、功能强大，且因含有指纹峰数据库，操作者不需要特殊的分辨就能够对未知物进行准确鉴定。该装置在 SAW 阵列的基础上应用了能够分离、富集的气相色谱技术，大大提高了目前广泛采用的神经网络概率的方式，增大了鉴定的准确度，是当前世界上先进的 SAW 检测器系统。

（5）SAW MiniCAD 检测器

SAW MiniCAD 是一种可商业化的便携式装备，能够在复杂环境中可靠检测芥子气和 G 类毒剂，它安装有一个气体采样泵和热浓缩设备，通过连续采样为检测提供了高浓度气体样品，进而提高了检测灵敏度，其辅助设备的体积都尽可能小以减小能量的消耗。其使用不受环境湿度的影响，能够准确鉴定不同浓度的 GA、GB、GD、GF 和 HD，误报的可能性很小。目前这一技术已广泛应用于美国政府和各州的职能部门，SAW MiniCAD 正在成为化学战剂及反恐斗争中的首选装备。

（6）Chemsonde 和 ChemScout 检测器

BAE 公司在研制出 JCAD 后，还推出了 Chemsonde-SAW 化学毒剂检测器。Chemsonde 配备降落伞，通过飞行器以空投的方式对目标区域可能出现的化学毒剂进行检测。由于 SAW 检测器在检测 CWA 方面已经成熟，因此，配备辅助设备，即能够对一些人员难以进入的地区进行远距离、大范围的监测以确定化学毒剂的存在。在 JCAD 和 Chemsonde 的技术基础上研制的 ChemScout 则兼备了这二者的特点，在灵敏度、准确性、便携等方面更加适合单兵使用。

（7）Z-Nose 电子鼻

气相色谱与声表面波联合使用的技术（GC-SAW）是基于传统快速毛细管色谱技术与高灵敏度声学传感器 SAW 结合的一种高科技产品。其中的声表面波谐振传感器包含了上百种没有重叠的传感器组。它可以利用微小、精确、物理排列的多个传感器，针对不同的化学蒸气提供相应的可识别的蒸气指纹图 "VaporPrint"。Z-Nose 电子鼻检测速度快、灵敏度高，即使对于液体和土壤等样品，也可以通过专门的开管式解析器解析出样品蒸气，再通过采样泵、样品以及吸附、解吸过程实现定性、定量分析。目前，Z-Nose 电子鼻技术已经成为美国环保署（EPA）和美国国家药品管理署（ONDCP）认可的电子鼻技术，已广泛应用于食品、饮料、化妆品行业的产品监控，特别是用于环境污染物、爆炸性原料、毒品等挥发和半挥发化合物的分析和检测当中。

（8）Canary-Three^{TM}型 GC/SAW 检测器

美国 Defiant Technologies 公司推出了将气相色谱和声表面波技术联用、并用于检测空气或液相中 SVOCs 的 Canary-Three^{TM}型 GC/SAW 检测器。值得一提的是，这是第一种能够同时以气体采样或液体注射方式实现对各类、多种有毒有害气体进行检测的手持、便携式装置，他们对该产品的未来感到乐观。

本节重点介绍了美国目前已经研制、开发、生产、装备的各类 SAW 化学毒剂检测器以及它们的各项性能指标，可以看到，在种类繁多的 SAW 检测器当中，美国海军、空军实验室，BAE 公司研究的 JCAD 相对完善，因而得到政府的支持并开始装备部队，其他的各类 SAW 检测器也各有特点，在目前全球的反恐战争中也发挥着积极的作用。

从所报道的文献中我们发现，随着 SAW 技术的不断发展和人们重视程度的日益提高，越来越多的人开始将这一技术应用到化学毒剂的检测中，各种新技术、新方法、新理论也逐渐完善，所检测化学毒剂及其相关产物的范围也越来越广。因此，SAW 技术在检测化学毒剂的工作中有着难以替代的作用。

8.4 发展趋势

迄今为止 SAW 技术已取得了巨大的进展，尤其在传感器中的应用更是突飞猛进。在器件研制方面，目前已经有了延迟线、谐振器等多种类型；在膜材料选择方面，通过对各类结构化合物的研究，已筛选出了对有机磷、有机硫等多种毒剂有选择性的膜材料；在气体检测应用方面，研发了多种类型的 SAW 化学毒剂传感器，而且还能够与其他技术联合使用，大大提高了检测的准确性和灵敏度，目前被广泛应用于各军、民领域。例如，微型传感器公司（MSI）自"9·11"事件后，曾经在铁路系统安装了大量的 SAW 传感器以对化学毒剂进行实时监测，每天保证 650000 多人的安全问题，而且这一技术仍在不断完善中。声表面波气体传感器领域的资深研究者 Wohltjen 说："在过去，此技术一向都是秘密进行的，但在'9·11'等一系列事件发生后，这些就全部公开了。"同时 Wohltjen 还认为："在 SAW 传感器技术的研究过程当中，我们目前还没有遇到一些巨大的障碍，而其他一些相对比较成熟的技术则已经处于停滞不前。"SAW 传感器技术目前被认为是至少未来 10 年中的研究重点，尤其是对它在实际应用中的研究。未来不论是在战争、公共安全，还是在反恐斗争中，对于化学毒剂的防备，需要一种准确、快速、灵敏、小型的传感器对环境当中所出现的化学毒剂在第一时间提供预警，为战争人员和群众及时采取防护措施争取充分的时间，而 SAW 传感器技术由于其独特的优越性为此提供了可能。

近 40 多年来虽然 SAW 传感器技术在检测化学毒剂方面，不论在理论研究还是在实际应用中都取得了很大的进展，但这一技术还远未完善，也不能够完全取代其他相关的检测技术。实际上，以 SAW 传感器检测化学毒剂仍有很多的工作需要进一步地研究和讨论，主要有以下几个方面。

（1）特异性敏感功能材料的研究始终是 SAW 传感器研究的先决条件

敏感膜材料是 SAW 传感器的重要组成部分，单一选择性是不存在的，因此，要求敏感膜材料尽可能地对待测气体有选择性进而排除其他气体的干扰；同时膜与待测气体间的作用必须有良好的可逆性，既要容易吸附也要易于解吸，以此保证检测的重复性；此外，膜材料还应适应不同的温湿度环境，这是一项十分困难的工作。Wohltjen 认为："人们能够制作出对某一类化合物响应的检测膜，但不可能制作出对某一个化合物有针对性的检测膜。"

（2）多技术联用是当前SAW传感器技术研究的热点

迄今为止，SAW技术成功地与气相色谱、电化学、气体预浓缩、光纤等技术实现了联用，这不仅拓宽了检测对象的范围，实现广谱检测，同时也提高了灵敏度，实现不同检测技术的优势互补。目前各国科研人员正在从事将声表面波气体传感器技术与核检测技术、生物检测技术、拉曼检测技术等结合使用的工作，为未来实现对核化生、气液固态的检测开展相关基础研究工作。

（3）网络化、信息化、集成技术研究是当前研究的首要内容

充分利用声表面波传感器技术的小型化、高灵敏、易集成的特点，开展用于无人值守、可抛洒、可唤醒等多种类的微小型毒剂报警器研究；通过无线通信网络将报警信息及时无线数据传输，同时也可以在无人机、侦察机器人等各类无人搭载平台上使用，促进化学侦察技术的信息化发展。

SAW传感器技术作为当代传感器研究热点，在毒害气体检测中的研究及应用日益成熟，是集化学、物理、微电子、纳米技术、计算机技术等多种交叉学科研究发展的结晶，由于其具有各项独特特点而备受关注，其研究领域越来越广，应用市场越来越宽。近年无需电池供电的无线无源声表面波传感器技术的发展拓展了传感器研究的新领域，基于这一原理的温度传感器在电力等部门已经达到了实际应用，在气体传感器中的研究也已展示出了广阔应用前景。SAW技术通过近40多年的发展，成绩巨大，展望未来，前途光明。

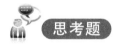 **思考题**

1. 声表面波气体传感器技术的基本原理是什么？将这一技术用于气体检测有什么优点？
2. 在声表面波气体传感器中，用于检测气体的敏感功能材料有哪些？请举例说明。
3. 请列举出几种国外研制的声表面波毒剂报警器的类型，并简述各有什么优点。
4. 你认为声表面波传感器技术未来的发展趋势是什么？

参考文献

［1］ Henry W, Raymond D. Surface acoustic wave probe for chemical analysis [J]. Anal Chem, 1979, 51: 1458-1461.

［2］ David S, Hank W. Surface acoustic wave devices for chemical analysis [J]. Anal Chem, 1989, 61（11）: 704-708.

［3］ Petar K, Matthew D, Ivana M. Wireless chemical sensors and biosensors: A review [J]. Sensors and Actuators B: Chemical, 2018, 266: 228-245.

［4］ Olivier H, Christine M. A review of algorithms for SAW sensors e-nose based volatile compound identification [J]. Sensors and Actuators B: Chemical, 2018, 255: 2472-2482.

［5］ Byung S, Jeung S. Fabrication of polymer SAW sensor array to classify chemical warfare agents [J]. Sensors and Actuators B: Chemical, 2007, 121: 47-53.

［6］ Pan Y, Zhang G W. Environmental characteristics of surface acoustic wave devices for sensing organophosphorus vapor [J]. Sensors and Actuators B: Chemical, 2020, 315: 127986.

［7］ 苏成勇，潘梅.配位超分子结构化学基础与进展［M］.北京：科学出版社，2010.

［8］ Afzala A, Lqbala N. Advanced vapor recognition materials for selective and fast responsive surface acoustic wave sensors: A review［J］. Anal Chem Acta, 2013, 787: 36-49.

［9］ Pan Y, Guo T X. Detection of organophosphorus compounds using a surface acoustic wave array sensor based on supramolecular self-assembling imprinted films［J］. Analytical Methods, 2020, 12: 2206-2214.

［10］ Karsten H, Klaus M. Molecularly imprinted polymers and their use in biomimetic sensors［J］. Chem Rev, 2000, 100: 2495-2504.

［11］ Wang W, Hu H L, et al. Development of a room temperature SAW methane gas sensor incorporating a supramolecular cryptophane a coating［J］. Sensors, 2016, 16: 73-83.

［12］ 黄启斌.现代化学侦察技术［M］.北京：国防工业出版社，2007.

第9章

质谱检测技术

本章提要：质谱检测技术通过电离源将待测物质的分子电离成带电离子，在质量分析器中按质荷比进行分离，由检测器测量得到与原分子结构有关的、按质荷比大小顺序排列的质谱图。通过与标准谱库中的质谱图进行比对，并结合相关信息，就可鉴定出未知物质的结构、分子量等信息，通过建立标准曲线可检测出物质的浓度。质谱与其他技术联用，可得到更高的灵敏度和特异性。经过对进样系统、环境适应性、小型化等现场侦察专用设计，可装载于车辆或由人员携行，能够实现对战场化学毒剂的广谱、快速、较准确地定性和定量检测。

9.1 概述

质谱检测技术是通过对被测样品的质荷比的测定来进行分析的一种检测技术。作为一种物质最基本的定性、定量分析手段，质谱检测技术具有通用性好、检测范围广、灵敏度高、响应速度快、检测结果准确等特点，广泛用于军事、公共安全、环境保护、食品科学、生命科学、核工业、航空航天、法医刑侦、地质、医药、材料科学、能源等各领域对物质组分和含量及结构进行分析。

质谱检测技术具有如下特点：

① 可以精确测定原子量和分子量。

② 可以进行多种形态样品（气体、液体、固体）分析。

③ 可以同时（或按顺序）检测多种成分。

④ 可以连续（或间歇）进样、连续分析。

⑤ 可以提供丰富的结构信息。

⑥ 可以进行快速分析和实时检测。

⑦ 可以进行定性分析，也可以定量分析。

⑧ 样品用量少、灵敏度很高。

⑨ 测量准确度和精密度较高。

不足之处在于：

① 仪器结构复杂、造价较高。

② 进行复杂分子的结构分析时，对分子空间构型和各种结构单元的联结方式的准确区

分与判断存在局限性（此时需要和红外光谱、核磁共振谱等方法联用，共同解决问题）。

③ 进行复杂成分的定量分析需要进行烦琐的校正（因而，常与色谱法联用，发挥色谱分离与定量的优势）。

本章将重点介绍用于化学侦察的现场检测质谱仪及其涉及的质谱检测技术。现场检测质谱仪是化学侦察的核心设备，与其他侦察报警器材相比，具有广谱、快速、灵敏度高、抗干扰能力强、定性和定量检测结果准确等优点，特别是对未知物质的定性能力，是侦察、化验、防护、洗消各个阶段均可应用的检测和分析手段。

不同于实验室质谱仪，现场检测质谱仪具有如下特点：

① 进样方式。满足现场快速分析的直接进样、在线进样或针对特定物质的特殊进样等要求。

② 环境适应性。满足军事环境或现场环境要求的高低温、湿热、冲击、振动、电磁干扰等恶劣现场环境和装载平台的环境适应性要求。

③ 快速、实时性。能够在现场快速启动、实时检测或连续监测。

④ 特种物质的标准检测方法和质谱指纹谱图库。建立针对化学毒剂、生物毒剂或其他特种物质的标准检测方法和质谱特征指纹谱图库。

⑤ 机动性。体积、质量和功耗控制在一定范围内，能够用于单兵便携、车载、机载、舰载、无人机或机器人平台搭载等。

⑥ 自动化、信息化和智能化。操作简单，自动化、信息化和智能化程度高。

不足之处在于：

在满足现场环境和快速检测要求的同时，受现场环境条件、样品前处理条件、小型化等因素制约，现场检测质谱仪不能满足复杂样品、超痕量样品等的精准分析需求，对于复杂样品的精准分析还需采样并通过实验室高性能质谱仪进行分析。

9.2 基本原理

质谱仪（mass spectrometer 或 mass spectrograph）是利用电磁学原理使离子按照质荷比进行分离，从而测定物质的质量与含量的科学实验仪器。即质谱仪是通过对样品所含化合物的离子的质量和强度的测定，确定物质成分和结构的仪器。

质谱分析中，被检测的样品以一定的方式（直接进样或通过色谱仪进样）进入质谱仪，然后在质谱仪离子源的作用下，气态分子或固体、液体的蒸气分子电离，产生带电荷的离子，或进一步使离子的化学键断裂，产生与原分子结构有关的、具有不同质荷比的碎片离子。这些离子再进入真空条件下的质量分析器中，利用不同离子在电场或磁场运动行为的不同，离子按质荷比的不同被分开，再经过离子检测器检测，从而得到样品离子按质荷比的大小顺序排列的质谱图。通过质谱图和相关信息，可以得到样品的定性、定量结果。

质谱图是按照物质（离子）的质量与电荷的比值（质荷比 m/z，m 为离子的质量数；z 为离子携带的电荷数）顺序排列成的图谱。对常见的二维图谱，其横坐标代表质荷比，可作为定性分析的依据，纵坐标代表离子电流强度，可作为定量分析的依据。

质谱仪依照分析目标物质分为无机质谱仪、同位素质谱仪、有机质谱仪；依照质量分析器分为磁质谱仪、四极杆质谱仪、离子阱质谱仪、飞行时间质谱仪、傅里叶变换离子回旋共振质谱仪和轨道阱质谱仪等；依照离子源分为电子轰击离子源质谱仪（EI-MS）、快原子轰击电离质谱仪（FAB-MS）、电喷雾离子源质谱仪（ESI-MS）、基质辅助激光解吸电离质谱仪（MALDI-MS）、电感耦合等离子体质谱仪（ICP-MS）、质子转移反应质谱仪（PTR-MS）、光离子源质谱仪（PI-MS）等；涉及样品分离等联用技术的有气相色谱-质谱仪（GC-MS）、液相色谱-质谱仪（LC-MS）等；依照使用场合分为实验室质谱仪、过程质谱仪、移动质谱仪；依据应用于军事领域和民用领域的质谱仪又分为军用质谱仪和民用（商用）质谱仪。

9.2.1 组成

质谱仪一般由真空系统、进样系统、离子源、质量分析器和计算机控制与数据处理系统等部分组成。图 9-1 为质谱仪的组成方框图。

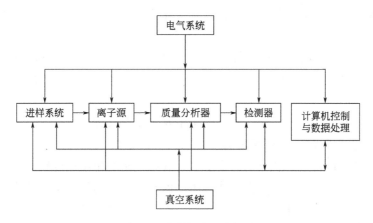

图 9-1 质谱仪的组成框图

其中，真空系统提供一定的真空条件，进样系统把被分析的物质即样品送进离子源；离子源把样品中的原子、分子电离成离子；质量分析器使离子按照质荷比的大小分离开来；检测器用以测量、记录离子流强度而得出质谱图。质量分析器是质谱仪的主体，决定了质谱仪分辨率和质量测量范围，离子源的结构和性能对分析效果影响巨大，称之为质谱仪的心脏，它们与检测器、真空系统都属于质谱仪的关键部件。

9.2.2 主要技术指标

研制和应用质谱仪时，需要明确仪器的技术性能，质谱仪的主要技术指标如下：

① 质量范围。表示质谱仪所检测的单电荷离子的质荷比范围。通常采用原子质量单位进行度量，用 amu 或 u 表示。

② 分辨率。见第一章。

③ 灵敏度。见第一章。

④ 质量准确度。指质量分析的测定值（质量、同位素比值或化学组成）与真实值的偏差。

⑤ 质量稳定性。指质谱仪工作时的质量轴稳定情况，通常用一定时间内的质量漂移的变化量表示。

⑥ 精密度。指质谱分析所得多次测定值之间的偏差，通常用算术平均值偏差或标准偏差（RSD）来表示。

9.3 技术系统

下面说明质谱仪各组成部分的工作原理、功能和必要的操作条件。对这些内容的了解将有助于对质谱技术的理解和掌握。

9.3.1 真空系统

质谱仪的离子源、质量分析器和检测器通常需要在真空状态下工作，以减少本底的干扰，避免发生不必要的离子-分子反应。真空系统通常包括真空腔体、真空泵、真空计、真空管路和真空阀等。不同原理的部件工作的真空环境（通常用真空度表示）不同，如电子轰击离子源工作的真空度应在 $10^{-3}\sim10^{-4}\,Pa$；质量分析器中，飞行时间质量分析器需要工作在 $10^{-4}\,Pa$ 以下的真空环境下，四极杆质量分析器工作在 $10^{-3}\,Pa$ 以下，而离子阱质量分析器对真空度要求较低，可工作在 $10^{-1}\sim10^{-2}\,Pa$ 之间；电子倍增器的真空度通常应达到 $10^{-2}\sim10^{-3}\,Pa$ 及以下。

目前，化学侦察领域中的质谱仪真空获得主要有以下几种方式。

（1）涡轮分子泵和前级机械泵的组合

涡轮分子泵是质谱仪最为常见的高真空泵，其原理是利用高速旋转的涡轮叶片不断对被抽气体施加定向的动量和压缩作用将气体排出。涡轮分子泵的优点是启动快、能抗各种射线的照射、耐大气冲击、无气体存储和解吸效应、无油蒸气污染或污染很少，能获得清洁的超高真空；缺点是价格较贵、抗冲击振动差、需无磁场环境运行、对粉尘和颗粒物敏感。涡轮分子泵转速通常在 $200\sim1200\,r/s$，抽速一般从 $10\,L/s$ 到几千 L/s，工作真空范围一般为 $1\sim10^{-8}\,Pa$，所以不能直接对大气抽气，需要配置前级机械泵进行预抽。

常用的前级机械泵为隔膜泵和涡旋泵。隔膜泵属于干式容积泵，是利用隔膜片的来回鼓动改变工作室容积来吸入和排除气体的。隔膜泵的优点是结构紧凑、体积小巧、无油雾污染、寿命长，缺点是压缩比小、极限真空差。涡旋泵是利用两个渐开线螺旋盘——静涡旋盘和动涡旋盘，交叉组装在一起，动涡旋盘在静涡旋盘中转动，将气体从涡旋盘外缘吸入，然后在两个涡旋盘间压缩并输送至涡旋盘中央排出。涡旋泵体积和质量小、易损部件少、压缩比高，缺点是结构较复杂、加工精度要求高、对水蒸气和粉尘容忍程度差。

涡轮分子泵和前级机械泵组成的真空泵组可对大气进行连续抽气，适用于大多数场合，实验室质谱仪和部分车载和便携质谱仪普遍采用真空泵组。如美国的 FLIR G510 便携式气相色谱-质谱联用仪、国产的 Mars400 便携式气相色谱-质谱联用仪等均采用该种真空泵组合方式。但是由于运动部件多，耐冲击振动能力较差。

（2）溅射离子泵

溅射离子泵（以下简称离子泵）主要由阳极、阴极、永磁铁和泵体四大部分组成。阳极是由多个不锈钢圆筒排列组成的蜂窝状结构，阴极是两块平行的钛合金板，将阳极夹在中间，三者相互间保持一定距离并通过高压绝缘陶瓷连接。阳极施加 $3\sim7\,kV$ 直流高压，阴极接地。阴阳极板被泵体密封在内部，在泵体外部吸附相对放置的两块永磁铁，磁场方向与极板垂直，磁感应强度为 $1000\sim2000\,Gs$。离子泵使气体分子和旋转的电子发生碰撞而被电离，气体离子在电场的作用下，飞向并轰击阴极钛板。离子轰击钛板产生两种作用：一是溅射钛,形成钛膜;二是打出二次电子。溅射出来的钛原子,淀积在阳极内壁和阴极板上,形成新鲜的钛膜维持钛泵的抽气能力。

离子泵的优点是:结构简单,操作维护容易,无油污染,无振动和噪声,耐冲击振动,能安装在容器的任意位置上,在工作过程中偶然暴露于大气也不会损坏,对惰性气体抽速大。缺点是:带有磁铁,体积和质量大、成本高,功耗较大,对有机蒸气污染敏感。离子泵的启动真空度要求较高,一般需要低于 10^{-1} Pa,所以无法单独对大气使用,需另配有预抽系统,而真空腔也要有良好的真空保持性能。车载质谱仪需要的车辆行进间工作通常使用该真空获得方式,抗振性能较好,如北约军队"狐式"装甲防化侦察车安装的 MM-1 车载质谱仪、德国的 MM-2 车载质谱仪等。

(3)离子泵和非蒸散型吸气剂泵组合

非蒸散型吸气剂泵(non-evaporable getter pump,简称 NEG 泵)的原理是利用合金吸气材料在高温下对气体进行吸附。常见的合金吸气材料有 Ti-V 合金(St185)和 Zr-V-Fe 合金(St172),此类材料对活性气体特别是氢具有很高的抽气能力,但是对惰性气体无能力。合金吸气材料和大气接触后会和其中的 N_2、O_2、CO、CO_2、H_2O 等活性气体发生反应,生成一层很薄的稳定化合物,导致吸气剂钝化饱和,失去吸气能力。因此,NEG 泵在使用一段时间后,必须进行"激活",即在真空中加热到适当温度,使钝化层内的活性气体原子向内扩散,钝化层恢复成纯净的合金结构,才能再次表现出抽气性能。

NEG 泵结构简单、体积小巧、形状灵活多变,耐冲击振动,清洁无油,除激活外,没有热源,但是无法对惰性气体抽气,需要定期激活,且激活次数有限,需要定期更换,成本较高。

由于离子泵对惰性气体具有良好的抽气能力,故将离子泵和 NEG 泵组合使用可实现更好的抽气效果。同样的,NEG 泵也无法单独对大气使用,此组合也需要真空腔有真空保持能力,并配有预抽系统。目前,使用该真空获得方式的质谱仪产品有美国 Hapsite 便携式气相色谱质谱联用仪。

9.3.2 进样系统

进行质谱分析时,首先要将被分析样品送入离子源。离子源的结构与性能的差异、样品本身的多样性(气态、液态、固态、高温、低温、腐蚀性、热不稳定性、挥发性等)以及分析方法的差别,对进样技术和进样系统的要求也不同。

对质谱进样技术的一般要求是:

在质谱分析的全过程中,向离子源送进稳定的样品流,保证样品质谱峰达到应有的强度和稳定度;

进样过程中,尽量减少样品分解、分馏、吸附、冷凝等不良现象;

尽量减少进样系统的"记忆效应";

尽量减少进样系统的时间常数;

进样系统易于安装、操作,便于清洗。

常见的进样系统有:

(1)加热进样系统

在加热进样系统中,样品经过减压加热后完全汽化,然后送入预先抽真空的、体积固定的贮器中,再经过分子漏孔进入离子源。为了避免化合物加热时(特别是高于 250℃ 时)在金属上发生结构变化,整个进样系统由玻璃制成。

（2）直接进样器

直接进样器（probe）用于导入高沸点的液体或固体有机化合物，图 9-2 是一种常用的直接进样器。将装有样品（$10^{-12} \sim 10^{-6}$ g）的玻璃毛细管装在顶端有小洞的石英管内，由进样杆携带石英管送入离子源。进样杆进入离子源时，离子源的真空度由真空锁保证。调节进样杆前端（一般在石英管内）的加热线圈的电流，可以按预定升温程序升温。样品在高真空下被加热汽化，进入离子源被电离。对于不同电离方式，可以改变进样杆顶端结构来满足不同的电离方式的要求。

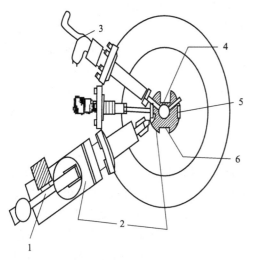

图 9-2　直接进样器

1—真空锁；2—直接进样器；3—加热器；
4—灯丝；5—离子源；6—阳极

（3）膜进样系统

膜进样系统的基本原理是在膜两侧气体压力差的推动下，被分离的样品由于分子的形状、大小以及在膜中溶解度不同从而在膜中渗透速率产生差异，渗透率大的组分在高真空侧得到富集，从而达到分离与富集的目的。

与标准测试方法中吸附、加热解吸或者低温富集技术相比，膜进样系统结构简单，能耗低，样品处理简单，分析速度快，无附加的溶剂，有利于便携式仪器的设计。采用膜进样技术具有以下功能特点：通过膜分离作用，允许对气体或液体样品进行直接质谱分析；具有富集功能，有效提高样品的检测灵敏度；采用超薄膜设计，响应时间短，能够满足在线分析的需要；通过对探头、气路和膜加热，还可以检测半挥发性化合物；挥发性有机污染物能够快速透过膜，而空气中的主要成分如氮气、氧气和二氧化碳等气体很少能够透过，当样品经过膜时，还能够有效去除本底干扰，还有利于维持质谱仪的真空条件。此外，采用膜进样技术还能够实现利用空气做载气，降低了使用成本。

（4）色谱进样

从质谱技术的角度看来，可以把色谱进样视为现代质谱仪器的进样系统。实际上，绝大部分色谱-质谱联用仪的进样系统都兼有直接进样和色谱进样两种功能。色谱-质谱联用仪的接口和色谱仪组成了质谱的进样系统。样品由色谱进样器进入色谱仪，经色谱柱分离出的各个组分依次通过接口进入质谱仪的离子源。

气相色谱-质谱联用仪的接口与液相色谱-质谱联用仪的接口有很大的差别，主要原因在于气相色谱的流动相是气体，而液相色谱的流动相是液体。

色谱-质谱联用仪器兼有色谱分离效率高、定量准确以及质谱鉴别能力强、便于定性等特点，并具备两者共有的灵敏度高、分析速度快等优点，使得这种联用仪器成为有机化合物分析检测的最强有力的工具。

9.3.3　离子源

离子源的作用是将被分析的样品分子电离成带电的离子，并使这些离子在离子光学系统的作用下，汇聚成有一定几何形状和一定能量的离子束，然后进入质量分析器被分离。离子源是利用气体放电、电子或离子轰击、场致电离、离子-分子反应等机理使样品中的原子

（分子）电离成为离子（正离子、负离子、分子离子、碎片离子、单电荷离子、多电荷离子），并将离子加速、聚焦成为离子束，以便送进质量分析器。

常用的离子源有：电子轰击电离源（electron impact ionization source，EI）、化学电离源（chemical ionization source，CI）、大气压化学电离源（atmospheric pressure chemical ionization source，APCI）、解吸化学电离源（desorption chemical ionization source，DCI）、场致电离源（field ionization source，FI）、场解吸电离源（field desorption ionization source，FD）、快速原子轰击电离源（fast atom bombardment ionization source，FAB）、离子轰击电离源（ion bombardment ionization ionization source，IB）、激光解吸电离源（laser desorption ionization source，LD）、基质辅助激光解吸电离源（matrix assisted laser desorption ionization source，MALDI）、以及锎-252等离子解吸电离源（252Cf-plasma desorption source，252Cf-PD）。液相色谱-质谱联用仪中的热喷雾接口（thermospray interface，TSI）和电喷雾接口（electrospray interface，ESI）也可单独作为离子源，使有机化合物分子电离。

9.3.3.1　电子轰击电离源

电子轰击电离源（EI）是有机质谱仪中应用最多、最广泛的离子源，它主要用于挥发性样品的电离。所有的有机质谱仪几乎都配有电子轰击电离源。图9-3是电子轰击电离源的示意图。

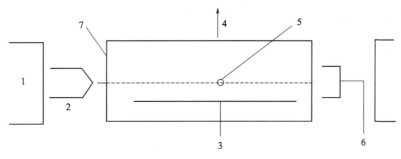

图 9-3　电子轰击电离源示意图
1—原磁铁；2—灯丝；3—推斥极；4—离子束；5—样品入口；6—阳极；7—电离盒

从热灯丝发射的电子被加速通过电离盒，射向用来测量电子流强度的阳极。改变灯丝与电离盒之间的电位，可以改变电离电压。当电离电压较小（如7～14eV）时，电离盒内产生的离子主要是分子离子。当加大电离电压（如加大到50～100eV，常用70eV），产生的分子离子由于带有多余的能量，会使分子离子产生断裂，成为碎片离子。可以使用降低电离电压的方法来简化质谱图。但电离电压太低，电离效率也降低，产生的分子离子将很少，使检测灵敏度大大降低。所以现有的标准电子轰击电离谱图都是用70eV电子能量得到的。因此，在用计算机通过标准图谱进行检索时，电离电压必须使用70eV。

电子轰击电离源的特点是稳定，操作方便，电子流强度可精密控制，电离效率高，结构简单，控温方便，所形成的离子具有较窄的动能分散，所得的质谱图结构信息丰富，特异性好，重现性好。目前绝大部分有机化合物的标准质谱图都是采用电子轰击电离源得到的，有标准质谱图可以检索。电子轰击电离源主要适用于易挥发有机样品的电离，气相色谱-质谱联用仪中大都使用这种电离源。其缺点是只适用于易气化的有机物样品分析，并且对有些化合物得不到分子离子。

9.3.3.2 化学电离源

有些化合物稳定性差，用 EI 方式不易得到分子离子，因而就得不到分子量。为此，可以采用化学电离源（CI）。化学电离源是利用反应气体的离子和有机化合物样品的分子发生离子-分子反应而生成样品分子离子的一种"软"电离方法，可以避免分子离子的进一步碎裂，所得质谱图中分子离子峰和准分子离子峰较强，其碎片离子峰很少，很容易得到被测样品分子的分子量。

化学电离源的结构基本上与电子轰击电离源相同，只是化学电离源的电离盒要有较好的密封性，使电离盒内反应气达到离子-分子反应所需的压强，而又能保证整个离子源的真空。CI 工作过程中要引进一种反应气体，化学电离源所用的反应气可根据所分析的有机化合物样品来选择，常用的有甲烷、异丁烷和氨气。由于电离盒内的气体中反应气的分子数目是样品分子数目的 $10^3 \sim 10^5$ 倍，所以在电子轰击下电离得到的几乎全是反应气的分子离子及其碎片离子。这些离子与待测有机样品分子相互碰撞，发生离子-分子反应，产生了待测有机样品分子的准分子离子（即分子上加 1 个 H 的离子）（MH）$^+$ 和少数碎片离子。在 CI 质谱图中，准分子离子（MH）$^+$ 往往是最强峰（基峰），质谱图较简单，易解析；但由于 CI 得到的质谱不是标准质谱，不能进行谱库检索。

使用 CI 时需将有机化合物气化后进入离子源，因此，CI 不适用于热不稳定性或极性较大的有机化合物的分析。为此，1973 年发展了解吸化学电离源。它以化学电离源为基础，将样品直接点在解吸化学电离源的进样杆顶端的进样探头上，将此探头直接插入化学电离源的等离子区，瞬时加热探头，使有机化合物分子在热解吸前即气化，并与反应气离子发生离子分子反应，生成准分子离子。

9.3.3.3 快速原子轰击电离源和离子轰击电离源

快速原子轰击电离源（FAB）是 20 世纪 80 年代初发展起来的一种"软"电离源，它主要用于极性强、分子量大的样品分析。而离子轰击电离源（IB）原来用于无机化合物样品的表面分析（离子探针，二次离子质谱分析），将离子轰击电离用于有机化合物的质谱分析是后期发展的一项技术。图 9-4 是这两种电离源的示意图。在离子枪中，气压为 100Pa 的中性气体（一般用氩气，也有用氙气）被电子轰击而电离，生成的氩离子（或氙离子）被电子透镜聚焦并加速，生成动能可以控制的离子束。直接用该离子束轰击有机化合物样品，使样品组分电离，这就是离子轰击电离源（IB）的工作原理。若离子束在轰击有机化合物样品前经过一个中和器，中和掉离子束所携带的电荷，成为高速定向运动的中性原子束，用此高速运动的中性原子轰击有机化合物样品，使样品分子电离，这就是快速原子轰击电离源的工作原理。两种电离源中的一次离子和原子的速度可以通过一次离子的加速电压来调节，也属"软"电离源。有机化合物样品通常用甘油（称为基底）调和后涂在金属靶上，生成的离子是欲测样品分子与甘油分子作用生成的准分子离子。

这两种电离源的共同特点是完全避免了对待测有机样品的加热，更加适用于热不稳定的、难挥发的有机化合物的分析，可以检测高分子量的有机化合物。有机化合物样品被调成半流动状态，可以长时间产生稳定的样品分子离子流，装置简单，易操作。

这两种电离源可以得到基本相同的质谱图。快速原子电离源由于原子束分散，灵敏度较低，但轰击后产生的正负离子相等，有利于负离子的研究，适用于多肽、核苷酸、有机金属

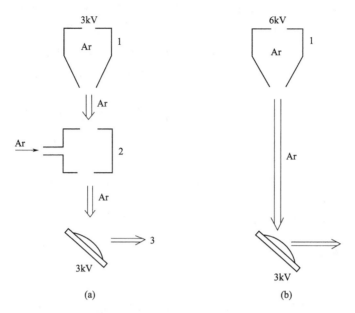

图9-4 快速原子轰击电离源和离子轰击电离源示意图

(a) 快速原子轰击电离源；(b) 离子轰击电离源

1—离子枪；2—中和器；3—质量分析器

络合物以及磺酸或磺酸盐类等难挥发、热不稳定、极性强、分子量大的有机化合物的分析，在生命科学中显示出较大的应用潜力。从这两种离子源的工作原理及适用范围来看，它们只能在液相色谱-质谱联用仪中使用。

9.3.3.4 大气压化学电离源

如前面所述，化学电离源（CI）能够高效地产生离子，但需工作在真空条件下。在大气压下，化学电离反应的速率更大，电离效率更高。大气压化学电离源（atmospheric pressure chemical ionizationsource，APCI）是采用放电尖端高压放电，促使溶剂和其他反应物电离、碰撞及电荷转移等形成了反应气等离子区，样品分子通过等离子区时，发生了质子转移而生成（M＋H)⁺或（M－H)⁻离子。设计大气压化学电离源的主要困难是将在大气压下产生的离子转移到处于高真空状态的质量分析器中。电离方式有^{63}Ni 辐射电离、电晕放电电离等。APCI 允许的流量相对较大，可直接与直径 4.6mm 的高效液相色谱（HPLC）柱相连，APCI 的探头处于高温，样品中对热不稳定的化合物容易分解产生碎片。APCI 不能生成一系列多电荷离子，所以不适合分析生物大分子。APCI 离子源适合于分析分子量较小、极性较弱的样品。

9.3.3.5 电喷雾电离源

电喷雾电离源（ESI）是靠强电场使分子电离，样品溶液经过带高压的毛细管进入离子源，在强电场下，溶液破碎成许多细小的带有电荷的液滴，这种带电液滴的逆向干燥气流中因挥发而使液滴表面的电荷密度变大，直到产生的库仑斥力和液滴表面张力的雷利极限值相等，此时，液滴变得非常小，从液滴中解析出离子并使其进入到周围的气体中，这种分子离子的特点是分子离子往往带多个电荷。这些离子的形成是靠吸附或失去若干个质子而形成，所以在正离子或负离子谱上会观察到（M＋nH)$^{n+}$或（M－nH)$^{n+}$的峰。电喷雾离子源允许流量较小，通常与高效液相色谱（HPLC）的毛细管色谱柱相连。电喷雾源探头处于常温，所以常生成分子离子峰，不易产生碎片。由于电喷雾的分子可以带多电荷，所以其分子量测定范围扩大，如一个分子带一个电荷测得的分子量为1M，带十个电荷测定的分子量可以是10M。

ESI-MS技术是一种"软电离"质谱技术，能快速、准确地测定生物分子或不稳定有机分子的分子量，从而解决了大量复杂的极性有机物及生物大分子的分析问题。ESI-MS发展不仅提高了分析有机化合物的灵敏度，而且提供了有机分子结构的信息，这有助于开展未知结构化合物的筛选。ESI-MS质谱仪是目前与LC液相色谱联用最成功的质谱仪，自从LC-MS联用技术发展以来，其应用范围越来越广泛，已成为一种灵敏度高、选择性强、样品用量少、分析速度快的仪器分析方法。

9.3.3.6 基质辅助激光解吸电离源

基质辅助激光解吸电离源（matrix-assisted laser desorption ionizationsource，MALDI）是以激光激发固态样品产生气态离子，示意图如图9-5所示。MALDI方法适用于非挥发性的固态或液态有机物质的分析，尤其是对与离子态或极性被分析物质的电离效率最好。MALDI方法分析的是基质（matrix）与被分析物质液体混合共结晶（cocrystallization）产生的固态样品。激光（一般为波长337nm或355nm，脉冲宽度为3～5ns的激光器）照射激发样品板上的样品时，产生大量的中性物质和部分自表面解吸附的离子形成的解吸附物流束（plume）。MALDI方法产生大部分带单电荷的离子，且通常是质子化或去质子化的完整被分析物，而非被分析物质的碎片离子。MALDI方法的样品配制方法非常快速，且少量的样

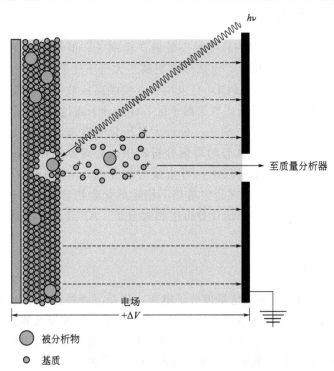

图9-5 基质辅助激光解吸电离示意图

品（<2μL）即可提供足够的离子数量进行检测。

MALDI方法最重要的突破是使用基质作为化学反应的媒介。大部分基质是有机酸，其中含有高激光吸光度的苯环及特定的官能团。一般认为基质的作用是吸收激光，将能量转换为热能传递给被分析物，并提供质子作为电荷的来源。现今最常用的基质为2,5-二羟基苯甲酸（2,5-dihydroxybenzoic acid，DHB）、α-氰基-4-羟基肉桂酸（α-cyano-4-hydroxycinnamic acid，CHCA）、3,5-二甲氧基-4-羟基肉桂酸（3,5-dimethoxy-4-hydroxycinnamic acid，SA）等。

目前MALDI的详细反应机理还不完全清楚，而缺乏完整的反应理论模型也是此法研究的不足之一。目前提出的反应模型大致分为两类：一是非线性光致电离模型（nonlinear photo ionization model），主张反应机理以激光引发的基质离子化反应开始，产生基质离子后在短时间内将电荷转移给被分析物；二是团簇模型（cluster model），主张被分析物在基质结晶时就保持离子状态，而激光仅起到将结晶瞬间加热以达到释放离子的作用。

MALDI已广泛应用于生物大分子的质谱分析，但还有一些问题有待研究。一是基质与被分析物的配合问题，选对适当的基质，才能提高被分析物离子化效率，这是影响MALDI分析效果最重要的因素之一；二是基质/被分析物比例问题，一般情况下，小分子量的被分析物所使用的基质与被分析物的比例较大分子量的被分析物所使用的基质与被分析物的比例低；三是甜点效应（sweet spot effect），离子信号在样品表面某些位置很高，在其他位置很低，这主要是基质与被分析物共结晶时分布不均匀导致，从而影响MALDI方法的重现性。

9.3.3.7　常压敞开式离子源

近年来，质谱技术的一个新的发展趋势是离子源能直接电离自然原始状态的样品，即不论是固体样品还是液态样品，均能以最少的前处理甚至是无需前处理的条件下，在大气压环境下对样品进行直接分析。目前，已有以解吸电喷雾电离和实时直接分析为代表的三十多种直接电离的离子源，包括解吸电喷雾电离、实时直接分析、表面取样探针、表面解吸常压化学电离、常压固体分子探针、常压基质辅助激光解吸电离、电喷雾辅助激光解吸电离、热解吸常压化学电离、等离子体辅助解吸电离、基质辅助激光解吸电喷雾、常压热解吸电离、激光消融电喷雾电离、介质阻挡放电电离、表面解吸激光电离、低温等离子体探针、红外线激光辅助解吸电喷雾电离、纳升电喷雾萃取电离、常压激光解吸电离、纸喷雾电离等。下面分别介绍两种代表性的常压离子源。

解吸电喷雾电离（desorption electrospray ionization，DESI）主要运用电喷雾装置以及气动雾化器，将溶剂雾化为带电荷的微液滴，其基本结构如图9-6所示。

当气体束以入射角α撞击样品时，被分析物将会溶解于微液滴内，并于液态下进行分子-离子反应，产生被分析物离子，然后以反射角β将含有被分析物离子的微液滴溅射出去。反射的气体束会将带电荷的微液滴送往质量分析器，在飞行的过程中会发生溶剂与库仑分裂，与电喷雾电离相似，均生成带有多个电荷的离子。同时，在反射的气体束中，也存在一部分中性物质，带电荷的微液滴产生的气相离子，也会与中性物质进行分子-离子反应。

解吸电喷雾电离的离子化效率主要受喷雾电压、电喷雾喷嘴与样品表面距离、质量分析器进样口与样品表面距离、气体束入射角度、气体束速率（压力）、溶剂流速、样品表面的物理化学特点等参数影响。其中，电喷雾喷嘴与样品表面距离、质量分析器进样口与样品表

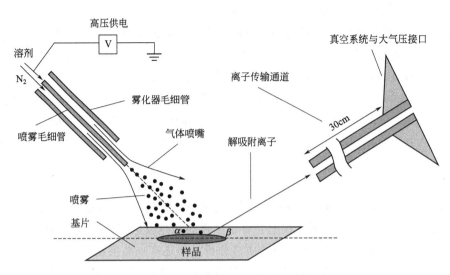

图 9-6　解吸电喷雾电离结构示意图

面距离、气体束入射角度影响进入质量分析器的被分析物离子数量，且与信号强度有关；溶剂、被分析物及样品表面三者的溶解度影响液体下分子-离子反应，相比于样品表面，被分析物需易溶于溶剂，才能有效地使被分析物溶解于溶剂液滴，以利于反应进行。

实时直接分析（direct analysis in real time，DART）的离子源由工作气体、针状电极、两个多孔盘电极、气体加热器等组成，其结构示意图如图 9-7 所示。

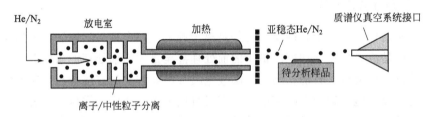

图 9-7　实时直接分析电离结构示意图

实时直接分析离子源最常用的工作气体为氦气。当工作气体进入放电室后，针状电极以 $1 \sim 5 kV$ 的电压进行辉光放电（glow discharge），使工作气体吸收能量跃迁成为激发态原子（excited atoms）。此时第一个多孔盘电极作为相对电极并且接地，让生产的离子、电子、原子经气流的带动，进入到放电室的两个多孔盘电极之间。若在第二个多孔盘电极通以正电压，此多孔盘电极便具有移除阳离子的效用，当气流穿越此电极时，其内的阳离子将被移除，剩下的原子、阴离子则被气流送往加热区域，出口处的格栅电极会移除气流内的阴离子，所以，最后气流中只存在激发态中性粒子（excited neutral species）或亚稳态粒子（metastable species）。然后，喷出的气流可将待测物从样品表面解吸附，并利用激发态中性粒子使被分析物电离。在正离子模式下，实时直接分析电离获得的质谱图主要为 M^+ 与 $[M+H]^+$；在负离子模式下，则为 M^- 与 $[M-H]^-$。

根据离子化原理，常压敞开式离子化法适合分析物体表面的附着物质，如蔬果表面残留的农药、从事炸药制造的恐怖分子衣物、鞋子上的爆炸物成分等。所以，常压敞开式离子化方法可用于食品安全、环境检测、代谢组学、犯罪物证鉴定等领域。在定量方面，常压敞开式离子化方法的定量准确性与重现性仍不够好。这将是常压敞开式离子化技术研究的一个重要方面。

9.3.3.8 电感耦合等离子体离子源

电感耦合等离子体-质谱技术（inductively coupled plasma mass spectrometry，ICP-MS）是 20 世纪 80 年代发展起来的一种新的多元素微量分析和同位素分析测试技术。等离子体是一种高密度电子的离子化气体，因含有正、负电荷极易与磁场作用。如果磁场随时间变化，则与等离子体产生感应耦合。ICP 就利用这一原理设计出高温焰炬。ICP 具有相当高的电离效率，但又不是强烈的电离，除了少数元素能产生二次离子外，大多数元素在等离子体中主要形成一价离子，加之这种离子源在样品制备中操作简单，使样品在高温状态下能停留相当长的时间，因而能使样品有效气化、分解和激发电离，其最重要的特点是能避免元素之间和混合物之间的相互干扰。这些特点使其成为无机质谱仪中理想的离子源。

ICP-MS 的分析以溶液为主，溶液样品经由雾化器喷射进入大气压下工作的 ICP，样品在等离子体内进行离子化，离子能量较大的非金属和金属元素只能轻微电离，故 ICP 不适用于这些元素的检测。

ICP-MS 的检测灵敏度很高，对多数元素的溶液检测限都在 $1ng/mL$ 至 $1\mu g/mL$ 之间。可直接由溶液样品测出元素的同位素比，可以得到 $0.1\% \sim 1\%$ 的精度（RSD）。

综上所述，ICP-MS 的主要特点如下：

① 样品在大气压下送入系统；
② 样品在高温下进行完全气化和分解；
③ 样品原子化、离子化比例极高；
④ 大多数元素产生的是单电荷离子；
⑤ 离子能量分散较小；
⑥ ICP 不需要真空的离子源；
⑦ 离子源处于低电位，可配置简单的质量分析器。

ICP-MS 具有良好的线性范围，可短时间内完成大量的样品测量，灵敏度高，可同时进行多元素快速分析，可使用同位素稀释法与多种分离技术及进样方法相结合，能适应复杂体系的痕量或超痕量元素分析。此外，ICP-MS 还具有与其他技术（如高效液相色谱、气相色谱、离子色谱、激光光谱等）在线联用的能力。自 1984 年第 1 台商品仪器问世以来，这项技术已从最初在地质科学研究的应用迅速发展到广泛应用于冶金、石油、环境、生物、医学、半导体、核材料分析等领域。近年来，随着高分辨双聚焦 ICP-MS、碰撞反应池 ICP-MS 以及多接收高分辨 ICP-MS 仪器的出现和分析技术的日趋成熟，在仪器分辨率、消除干扰和同位素丰度比测量精度等方面都有了很大提高。

9.3.4 质量分析器

质量分析器是质谱仪的核心，是它将离子源产生的离子按其质量和电荷比（m/z）的不同、在空间的位置、时间的先后或轨道的稳定与否进行分离，以便得到按质荷比大小顺序排列而成的质谱图。质谱仪中常用的质量分析器有：磁质量分析器、四极杆质量分析器（又称四极杆滤质器）、飞行时间质量分析器、离子阱质量分析器、回旋共振质量分析器和轨道阱质量分析器。其中，磁质量分析器为静态质量分析器，其他为动态质量分析器。根据所用的质量分析器不同，相应的质谱仪分别称为磁质谱仪、四极杆质谱仪、离子阱质谱仪、飞行时间质谱仪、离子回旋共振质谱仪和轨道阱质谱仪。下面简单介绍以下各种质量分析器的工作原理。

9.3.4.1 磁质量分析器

磁质量分析器是历史上最早使用的质量分析器，早期的质谱仪都是磁质谱仪，其结构如图 9-8 所示。

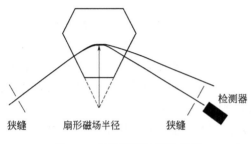

图 9-8 磁质量分析器示意图

磁质量分析器是根据离子束在一定场强的磁场中运动时，其运动的曲率半径（R_m）与离子的质荷比和加速电压（V）有关。当离子的加速电压固定后，不同质荷比的离子其运动曲率半径不同，使得不同离子处于不同的空间位置，从而分离不同质荷比的离子。

磁质量分析器具有重现性好、扫描速度快、分辨率与质量大小无关等特点。如果降低磁场体积和质量将极大地影响磁场的强度，从而削弱磁质量分析器的分析性能，因此磁质量分析器的体积一般都较大，不利于质谱仪小型化。

目前，磁质量分析器均采用磁场与电场双聚焦模式，在测量和分析放射性同位素的应用中具有独特优势，如核材料的矿产资源勘查、反应堆辐照与乏燃料后处理的同位素监测、地球化学过程中稳定同位素的分析等。在考古领域，通过分析测量出土文物的 ^{10}Be 和 ^{14}C，确定其历史年代。

9.3.4.2 四极杆质量分析器

传统的四极杆质量分析器是由四根笔直的金属或表面镀有金属的极杆与轴线平行并等距离地排列构成的，四极杆的理想表面为双曲面。整体式的四极杆设计和加工，可使四极杆具有永久的空间结构，真正做到理想的双曲面结构。

如图 9-9 所示，在 x 与 y 两支电极上分别加上 $\pm(U+V\cos\Omega t，\Omega=2\pi f)$ 的高频电压（V 为电压幅值；U 为直流电压，$U/V=0.16784$；f 为频率；t 为时间）。离子从离子源出来后沿着与 x、y 方向垂直的 z 方向进入四极杆的高频电场中。这时，只有质荷比满足下式的离子才能通过四极杆到达检测器，其他离子则撞到四根电极上而被"过滤"掉，即

$$\frac{m}{z}=\frac{0.136V}{r_0^2 f}$$

式中，r_0 为场半径。

当改变高频电压幅值（V）或频率（f），即用 V 或 f 扫描时，不同质荷比的离子可陆续通过四极杆而被检测器检测，设置扫描范围实际上是设置 V 或 f 的变化范围。V 的变化可以是连续的，也可以是跳跃的。所谓跳跃式扫描是只检测某些质量的离子，称为选择离子监测（select ion monitoring，SIM）。这种扫描方式灵敏度高，而且通过选择适当的离子使干扰组分不被采集，可以消除组分间的干扰，适合定量分析。如果这种扫描方式得到的质谱不是全谱，则不能用于质谱库检索和定性分析。

相比于磁质量分析器、飞行时间质量分析器，四极杆质量分析器具有质量轻、体积小、

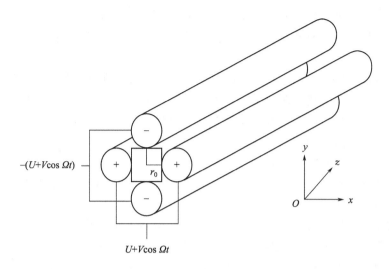

图 9-9　四极杆质量分析器示意图

造价低，以及标准谱库支持等优点，使得目前的色谱-质谱联用仪中的质谱仪、三重四级质谱仪、电感耦合等离子体质谱仪大部分采用了四极杆质量分析器。

9.3.4.3　离子阱质量分析器

离子阱质量分析器，有些教科书也称为四极离子阱质量分析器，其结构如图 9-10 所示。离子阱的主体是一个环形电极和上下两个端盖电极，环形电极和上下两个端盖电极都是绕 z 轴旋转的双曲线，并满足 $y_0^2 = 2z_0^2$（y_0 为环形电极的最小半径；z_0 为两个端盖电极间的最短距离）。在环形电极和端盖电极之间加上 $\pm(U+V\cos\Omega t)$ 的高频电压，两端盖电极皆处接地电位。与四极杆质量分析器类似，当高频电压的 V 和 f 固定为某一值时，只能使某一质荷比的离子成为阱内的稳定离子，轨道振幅保持一定大小，可长时间留在阱内；这时其他质荷比的离子为阱内的不稳定离子，轨道振幅会很快增加，直到撞击电极而消失。当在引出电

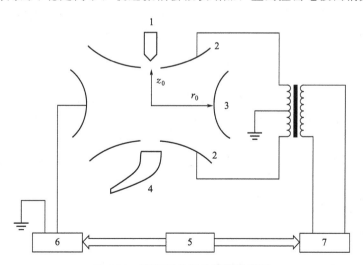

图 9-10　离子阱质量分析器示意图

1—灯丝；2—端帽；3—环形电极；4—电子倍增器；5—计算机（统指扫描采集处理器、测控系统等）；
6—放大器和射频发生器（基本射频电压）；7—放大器和射频发生器（附加射频电压）

极上加负电压脉冲，就可将在阱中的稳定离子引出，再由检测器检测。离子阱质量分析器的扫描方式和四极杆质量分析器相似，即在恒定的直交流电压比值作用下，扫描高频电压 V，就可获得质谱图。

目前从三维离子阱发展出不同类型的离子阱，主要有三维离子阱、环形离子阱、线形离子阱、矩形离子阱等几种离子阱质量分析器。三维离子阱是早期的离子阱技术，由于其离子存储空间小、容易发生空间电荷效应，动态范围相对较窄；环形离子阱实际上是三维离子阱的一种变形，虽然通过几何结构的变化在一定程度上提高了离子存储效率，但是它的分辨率和质量扫描速率等性能指标都受到较大影响；线形离子阱具有离子存储容量大、质量分辨率高、离子束缚效率高和不易发生空间电荷效应的优点，成为目前新发展的便携式离子阱质谱仪普遍采用的质量分析器。

离子阱质量分析器的特点是：结构小巧（环形电极的最小半径 r_0 仅为 $2cm$ 左右），对加工精度要求低，质量轻，灵敏度高，所需的真空条件低，能在极低压强下长时间储存离子，尤其适合研制小型便携式质谱仪。此外，离子阱质量分析器还有多级质谱分析功能，它可以用于 GC-MS，也可以用于 LC-MS。但离子阱质谱仪也存在需要缓冲气，与基于四极杆质谱仪采集的标准谱图匹配度较低等不足。

9.3.4.4　飞行时间质量分析器

飞行时间质量分析器（TOF）的主要部分是一个离子漂移管，离子在加速电压下得到动能，以一定速度进入漂移管，离子在漂移管的飞行时间与离子质量的平方根成正比，即对于能量相同的离子，离子质量越大到达检测器所用的时间越长，质量越小所用时间越少，从而将不同质量的离子分开。适当增加漂移管的长度，可以提高分辨率。TOF 结构如图 9-11 所示。

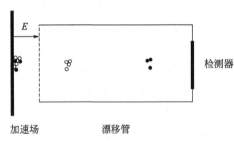

图 9-11　飞行时间质量分析器示意图

与其他质量分析器相比，TOF 具有结构简单、扫描速度快、质量范围宽、分辨率高等优点。因为大分子离子的速度慢，更易于开展对大分子的分析和测量，尤其是与 MALDI 技术联用，并采用离子延迟引出技术和离子反射技术，可以在很大程度提升分辨率，同时具有较高的灵敏度。

早期，测量质荷比大于 10^4 的分子就是通过 TOF 技术实现的，目前能够测量的质荷比超过 10^8。TOF 对于大分子物质的质量测量精度可达到 0.01%，比传统的生物化学方法（如离心、电泳、尺寸筛析色谱等）的精度好得多。TOF 常与 MALDI、ESI 等离子源和四极杆质量分析器联用，形成 MALDI/ESI-Q-TOF，也可多个飞行时间质量分析器联用，形成 MALDI-Q-TOF/TOF，广泛应用于多肽、蛋白质组学等生物大分子的分析检测领域以及细菌、毒素、微生物等生物毒剂的鉴别。

9.3.5　检测器

质谱仪经电离源产生的离子经过质量分析器分离后到达检测器，通过检测器将离子转换成电信号后生成相应的质谱数据。质谱仪常用的检测器有直接电检测器、电子倍增器、微通道板和闪烁检测器等。下面对几种检测器的工作原理作简单介绍。

（1）直接电检测器

直接电检测器是用平板电极或法拉第圆筒接收由质量分析器出来的离子流，然后由直流放大器或静电计放大器进行放大后记录。直接电检测器属于无增益型检测器，只是收集离子电流或感应离子电荷，只对电荷数 z 相关，对质量没有歧视效应，构造简单，可做成阵列检测器，但是灵敏度较差，对电噪声干扰敏感，对后端放大电路要求较高。

（2）电子倍增器

电子倍增器运用质量分析器出来的离子轰击电子倍增管的阴极表面，使其发射出二次电子，再用二次电子依次轰击一系列电极，使二次电子获得不断倍增，最后由阳极接收电子流，使离子束信号得到放大，放大倍数一般在 $10^5 \sim 10^7$。目前在色谱-质谱联用仪中使用最多的是电子倍增器。

电子倍增器有分离打拿极和连续打拿极两种结构。分离打拿极电子倍增器由相互交错的电极构成，各电极之间有电阻并施加高压电，各级电极之间产生分压从而对电子进行加速，电极数目可多到十几级。其优点是能够产生较大的输出电流（甚至达到 $100\mu A$）、寿命长，但是要求的工作真空度较高，大多数不能反复暴露在大气中。连续打拿极电子倍增器又包括通道电子倍增器和微通道板。通道电子倍增器有单通道和多通道之分，通常采用铅硅酸盐玻璃管经过特殊加工在氢气气氛中还原后，在其表面和亚表面分别得到二次电子发射层和半导体层，在其输入、输出两端加上电压形成电场来实现电子倍增。其优点是体积小巧，可在低真空下工作，缺点是对相同能量的离子有质量歧视效应，检测效率随质量增大而降低，且容易发生二次电子饱和，寿命一般只有 $1 \sim 2$ 年。微通道板由大量微型通道管（管径约 $20\mu m$，长约 $1mm$）组成。微通道管是由高铅玻璃制成，具有较高的二次电子发射率。每一个微通道管相当于一个通道型连续电子倍增器。整个微通道板则相当于若干这种电子倍增器并联，每块板的增益为 10^4。欲获得更高增益，可将微通道板串联使用。微通道板的优点是响应时间快，检测面积大，增益高（10^8），缺点是真空度要求高、易碎、易受湿度影响、价格较高。

（3）闪烁检测器

由质量分析器出来的高速离子打击倍增电极产生二次电子，二次电子被进一步加速打击到闪烁体上产生光子，然后用光电倍增管检测闪烁体产生的光子，转换放大为电信号。闪烁检测器寿命长，具有高增益（$10^6 \sim 10^7$）和宽线性范围，但离子转换路径复杂（离子→电子→光子→电子），信号响应时间偏长。

9.3.6　计算机系统

现代质谱仪都配有完善的计算机系统，它不仅能快速准确地采集数据和处理数据，而且能监控质谱仪各单元的工作状态，实现质谱仪的全自动操作，并能代替人工进行化合物的定性和定量分析。色谱-质谱联用仪配有的计算机系统还可以控制色谱和接口的操作。下面对质谱仪计算机系统的功能作简单介绍。

① 数据的采集和简化。一个被测化合物可能有数百个质谱峰，若每个峰采数 $15 \sim 20$ 次，则每次扫描采数的总量在 2000 次以上，这些数据是在 1 秒到数秒内采集到的，必须在很短的时间内把这些数据收集起来，并进行运算和简化，最后变成峰位（时间）和峰强数据

储存起来。经过简化后每个峰由两个数据——峰位（时间）和峰强表示。

② 质量数的转换。质量数的转换就是把获得的峰位（时间）谱转换为质量谱（即质量数-峰强关系图）。对于低分辨质谱仪先用参考样（根据所需质量范围选用全氟异丁胺、全氟三丁胺、碘化铯等物质作为参考样）作质量内标，而后用指数内插及外推法，将峰位（时间）转换成质量数（当 $z=1$ 即单电荷离子，质荷比即为质量数）。在作高分辨质谱图时，未知样和参考样同时进样，未知样的谱峰夹在参考样的谱峰中间，并能很好地分开。按内插和外推法用参考样的精确质量数计算出未知样的精确质量数。

③ 扣除本底或相邻组分的干扰。利用"差谱"技术将样品谱图中的本底谱图或干扰组分的谱图扣除，得到所需组分的纯质谱图，以便于解析。

④ 谱峰强度归一化。把谱图中所有峰的强度对最强峰（基峰）的相对百分数列成数据表或给出棒图（质谱图），也可将全部离子强度之和作为100，每一谱峰强度用总离子强度的百分数表示。归一化后，有利于和标准谱图比较，便于对谱图进行解析。

⑤ 标出高分辨质谱的元素组成。对于含碳、氢、氧、氮、硫和卤素的有机化合物，计算机可以给出：高分辨质谱的精确质量测量值、按该精确质量计算得到的差值最小的元素组成、测量值与元素组成计算值之差。

⑥ 用总离子流对质谱峰强度进行修正。色谱分离后的组分在流出过程中浓度不断变化，质谱峰的相对强度在扫描时间内也会变化，为纠正这种失真，计算机系统可以根据总离子流的变化（反映样品浓度的变化）自动对质谱峰强度进行校正。

⑦ 谱图的累加、平均。使用直接进样或场解析电离时，有机化合物的混合物样品蒸发会有先后的差别，样品的蒸发量也在变化。为观察杂质的存在情况，有时需要给出量的估计。计算机系统可按选定的扫描次数把多次扫描的质谱图累加，并按扫描次数平均。这样可以有效地提高仪器的信噪比，也就提高了仪器的灵敏度。同时从杂质谱峰的离子强度也可估计杂质的量。

⑧ 输出质量色谱图。计算机系统将每次扫描所得质谱峰的离子流全部加和，以总离子流（TIC）输出，称为总离子流色谱图或质量色谱图。根据需要，可按扣除指定的质谱峰后的总离子流输出，称为重建质量色谱图；也可以按指定的质谱峰输出单一质谱峰的离子流图，称为质量碎片色谱图。

⑨ 单离子监测和多离子监测。在质谱仪的质量扫描过程中，由计算机系统控制扫描电压"跳变"，实现一次扫描中采集一个指定质荷比的离子或多个指定质荷比的离子的监测方法称为单离子监测或多离子监测。单离子监测和多离子监测统称为选择离子监测（select ion monitoring，SIM）。选择离子监测的灵敏度可以比全扫描监测高 2～3 个数量级。选择离子监测主要用于定量分析和高灵敏度检出某一指定化合物的分析。

⑩ 谱图检索。计算机可按一定程序将待测样品谱图与标准谱图进行比对，并根据峰位和峰强度比对结果计算出相似性指数，最后根据比对结果给出相似性指数排在前列的几个化合物的名称、分子量、分子式、结构式和相似性指数。使用者可以根据样品的其他已知信息（物理的和化学的）从检索给出的这些化合物中最后确定待测样品的分子式和结构式。在这里特别要注意的是相似指数最高的并不一定就是最终确定的分析结果。

9.3.7 质谱图解析

样品分子在离子源内电离，产生各种各样的离子，这些离子经过质量分析器按其质荷比分离，分离后的离子依次被检测器检测，并记录下来，形成一个按离子质荷比大小排列的谱图，称为质谱图。

质谱图包含着该物质定性和定量的信息，质谱图的横坐标是质荷比，纵坐标为相对丰度。离子的相对强度与样品分子的结构有关，离子的绝对强度取决于样品量和仪器的灵敏度。同种样品，在固定的条件下得到的质谱图是相同的，这是质谱图进行定性分析的基础。通过确定谱图上分子离子的种类及其相对含量，就有可能确定该物质的化学组成、结构及分子量。图 9-12 是沙林的质谱图，图中每个峰（称为质谱峰）上所标数字即为该峰所对应的离子的质荷比，当其电荷数 $z=1$ 时，该数值即为对应的离子质量数。各峰的相对高度代表各种离子的相对强度。

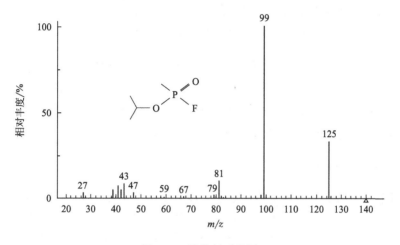

图 9-12　沙林的质谱图

9.3.7.1　质谱中常见的几种离子

① 分子离子。进入质谱离子源的物质在电离过程中失去一个电子而形成的单电荷离子，它代表该物质的分子量。

② 碎片离子。电离后有过剩内能的分子离子能以多种方式裂解生成碎片离子，碎片离子还可能进一步裂解成更小质量的碎片离子。这些碎片离子是解析质谱图、推断物质分子结构的重要信息。

③ 多电荷离子。指带有 2 个或更多电荷的离子。在 LC-MS 联用中使用电喷雾接口时可产生一系列多电荷离子，电荷数可达数十个，这使得我们可以使用质荷比范围只有 1000～2000 的质量分析器（四极杆质量分析器、离子阱质量分析器等）测定分子量达数十万的大分子物质。

④ 同位素离子。各种元素的同位素基本上是按照它们在自然界中的丰度比出现在质谱中，这对于利用质谱确定化合物及其碎片的元素组成有很大作用。如某一质谱峰 M^+ 与 $(M+2)^+$ 的强度比 $M^+/(M+2)^+$ 近似为 3:1 时，其相应的化合物或碎片中（即 M 中）就可能含有 1 个 Cl 原子。含有 2 个 Cl 原子的化合物或碎片其同位素峰的强度比 $M^+ : (M+2)^+ : (M+4)^+ = 9 : 6 : 1$。利用同位素离子强度比可以较容易地判断化合物中是否含氯、溴、硫和硅等原子及含有数量。

⑤ 亚稳离子。由离子源到检测器的飞行途中裂解的离子叫亚稳离子。由亚稳离子可以

指示离子产生的途径（即子离子和母离子之间的关系），对结构判断很有用。

⑥ 负离子。以上提到的离子都是带正电荷的正离子，在常规质谱分析中得到的质谱图也都是记录正离子得到的。在电离过程中也会产生一部分带负电荷的负离子。在常规质谱中负离子浓度比正离子浓度低2~3个数量级。质谱仪器作相应的变化后可记录负离子的质谱图。近年来对负离子的质谱研究日益活跃，某些带有强电负性原子（如Cl、F、O等）的化合物在进行负离子化学电离和快原子轰击电离时，产生的负离子浓度大大高于正离子浓度，这时负离子质谱的灵敏度可比正离子质谱高2~3个数量级。

⑦ 奇电子离子和偶电子离子。带有未成对电子的分子离子或碎片离子称为奇电子离子（OE）或游离基离子。外层电子完全成对的离子称为偶电子离子（EE）。把离子分为奇电子离子（游离基离子）和偶电子离子对离子分解反应的解释和分类极为方便、有用。

当知道离子的元素组成时，可利用环加双键数，立即给出该离子是奇电子离子还是偶电子离子。对于通式为 $C_x H_y N_z O_n$ 的离子，其环加双键的总数应等于 $x-\dfrac{1}{2}y+\dfrac{1}{2}z+1$，当这一数值为整数时，该离子为奇电子离子，如 $C_5 H_5 N$，环加双键数为 $5-2.5+0.5+1=4$，是一个整数，故 $C_5 H_5 N^+$（吡啶）是奇电子离子，而 $C_7 H_5 O$ 的环加双键数为 $7-2.5+1=5.5$，不是整数，故 $C_6 H_5 CO^+$（苯甲酰离子）是偶电子离子。

9.3.7.2 分子离子的确认

在质谱图中分子离子是最有价值的信息，因为由分子离子可以得知该化合物的分子量，如果用高分辨质谱测量出分子离子的精确质量，就可以得知该物质的元素组成即分子式。因此，在质谱图中如何确认哪一个峰是分子离子峰是解析质谱图的关键一步。

在一个纯化合物的质谱中，当所得到的质谱图不含本底和由离子分子反应产生的附加峰时，判断分子离子的必要的、但非充分的条件是：

① 必须是谱图中最高质量的离子；

② 必须是奇电子离子；

③ 必须能够通过合理的离子碎裂机理产生谱图中的一些重要离子。

假如被检查的离子未能通过上述3个条件的检验，则它绝不可能是分子离子。假如它通过上述3个条件的全部检验，则它可能是，也可能不是分子离子，还需进行一些判断。

在判断分子离子时要特别注意所谓的"氮规则"，即一个化合物不含有氮原子或含有偶数个氮原子，其分子离子的质量一定是偶数；一个化合物含有奇数个氮原子，其分子离子的质量一定是奇数。由于重要的奇电子离子一般很少出现在质谱图的低质量端，因此在质谱图的低质量区，强的偶数质量的质谱峰通常是含有奇数氮原子的离子。由此可以得出"氮规则"的一个推论：没有重要的偶数质量的离子，特别是在低质量区域没有偶数质量的离子，则表明存在1个偶数质量的分子离子（即偶数分子量的化合物）。但是，反之不一定成立，即在低质量区域有强的偶数质量离子的存在，不一定意味着有1个奇数质量的分子离子。如图9-13是季戊烷的质谱图，由于谱图中没有一个偶数质量的离子出现，表明该化合物的分子量应是偶数，m/z 为57不是分子离子峰。

在判断是否是分子离子时还一定要注意合理的中性丢失。在分子离子的分解（破裂）过程中，通常仅有少数几种低质量的中性碎片被丢失，凡是与最高质量数的离子相隔一个异常的质量数或元素组成的地方出现一个"重要"的离子时，表明前者不是一个分子离子。如比

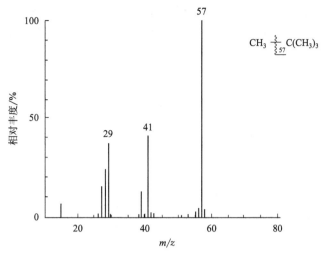

图 9-13　季戊烷的质谱图

最高质量数低 5 个质量单位的地方出现一个强的质谱峰（离子，与其邻近离子比较），表明失去 5 个氢原子，这是一种不太可能的分解反应。从分子离子失去小的中性碎片，通常都是以单键相连的基团。因此，由失去质量数为 4～14 和 21～25 的中性碎片而产生的重要的质谱峰是极不可能的。所以，当最高质荷比的离子比与其相邻的、质荷比低的离子质量数高出 4～14 和 21～25 时，这一最高质荷比的离子不是分子离子。如果丢失的中性碎片的元素组成能被推断出来，这对分子离子的判断是极为有利的。如较强的 $(M-15)^+$ 离子是常见的，此时丢失的中性碎片是一个 CH_3，而丢失质量数为 35 的中性碎片，仅在含有氯时才是合理的（可由同位素峰判断是否含氯）。

　　质谱中分子离子峰的强度大小主要取决于该分子的稳定性和分子电离所需的能量，这是由分子结构所决定的。因此，分子离子峰强度的大小可以提供分子结构的一些信息。在一般情况下分子的化学稳定性与分子离子的稳定性是相关联的，化学稳定性高的分子，其分子离子峰就强。分子离子的稳定性按如下顺序排列：芳香族＞共轭链烯＞脂环化合物＞硫化物＞直链烷烃＞硫醇＞酮＞胺＞酯＞醚＞羧酸＞支链烷烃＞醇。如芳烃的化学稳定性比烷烃高，所以芳烃的分子离子峰要比烷烃的强。图 9-14 是苯和己烷的质谱图，苯的分子离子峰是基峰，而己烷的分子离子峰很弱。

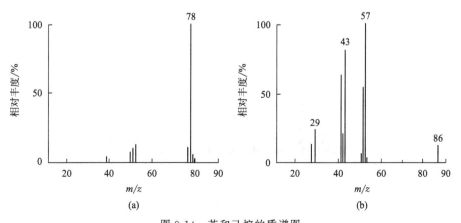

图 9-14　苯和己烷的质谱图
（a）苯；（b）己烷

分子离子峰常随不饱和度和环的数目增加而增大。图 9-15 是马钱子碱的质谱图，其分子离子峰是很强的基峰。直链烷烃在链长为 $C_6 \sim C_8$ 时分子离子峰最弱，支链会显著降低分子离子峰的强度。

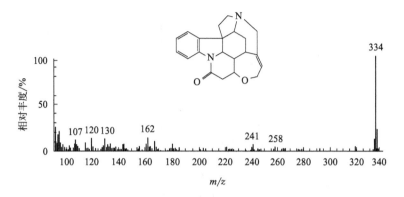

图 9-15　马钱子碱的质谱图

分子电离所需的能量越低（即电离电位越低），越容易丢失电子而形成分子离子。因此分子电离电位越低的分子，分子离子峰越强。如硫（S）的电离电位比氧（O）低，所以硫醇的分子离子峰的强度比相应的醇的分子离子峰大得多。如正十二醇没有分子离子峰出现，而正十二硫醇有明显的分子离子峰出现（图 9-16）。

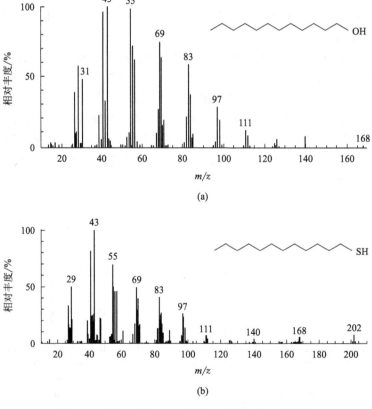

图 9-16　正十二醇（a）和正十二硫醇（b）质谱图

9.3.7.3　质谱图解析的一般程序

现今的质谱仪和色谱-质谱联用仪都带有计算机检索功能，这对质谱图的解析提供了极大的便利。但是仅靠计算机的检索来解析质谱图是远远不够的，只有根据所能得到的样品的各种信息（如样品来源、样品的理化性能等）和对质谱理论的理解，对计算机检索得到的结果进行分析，才能得到正确的结论。有时还要配合其他分析手段，如红外光谱分析、核磁共振波谱分析、元素分析等，才能得出最终的结论。下面仅对质谱图解析的一般程序作简单介绍。

① 详细了解被分析样品的有关信息，包括样品的来源和样品的理化性能（如熔点、沸点、形态、颜色、溶解性、酸碱性、可燃性、气味等）。

② 确认所得质谱图是否是纯物质的质谱图。直接进样的样品要了解样品是否经过纯化。色谱-质谱联用时可利用峰前沿、峰顶和峰后沿处的三张质谱图是否一致来判断峰的纯度。

③ 利用"差谱"技术扣除本底和杂质的干扰，得到一张"干净"的质谱图，用此图作下一步解析。

④ 根据同位素峰强度比的情况判断 Cl、Br、S、Si 等元素存在的情况。如有高分辨质谱数据可确定各谱峰的元素组成。

⑤ 根据分子离子的一些必要条件在质谱图中确认分子离子，如无法确认时可采用一些软电离技术进行分子离子确认。确认分子离子后给出合理的中性碎片丢失。

⑥ 从质谱图概貌推断分子稳定性，从一些特征的、"重要"的离子峰判断化合物的类型。

⑦ 利用③中得到的干净的质谱图进行计算机检索，并利用①～⑥所得到的有关信息从计算机检索出的一系列化合物中确认被分析样品的分子式和结构式。

⑧ 根据给出的结构式和分子裂解机理说明质谱图中所有"重要"的离子峰是如何形成的。如有"重要"的离子峰的形成得不到说明，则要对质谱图进行重新解析。

⑨ 若通过①～⑧程序还无法确定被分析样品的结构，则需用红外光谱、核磁共振波谱等分析方法帮助解析。

图 9-17～图 9-20 是几种常见化学毒剂的质谱图，供读者学习。

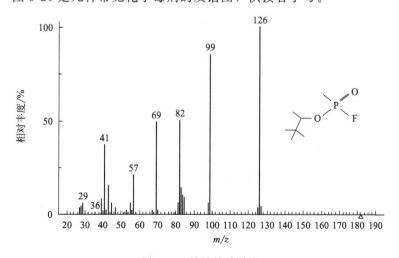

图 9-17　梭曼的质谱图

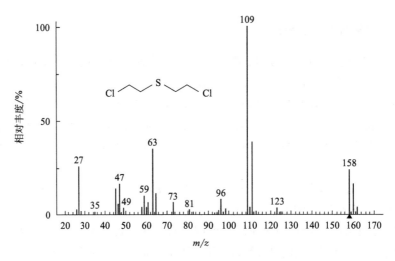

图 9-18　芥子气的质谱图

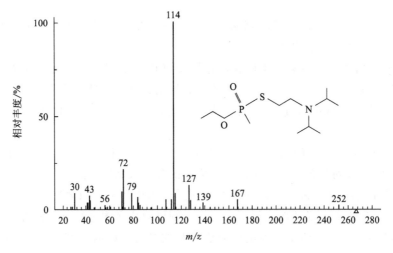

图 9-19　维埃克斯的质谱图

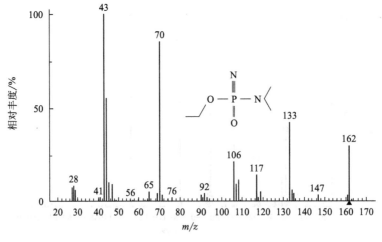

图 9-20　塔崩的质谱图

在气相色谱-质谱联用中，谱图解析通常是用计算机检索来完成的，质谱图解析的详细介绍可参见有关质谱图解析的专著。

9.3.8　谱库检索

质谱技术是鉴别未知物质最有力的分析手段之一。通过对表征物质结构的质谱图进行谱图解析从而识别物质的种类。用于化学侦察的质谱仪在现场连续监测的过程中会产生大量的检测谱数据，在仪器输出的总离子流图上每个采样点会产生一张代表某种物质的质谱图。目前自然界中已知的化合物有上百万种，用人工解析谱图来识别未知化合物的种类与结构非常困难，专业性强，效率低。因此，物质的智能识别方法是质谱仪谱图处理的一个重要环节，而谱库检索方法就是质谱仪智能物质识别的方法之一。

谱库检索方法是将待测未知物质的质谱图与标准谱库中的参考谱图进行匹配，得出候选物质的匹配结果。在谱库检索列表中依据匹配度（相似度）从高到低的顺序将若干个候选物质的名称、分子量、分子式、识别代号和匹配率等数据进行列表，供质谱仪用户参考。

质谱数据库的构造是谱库检索方法实现的重要内容。质谱数据库由标准质谱图构成。标准质谱图是在标准电离条件（70eV 电子束轰击）下得到的已知纯有机物质的质谱图。这些质谱图通常是由国际上一些大型的实验室及权威化学家核对过的质谱图。国外比较权威的大型质谱数据库有 NIST/EPA/NIH、Wiley Regostry、MSSS 和 AMDIS 等。

NIST/EPA/NIH 是由美国国家标准和技术学会（NIST）、美国环保署（EPA）和美国国立卫生研究院（NIH）联合建立的质谱库，该质谱库的应用非常普及，目前已经有许多版本，如 NIST 质谱数据库中每张谱图都至少经过两名质谱专家校对，物质的结构、名称和谱图数据具有较强的权威性，也是目前应用最广的质谱数据库之一。如 NIST11 版谱库中包括 EI 电离源所产生的质谱数据、MS/MS 多级质谱仪产生的质谱图、色谱数据和谱库检索软件等，包括 243893 张质谱图，212961 种物质。NIST2017 版质谱数据库包含超过 100 万张的 EI 质谱数据，超过 973000 物质化学结构，MS/MS 产生的 3 万种质谱数据库，1.6 万种 GC 色谱保留指数以及谱库检索软件，等；Wiley Registry 质谱库是由 Mclafferty 等在 NIH/EPA 的基础上建立的质谱库，也是一个权威的综合质谱数据库，广泛应用于病理、法医鉴定/毒理学、环境科学、质检、国土安全、执法、食品安全及科学研究与开发中对已知物质的确定和对未知物质的鉴定；Wiley Registry™第九版包括了大约 662000 张 EI 电离源质谱图中的 592000 种物质，可检索 565000 种物质的结构，该谱库中的谱图来自国际上顶级的分析化学实验室，大多数谱图中包含物质的结构、名称、分子式、分子量、基峰和特征质量峰（nominal mass peaks）；质谱检索系统 MSSS（mass spectral search system）质谱库由 Heller 等在 NIH/EPA 上建立的质谱库，它采用了单峰检索系统，该系统通过 Internet 向世界各地提供服务；自动质谱解卷积识别系统库（automatic mass deconvolution identifaction system，AMDIS）来自于美国国家标准和技术学会，库内包含 3540 张色谱-质谱联用（GC-MS）谱图，也可用解卷积方法将总离子流色谱图中的重叠峰进行解析，从而使目标物质从复杂的背景中分离出来。除了标准谱库外，也可由用户根据实际的分析目标建立用户专用质谱库，专用谱库往往针对性强，因谱库小检索速度快，适合于移动式质谱仪现场检测。如包括化学毒剂在内的有毒化学物质库、农药库等可用于一些特有类型化合物的检索，谱图检索现已成为气相色谱-质谱联用仪主要定性的手段。

9.4 联用技术

一般质谱仪只能对单一组分提供高灵敏度和特征的质谱图，对复杂化合物分析无能为力。将两种或多种方法结合起来的技术称为联用技术，它吸收了各种技术的特长，弥补彼此间的不足，并及时利用各有关学科及技术的最新成就，是极富生命力的一个分析领域。质谱联用技术主要有：气相色谱-质谱（GC-MS、GC×GC-MS）、串联质谱（MS-MS）、液相-质谱（LC-MS、LC-MS-MS）等。联用的关键是解决与质谱的接口以及与相关信息的高速获取、处理与储存问题。

9.4.1 气相色谱-质谱联用技术（GC-MS）

利用气相色谱对混合物的高效分离能力和质谱对于纯化合物的准确鉴定能力而开发的分析仪器称气相色谱-质谱联用仪，简称气质联用仪（或 GC-MS 仪）。这种技术（和分析方法）称气相色谱-质谱联用技术（或 GC-MS 方法），气相色谱是质谱的样品预处理器，质谱是气相色谱的检测器。

9.4.1.1 GC-MS 系统的组成

气质联用仪是分析仪器中较早实现联用技术的仪器。在所有联用技术中，气质联用（GC-MS）发展最完善，应用最广泛，GC-MS 已经成为分析（定性和定量）可挥发性复杂的混合有机化合物最为有效的手段之一。与普通 GC 或 MS 相比具有检测灵敏度高、定性可靠、抗化学噪声能力强、定量精度高等特点。

GC-MS 联用仪系统一般由气相色谱、质谱、GC 与 MS 接口和计算机系统四大部件组成，如图 9-21 所示。

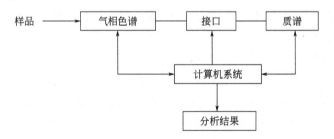

图 9-21　GC-MS 联用仪组成方框图

四大部件的作用是：气相色谱仪分离样品中各组分，起着样品制备的作用；接口把气相色谱流出的各组分送入质谱仪进行检测，起着气相色谱和质谱之间适配器的作用，由于接口技术的不断发展，接口在形式上越来越小，也越来越简单；质谱仪对接口依次引入的各组分进行分析，成为气相色谱仪的检测器；计算机系统交互式地控制气相色谱、接口和质谱仪，进行数据采集和处理，是 GC-MS 的控制单元。

9.4.1.2 GC-MS 工作过程

有机混合物样品经色谱仪色谱柱分离后进入质谱仪离子源电离成为离子，离子经质量分析、检测器之后即成为质谱信号（质谱图）并输入计算机系统。计算机自动将每张质谱的所有离子强度相加，得到总离子强度，总离子强度随样品浓度变化而变化，而样品浓度又随时间而变化，因此，总离子强度也随时间变化，这种变化曲线就是总离子色谱图，总离子色谱图的每一时刻对应一张质谱图，总离子色谱图中每一个峰值代表一种化合物，所处时间为该化合物的保留时间。

通常的 GC-MS 联用仪有两种工作模式，即使用 GC 进行分离后再分析的全分析模式（GC-MS 模式）和不经过 GC 分离直接进入质谱分析的质谱模式（MS 模式）。根据不同的使用场合采用不同的工作模式。通常在对特定化合物（一种或几种）进行检测时，为了提高检测速度和检测灵敏度，使仪器工作在质谱方式下，通过内部已经建立的扫描方法和定量标准曲线快速确定染毒空气的种类和浓度，质谱模式分析时间通常只有几十秒；对于未知化合物或混合化合物通常使用 GC-MS 全分析模式进行定性、定量分析，但分析时间较长，一般需要十几到几十分钟，快速色谱只需要几分钟。

用于战场化学侦察和化学突发事件救援监测的 GC-MS 进样方式无需用微量注射器进行取样，一般采用仪器内置的抽气泵在一定的载气流量作用下对现场的污染空气进行直接进样采集，保证快速检测或连续监测。同时仪器具有可编成程序升温功能，便于不同样品在不同的温度条件下挥发和分离。

9.4.1.3 GC-MS 分析方法

（1）GC-MS 定性分析

由计算机采集到的质谱数据，利用简单的指令就可以得到总离子色谱图、质谱图和库检索结果等。定性分析可通过专业人士进行谱图解析，也可通过谱库检索进行自动识别，或将二者结合，并结合保留时间综合确定。目前色谱质谱联用仪的数据库中，一般储存有近 30 万个化合物标准质谱图。如果得到未知化合物质谱图，可利用计算机在数据库中检索。检索结果可以给出几种最可能的化合物，包括化合物的名称、分子式、分子量、基峰及符合程度（相似度）。

利用计算机进行库检索是一种快速、方便的方法，在利用计算机检索时应注意以下几个问题：数据库中所存的质谱图有限，如果未知物在数据库中没有，得到的检索结果是错误的；由于质谱法本身的局限性，一些结构相近的化合物其质谱图也相似，这种情况也可能造成检索结果的不可信；由于色谱峰分离效果不好以及本底和噪声的影响，得到的质谱图质量不高，这样所得到的检索结果也很差。

因此，在利用数据库得到结果之后，还应根据未知物的物理、化学性质以及色谱保留时间值，必要时结合红外、核磁谱等综合考虑，给出定性结果。绝对不能仅将检索结果作为最终的分析结果。

（2）GC-MS 定量分析

GC-MS 定量分析类似于色谱法定量分析。由 GC-MS 得到的总离子色谱图或质量色谱图（由一种质量的离子得到的色谱图），其色谱峰面积与相应组分的含量成正比，若对某一组分进行定量测定，可以采用色谱分析法中的归一化法、外标法、内标法等不同方法进行。与色谱法不同的是，GC-MS 法除可以利用总离子色谱图进行定量外，还可以利用质量色谱图进行定量。这样可以最大限度地去除其他组分的干扰。此外，为了提高检测灵敏度和减少其他组分的干扰，在 GC-MS 定量分析中，质谱仪经常采用选择离子监测（SIM）扫描方式。

即通过选择一个或几个特征离子得到的色谱图进行定量分析，其灵敏度会大幅度提高，这是GC-MS中最常用的方法。

9.4.2 质谱-质谱联用技术（MS-MS）

质谱-质谱法是在20世纪70年代后期迅猛发展起来的，也称为串联质谱法。MS-MS法是指质量分离的质谱检测技术，通过离子在运动中发生的自然和人为的质量或电荷的变化，研究母离子和子离子的关系，获得碎裂过程的信息，应用于高灵敏度和高专一性的分析。顾名思义，MS-MS法从仪器的结构上看，应该包括质量分离用的一个质谱装置和用于获得质谱图的一个质谱装置。

（1）MS-MS的工作原理

MS-MS的原理是将被分析物电离产生碎片离子，选择某一个碎片离子作为母离子，再在适合的激发电压下将母离子二次电离，产生子离子，收集并根据这些特征子离子对化合物进行定性、定量分析。实际应用中有两种实现方式：空间序列质谱-质谱仪和时间序列质谱-质谱仪。常规分析中常用的MS-MS为三重四极杆串联质谱仪，其仪器体积较大，价格昂贵。另外一种MS-MS是离子阱质谱仪，其体积小、分析成本较低。

根据MS-MS的原理，可以分为三个组成部分，即质量分离用的MS、碰撞活化离解室以及质谱检测用的MS。

（2）MS-MS的数据处理系统

与常规的MS相比，MS-MS具有众多的操作模式，如母离子谱、子离子谱、恒定中性丢失谱等。在短时间内产生的大量信息，需要一个有效的数据处理系统去选择、控制和获得相关的信息。如选择各模式的变换、实验条件的确定，快速获得数据并进行数据分析（数据平均和本底扣除等）、鉴定（峰的鉴定和谱图检索）以及定量分析。MS-MS的数据处理系统包括控制入口系统（GC、LC、直接进样）、离子源（离子化模式、灯丝、源温、电离能量、透镜电位）、分析室（温度、扫描方式）、检测系统（离子收集极性、倍增器与前置放大器增益）、活化碰撞（碰撞能量、压力选择等）以及实现MS-MS所必需的操作控制。

（3）MS-MS的性能特点

利用MS-MS可以获得如下信息的图谱：子离子谱、母离子谱、恒定中性丢失谱、碎裂图、选择反应监测等。由于MS-MS的高灵敏度和高专一性的有机结合，MS-MS技术在化学检测和分析中主要用于目标化合物或同类化合物的监测、混合物的分析及其结构研究和获得软电离法的碎裂信息。与常规方法相比，MS-MS法不受化学噪声的干扰，具有快速、灵敏度高、专一性好的特点。

MS-MS的优势在于能够提供足够的化合物结构信息用于定性分析，准确可靠；特征母离子和子离子的一一对应性使之排除干扰能力强；定量时本底值低，检测灵敏度高。因此，MS-MS特别适用于分析背景干扰严重、定性困难、被测化合物含量很低的样品，它是对复杂基质样品中痕量化合物进行定性、定量分析最有效的方法，也是权威检测机关进行仲裁分析的有效手段。

9.4.3 液相色谱-质谱联用技术（LC-MS）

色谱与质谱的联用集高效分离、多组分同时定性和定量为一体，是分析混合物（目前主要是有机物）最为有效的工具，这在气相色谱-质谱（GC-MS）小节已有充分体现。但由于许多有机化合物的高极性、热不稳定性、大分子量（分子量超过1000）和难挥发等，需要用液相色谱（LC）分离，继GC-MS成功地用于分析各种挥发性和低分子量物质后，LC-MS一直是人们研究的重要领域。

LC-MS分析方法分析条件的选择要考虑两个方面：使分析样品得到最佳的分离条件并得到最佳的电离条件。如果二者矛盾，则要寻求折中条件。LC可选择的条件主要有流动相的组成和流速。LC-MS联用主要考虑喷雾雾化和电离，因此，有些溶剂不适合作为流动相。这些溶剂和缓冲液包括无机酸、不挥发的盐（如磷酸盐）和表面活性剂。不挥发的物质会在离子源内析出结晶，而表面活性剂会抑制其他化合物电离。在LC-MS分析中常用的溶剂和缓冲液有水、甲醇、甲酸、乙酸、氢氧化铵和乙酸铵等。对于选定的溶剂体系，通过调整溶剂比例和流量以实现好的分离。但对于LC分离的最佳流量，往往超过电喷雾允许的最佳流量，此时需要采用柱后分流，以达到好的雾化效果。

质谱条件的选择主要是为了改善雾化和电离状况，提高灵敏度。调节雾化气流量和干燥气流量可以达到最佳雾化条件，改变喷嘴电压和透镜电压等可以得到最佳灵敏度。对于多级质谱仪，还要调节碰撞气流量和碰撞电压及多级质谱的扫描条件。

在进行LC-MS分析时，样品可以利用旋转六通阀通过LC进样，也可以利用注射泵直接进样，样品在电喷雾源或大气压化学电离源中被电离，经质谱扫描，由计算机可以采集到总离子色谱和质谱。

（1）LC-MS定性分析

和GC-MS类似，LC-MS可以通过采集质谱得到总离子色谱图。由于电喷雾是一种软电离源，通常产生很少或没有碎片，谱图中只有准分子离子，因而只能提供未知化合物的分子量信息，不能提供结构信息。单靠LC-MS很难做定性分析。利用高分辨率质谱仪可以得到未知化合物的组成式，对定性分析十分有利。为了得到未知化合物的结构信息，使用串连质谱仪（LC-MS-MS），将准分子离子通过碰撞活化得到其子离子谱，然后解析子离子谱来判断结构。

（2）LC-MS定量分析

用LC-MS定量分析，其基本方法与普通液相色谱法相同。但由于分离方法的问题，一个色谱峰可能包含几种不同的组分，如果紧靠峰面积定量，会给定量分析造成误差，因此，对于LC-MS定量分析，不采用总离子色谱图，而是采用与待测组分相对应的特征离子得到的质量色谱图。此时，不相关的组分将不出峰，这样可以减少组分间的相互干扰，其余的分子方法同普通液相色谱定量分析法。

9.5 应用

质谱仪种类繁多，不同仪器应用特点也不同。一般来说，在沸点为300℃以下能气化的样品，可以优先考虑用GC-MS进行分析，因为GC-MS使用电子轰击型离子源，得到的质谱信息多，可以进行谱库检索，毛细管柱的分离效果也好；如果在300℃以上不能气化，则需要采用LC-MS分析，此时可以得到分子量信息，如果是用MS-MS串联质谱仪进行分析检测，还可以得到一些结构信息。此外，对于生物大分子，可以利用高分辨率质谱仪如飞行时间质谱仪、傅里叶变换质谱仪等进行分析检测，得到分子量信息和化合物的组成式。如果对样品所含元素进行定性、定量分析可以采用 ICP-MS 无机质谱仪。

9.5.1 质谱仪在化学侦察中的应用

在化学侦察领域，质谱仪因具有检测范围广、检测结果准确等特点，能够在未来战场环境或突发事件中对已知和未知（不明）的化学毒剂或有毒有害污染物的种类和浓度进行准确识别和定量分析，因而成为化学侦察技术的重要设备。其主要应用于化学侦察、分析化验、环境监测和环境评价、反化学恐怖袭击、化学事故应急救援等方面。

质谱仪在化学侦察方面的应用主要是装载于防化侦察车、无人机、机器人等平台或由人员携行进行化学侦察。由于现场侦察用的质谱仪从完成任务的性质和使用要求方面均不同于一般实验室内的分析仪器，因此，化学侦察质谱仪的性能应满足以下要求：

① 具有快速检测与报警能力。

② 可在线连续自动监测。

③ 能够满足高温低温、电磁干扰、承受车辆等平台环境下的振动和冲击，或人员携行跌落等环境适应性要求。

④ 抗干扰能力强，特别是能抗化学噪声的影响。

⑤ 具有丰富的标准谱库和专用谱库，数据处理能力强。

⑥ 具有可移动性，要求尽可能小型化，轻量化，低功耗。

⑦ 具有自动化、智能化、信息化等能力。

9.5.2 几种移动式现场检测质谱仪的介绍

下面重点介绍几种应用于化学侦察方面的移动式质谱仪：MM-1 和 MM-2 军用车载质谱仪、BLOCK Ⅱ 车载化生质谱仪、HAPSITE 气相便携式色谱-质谱联用仪。

9.5.2.1 MM-1 军用车载质谱仪

MM-1 是世界上第一台用于战场化学毒剂检测的军用车载质谱仪，由德国 Bruker-Franzen 公司制造，20 世纪 80 年代装备于德军 Fuchs 核生化侦察车。美军于 1987 年从德国引进了 48 台 Fuchs 核生化侦察车，于 1990 年委托通用动力（General Dynamics）公司研发装甲机动平台。在 1991 年的海湾战争中，德国政府为美军提供了 60 套 Fuchs 核生化侦察设备，这些设备搭载于美军研制的装甲机动平台上，称为"XM93 狐式核生化侦察车"。

该仪器的主要性能指标：

① 进样器。进样最高温度为 260℃，进样量为 1mL/min，毛细管内径为 0.32mm，长为 3.5m，可程序控制温度，温度范围为 70～240℃。

② 离子源。电子轰击型，双灯丝，可自动切换。

③ 质量分析器。整体型玻璃结构，双曲面四极杆，对极距离为 6mm，质量测量范围为 1～400amu（原子质量单位），分辨率优于 1amu。

④ 离子检测器。17 对电极 Cu-Be 电子倍增器。

⑤ 真空系统。80L/s 离子泵。

⑥ 工作条件。工作温度为 -30～50℃；贮存温度为 -30～70℃；功耗在 20℃ 时，600W（24V DC），1000W（MAX）；抗振为 6g。

⑦ 军用品附加要求。抗辐射要求为 30rem （1rem＝10^{-2}Sv）；抗电磁脉冲为 75kV/m；接口为 RS422。

⑧ 尺寸。仪器部分为 67cm×24cm×50cm；电子部件为 51cm×51cm×115cm。

⑨ 质量为 145kg。

⑩ 使用性能。能一次监测 22 种化合物 （88 个离子）；能自动核对内存，显示检测结果，并发出报警信号。

⑪ 响应时间。气体 30s，液体视挥发度和分离情况而定。

⑫ 灵敏度。空气为＜50ppb；地面为＜50ng/cm²；气溶胶为＜50ppb。

MM-1 车载质谱仪是专门配置在装甲防化侦察车上用于化学侦察的军用质谱仪，该仪器能在战场环境恶劣和使用要求严酷的核生化侦察车上正常使用，是世界上广泛采用的化学侦察设备。英国、德国、韩国的 K216、K316，法国的 VAB RECO、美国的 M93A1 FOX 等军队防化侦察车均采用该技术，应用十分成熟。

这种装备均具有如下特点：

① 响应时间短，对于受到化学战剂攻击的高浓度区在几秒之内可快速鉴别和检测毒剂并报警。

② 能够在恶劣环境条件下行进间工作，抗振动、抗冲击能力强。

③ 具有对车外地表污染物监测和空气监测两种自动监测方式，配有地表面污染检测进样探头和行进间检测采样轮，不需人工干预，自动采样和分析。

④ 一次可同时检测多种预先设定的混合气体的化学物质或表面沉降物的概略浓度。

⑤ 具有一系列专用于装甲车侦察使用的配套设备及附件，如采样、进样装置，减震、固定装置，耗件及清洗工具、车用电源，等。

9.5.2.2　MM-2 车载质谱仪

MM-2 车载质谱仪是由德国 Bruker Daltonics 公司继 MM-1 军用车载质谱仪成功应用 20 年后改进研制的小型车载质谱仪。

MM-2 车载质谱仪可装载于各种装甲车、汽车等交通工具上，用于检测和鉴别挥发性和半挥发性气体、地面或表面的化学毒剂和有毒工业化学物质。MM-2 具有灵敏度和选择性高，识别准确，误报率低，能够在恶劣的环境和车辆行进间进行分析检测，可靠性和耐用性强等优点。MM-2 有全分析色质联用和质谱分析两种工作模式，检测空气中一种或多种毒剂（有毒工业化学物质）时，可使用质谱模式，其响应时间快，仅需几秒至十几秒；在需要完全扫描空气中的所有有毒成分及浓度时，则使用全分析色质联用模式，其分析时间最长约十几分钟。MM-2 车载质谱仪利用空气采样和地面采样装置，进行浓缩管富集和解析，可提高分析灵敏度。仪器可根据设定的报警限值自动报警。

MM-2 车载质谱仪一次设置可同时检测多种化学物质。系统内含有 NIST 标准质谱库、化学毒剂 CWAs 和有毒工业化学品 TICs 专用谱库，以及可由用户编辑扩充的谱库。MM-2 配置灵活多样的配套部件和用于化学侦察的车用辅助部件，可完成各种侦察和分析任务，能够分析现场空气中、地表、土壤中存在的挥发性和半挥发性化学毒剂（CWAs）和有毒工业化学品（TICs）及其他化合物。此外，该仪器的真空维持时间长，内置离子泵抽真空，用空气作载气，无需昂贵的耗材，仪器坚固耐用，使用和维护费用很低。

MM-2 车载质谱仪的主要技术指标如下。

（1）检测种类

① 神经性毒剂为 9 种；

② 糜烂性毒剂为 7 种；

③ 全身中毒性毒剂为 2 种。

（2）检测性能

① 空气（灵敏度）。沙林（GB）为＜5mg/m³（SIM），其响应时间为 1～15s；光气（CG）为＜20μg/m³（GC-MS），其分析时间为 12～15min；

② 定点监测（灵敏度）。VX（SIM）为＜5mg/m²，其响应时间为 5～20s；

③ 直接进样检出限。八氟萘（SCAN）：25～100ng；八氟萘（SIM）：500pg。

（3）技术规格

① 尺寸：440mm×307mm×440mm；

② 质量：37.7kg；

③ 离子源：EI，70eV；

④ 真空系统：离子泵，真空度＜10^{-4}mbar（1bar＝1×10^5Pa）；

⑤ 进样方式：膜加热进样；

⑥ 质量分析器：双曲面四极杆；

⑦ 质量范围：0～520amu；

⑧ 扫描速度为 7200amu/s，分辨率 0.1amu；

⑨ 选择离子监测模式（SIM），可同时监测 20 种物质；

⑩ 输入电压：18～32V DC；

⑪ 功耗：250W（启动 500W）。

（4）环境适应性

① 工作温度：－32～49℃；

② 储存温度：－51～71℃；

③ 湿度：MIL-STD-810F；

④ 抗冲击振动：MIL-STD-810E；

⑤ 电磁兼容性：MIL-STD-461。

9.5.2.3 BLOCK Ⅱ（CBMS Ⅱ）车载化生质谱仪

由单一的化学或生物侦察装备向高性能化生一体化侦察装备发展是化生探测与识别技术领域的一个重要发展方向。车载化生质谱仪作为化生侦察的高端分析装备，已在多个国家和地区形成装备。

美军现役的 BLOCK Ⅱ 化生质谱仪（也称 CBMS Ⅱ）的发展是基于 MM-1 和 BLOCK Ⅰ 化生质谱仪（CBMS Ⅰ）的基础上发展而来。鉴于核生化侦察车上配置的 MM-1 车载质谱仪不能现场检测生物毒剂，且抗干扰能力弱，在战场中存在对背景如油料、脂肪类、脂类碳氢等物质产生误报问题。美军于 1987 年委托 Teledyne 公司研制生物质谱仪。Teledyne 公司联合 Bruker-Franzen 公司研发了 BLOCK Ⅰ 化生质谱仪（CBMS Ⅰ），装载于高机动多目标轮式装甲车（high mobility multipurpose wheeled vehicle，HMMWV）上。CBMS Ⅱ 化生质谱仪在 MM-1 和 CBMS Ⅰ 的基础上，提高了对化学战剂（CWA）和生物战剂（BWA）的检测灵敏度和选择性。

CBMS Ⅰ采用离子阱质量分析器。离子阱质谱仪同其他质量分析质谱仪相比，体积小、质量轻、功耗低、耐固性好、装配简单、灵敏度高、选择性好，能够实现多级质谱分析（MS^n），特别适合于野外分析。由于采用非线性离子逐出机理，还可以允许采用空气作缓冲气，大大减少了耗材，维护保障方便。此外，CBMS Ⅰ采用 240L/min 流速的离子泵、电子轰击离子源（EI）、膜进样接口（MIMS）。该装备采用以 1000L/min 抽速的气溶胶收集器对生物气溶胶进行实时在线采样和进样，并能够对 $2\sim10\mu m$ 的颗粒进行收集和分离，以 500℃的高温对生物目标物进行裂解。基于 FAMEs（fatty acid methyl ester）分析技术，可检测出细菌中不同链上的脂肪酸、生物标识物以及其他生物毒剂的成分。CBMS Ⅰ化生质谱仪的体积为 $0.19m^3$，质量为 117kg，其缺点是不能同时检测化学毒剂和生物毒剂，且仅实现了对生物战剂的分类，不能进行鉴别（为分类器非鉴别器）。

CBMS Ⅱ化生质谱仪是在 CBMS Ⅰ基础上进行技术改进，改进的技术手段是分别采用直接采样离子阱质谱技术（DS-ITMS）和抗振涡轮分子泵技术，使得质谱仪具有高效的真空抽率，对真空腔体的密封要求大大地降低，同时无需膜进样进行真空维持，从而克服了膜进样技术使得强极性化合物无法检测等问题。CBMS Ⅱ化生质谱仪分为生物采样、样品导入、质谱仪三个模块。

CBMS Ⅱ车载化生质谱仪的工作原理是将生物气溶胶样品通过大流量生物气溶胶收集器进行样品收集，收集到的气溶胶颗粒通过高温热裂解后进入质谱仪，质谱仪对细菌、病毒和毒素经过热裂解后的生物标识物进行特征分析，从而鉴别生物毒剂的种类和浓度；空气和地面的化学毒剂气体或蒸气经过进样模块的吸气泵自动引入质谱仪进行分析，从而得到化学毒剂的种类和浓度。该车载化生质谱仪能够同时对空气、气溶胶或地面污染物中存在的化学毒剂（神经性、糜烂性、血液性、窒息性）和生物毒剂（细菌、毒素、病毒）及其他有机污染物进行快速鉴别和在线实时检测，无需下车采样，实时给出鉴别和检测结果，并将检测结果上传到指挥控制系统。

主要技术指标如下。

① 灵敏度：化学战剂（神经性、糜烂性、血液性、窒息性）为 $0.4mg/m^2$（表面）；生物战剂（细菌、毒素、病毒）为 25ACPLA。

② 探测和鉴别时间：生物＜4min，化学＜45s。

③ 尺寸：915mm×508mm×356mm。

④ 质量：77kg（含生物取样器）。

⑤ 功率：系统峰值功率＜1000W，平均功率＜500W。

⑥ 输入电压：20～31V DC。

⑦ 工作温度：-32～49℃。

⑧ 贮存温度：-51～71℃。

⑨ 湿度（工作）：5%～95% RH。

⑩ 冲击和振动：MIL-STD-810E。

⑪ 电磁兼容性：MIL-STD-461。

⑫ MTTR：＜30min。

⑬ 数据存储：存储器可存储和保持连续工作 72h 的数据。

BLOCK Ⅱ具有检测范围宽、广谱性好、灵敏度高、检测结果准确、检测速度快、在线实时和化生一体等特点。

美军现役的BLOCK Ⅱ化生质谱仪用于探测和鉴别化学和生物战剂，CBMS Ⅱ主要装载于侦察车和其他移动探测系统。如联合军种轻型核生化侦察系统（JSLNBCRS）、斯特赖克核生化侦察车（NBCRV）和生物综合检测系统（BIDS Ⅲ）等。美军服役的三种车载质谱仪的性能和装备情况概括见表9-1。

表9-1　美军服役的三种车载质谱仪的性能和装备情况概括

装备名称	技术原理	检测范围	装备情况	优缺点
MM-1军用车载质谱仪	采用EI离子源、单四极杆质谱、膜进样、离子泵	检测经典化学毒剂和有毒工业化学品	1991年直接从德国订购装载于XM93狐式核生化侦察车，大量装备于欧亚等盟军	专用性强，维护性、保障性好；不能检测生物毒剂，易误报
BLOCK Ⅰ化生质谱仪（CBMS Ⅰ）	气溶胶进样、热裂解、EI离子源、离子阱多级质谱、膜进样，离子泵	化学毒剂或生物毒剂分类（FAMEs为生物标志物）	1987年委托Teledyne公司研制生物质谱仪，装载于HMMWV高机动多目标轮式装甲车	实现了对生物毒剂的检测；不能同时检测化学毒剂，且仅实现了对生物战剂的分类，不能进行鉴别（是分类器非鉴别器）
BLOCK Ⅱ化生质谱仪（CBMS Ⅱ）	气溶胶进样、热裂解、CI离子源、离子阱多级质谱，抗振涡轮分子泵	化学毒剂、细菌、病毒、孢子（生物标识物）	1997年启动研制，2005年交付，装载于联合军种轻型核生化侦察系统（JSLNBCRS）、斯瑞克核生化侦察车、（BIDS Ⅲ）生物综合系统	同时检测化学和生物毒剂；对生物大分子毒剂准确鉴别难度大

9.5.2.4　HAPSITE 野外气相色谱-质谱联用仪

HAPSITE是美国INFICON公司生产的一种野外便携式气相色谱-质谱仪。该仪器使用不受场合限制，通用性强，可由人员携行或车载搭载进行现场在线分析。使用GC-MS全扫描方式检测灵敏度可达到实验室的分析水平。

该仪器的技术指标如下。

① 工作温度：5～45℃（备有冷天气隔热袋和隔热件，以便在低温下使用）。

② 质量范围：1～300amu。

③ 分辨率：小于1amu。

④ 灵敏度：＜ppb（GC/MS方式下对大多数分析物）。

⑤ 动态范围：7个量级。

⑥ 电离模式：70eV EI。

⑦ GC柱：30m×0.32mm，温度可编程范围45～225℃。

⑧ 载气：氮气（可改用氢气）。

⑨ 体积：46cm×43cm×18cm。

⑩ 质量：19kg（不含电池）。

⑪ 供电：电池或24V DC的直流电压。

⑫ 功耗：30W。

⑬ 响应时间：十几秒至几十秒（MS）；几分钟到十几分钟（GC/MS）。

HAPSITE 主要用于分析空气和地表上的挥发性有机物 VOC，仪器通过内部配置的抽气泵，可对空气自动进样。便携使用时，仪器通过自带的 NEG 化学泵维持所需真空条件。此外，为了扩展仪器的使用范围，仪器可另外选购顶空进样系统用以分析土壤及水中的 VOC 样品。HAPSITE 内部配置有"微阱浓缩器"，可使检测限达到 ppt 级，在检测极低浓度物质时可选择使用。HAPSITE 内部自带标准气体，可定期自动对仪器进行校准。HAPSITE 可以根据设定的报警限值进行报警。

HAPSITE 有两种工作模式，即使用 GC 进行分离后再分析的全分析模式（GC-MS 模式）和不经过 GC 分离直接进入质谱分析的质谱模式（MS 模式）。为了提高快速检测能力，首先使仪器工作在质谱方式下，对染毒空气的毒剂种类和概略浓度进行快速判别，然后可根据需要使用全分析模式进行进一步的定量分析。其最大的不足是没有常用毒剂数据库，需要用户建立专用质谱数据库。

HAPSITE 可以有全图扫描和选择离子扫描两种扫描方式。目标物既可通过气相色谱的保留时间来确定，同时也可以通过将获得的质谱图与仪器校准时的目标物质谱库内谱图进行比较得出，未知化合物的质谱图可以通过与质谱库内的谱图进行比较得知。

9.6 发展趋势

同通用质谱仪技术，用于化学侦察的质谱仪技术也呈现了两个大的发展方向：大通量、高灵敏度、高分辨率、生化一体、尽可能小型化的高性能车载使用和小型化、微型化的便携质谱仪。

一方面，以提高质量检测范围为目的，质量范围上限达到 2000～20000amu，可进行生物大分子的确认和结构分析。这种高性能的质谱仪装载于各种应急车辆上进行现场连续监测，用于生化事件的侦、防、消、救等应急处理，广泛用于化生事故、化生恐怖事件、自然灾害造成的次生化生危害现场，对已知的和未知的化生毒剂、有毒污染物质、生物细菌、毒素等进行快速定性和定量检测，具有检测种类广，检测灵敏度高，响应时间短等特点。目前已经形成装备的技术主要有离子阱质谱仪和飞行时间质谱仪两种。如装备到北约军队的 CBMS 系列车载化生质谱仪是基于 Bruker Daltonics 公司生产的离子阱质谱仪，用于生物大分子的确认和结构分析。基于 MALDI-TOF 的质谱技术对微生物的快速准确鉴别，用于解决生物战剂的袭击威胁。通过专家系统软件，将已知和未知生物样品的蛋白分子指纹特征和事先建立的谱库进行比对，得到生物的检测结果。主要的产品有德国 Bruker 公司的小型车载 MALDI-TOF 生物鉴定系统等。

另一方面，车载质谱仪同传统的实验室质谱仪相比，尽管在体积、质量和使用方式等方面更加接近现场在线检测，但受体积、质量和功耗等因素制约仍然难以满足很多现场环境应用要求，同时仪器购置价格和耗材价格偏高，使得应用受限。相反，小型便携质谱仪尽管在质量数范围、分辨率等方面相对较弱，但定性和定量能力已经能够满足现场实时检测要求，因其体积小、质量轻、功耗低、操作使用方便、维护简单，可由人员携带深入到现场进行实时快速检测，且同其他便携式报警器材相比又具有通用性好、检测范围广、定性能力强、检测结果准确、抗干扰能力强等优势。随着国际社会对食品安全、公共安全、环境污染的日益重视，小型便携式质谱仪在食品安全、环境污染、公共安全、过程监测、航空、航天、生态、环保以及突发事件的现场实时检测有着较大的市场需求。

总体而言，用于化学侦察的质谱检测技术呈现如下的发展趋势。

（1）性能不断提高，功能综合集成

用于化学侦察的质谱仪器呈现出性能上的不断提高，体现在提高分辨率、灵敏度、质量范围、线性范围等性能指标上；功能上的综合集成，如化生一体化、多相态分析等。

（2）现场快速、原位检测

近年来很多进样技术、离子源技术的研究目标在于实现尽可能少的样品前处理或不处理，实现直接进样、原位电离、快速分析、在线检测等现场分析应用。

（3）小型化、微型化

随着科学技术的迅速发展，微小型技术上的进步已经使得质谱的移动性、便携性的发展得到了大幅度提升。从实验室固定使用到车载移动现场检测，再到人员肩背的小型质谱，直至发展到手提式和袖珍式，质谱仪的发展呈现出由复杂向简单、由大型向微小型化方向快速发展，这一发展趋势实现了现场在线检测，拓宽了应用领域。

（4）低功耗

野外现场在线检测需要采用电池供电，尽管电池技术已经取得了突飞猛进的发展，但受体积和质量的限制，仍然无法完全满足便携质谱仪长时间持续工作的使用要求，因此，对仪器的功耗提出了很高的要求，目前研究人员在减小真空系统体积、控制电学系统的功耗、仪器使用方式等方面做了大量的工作，使得便携质谱仪器的功耗大大降低，从上千瓦降到了十几瓦。

（5）制造成本和使用成本逐渐降低

质谱仪通常是一种昂贵的科学仪器，不仅购置费用高，使用费用也高，很多应用场合受经费制约而无法问鼎，这使得质谱仪很难走向大众化。因此，制造成本和使用成本的降低也是质谱仪走向大众化必须解决的问题。通过不断地研究和探索，使用低成本的氮气或零成本的空气做载气，已经在一些移动质谱仪上实现，如德国 Bruker 公司的 MM-2 就是使用空气做载气，利用空气中存在的氩气做调谐用的内标，使得仪器几乎无使用耗材。在整机价格方面，近几年，由于国内出现了国产质谱，原本价格十分昂贵的进口质谱仪的价格也大大地降低了，使质谱仪走向大众化成为现实。

（6）功能专用、适用性强

与实验室通用质谱仪不同，根据使用场合和使用环境，现场检测质谱仪从通用化向功能专用化、多样化方向发展。不同应用领域的研究人员根据使用要求，研制出了专门用于航天飞船环境检测、月球和火星探测等专用质谱仪，这些质谱设计在一定的质量数范围，以满足使用要求为目标，大大减小了仪器的体积、质量和功耗。

（7）性能可靠，环境适应性增强

与实验室通用质谱仪不同，针对现场各种场合进行检测的质谱仪，应具有防雨淋、抗冲击振动、防电磁脉冲、防辐射、适应各种气候和温湿度环境的特点，因此，性能可靠、环境适应性强是应用发展的必然趋势。

（8）操作简单、维护方便

由于野外现场环境的使用要求，以及针对一线的操作人员，性能可靠、操作简单、维护方便，成为现场检测质谱仪走向适用性、大众化市场的重要因素，因此，坚固耐用、操作简单是发展的必然趋势。

（9）智能化、信息化、网络化、无人化

随着电子技术、计算机技术和物联网技术的飞速发展，质谱仪正向智能化、信息化、网络化、无人化等方向发展。现代商用质谱仪一般都具有谱库自动搜索功能，实现了自动识别功能，大大减轻了谱图解析的工作量，使得质谱仪的应用简单化，对人员的专业要求大大降低。目前商用的质谱仪都具有网络传输功能，不仅实现了仪器和计算机工作站的网络连接，使得仪器简化和小型化，而且能够实现远程监控和专家诊断。此外，很多仪器的工作站集成了一些国际标准检测方法、国际标准安全危害专业库等，为使用人员提供了辅助决策支持。此外，由于化学侦察现场通常是在高危环境下进行，在线连续监测、无人值守、智能操作等也是质谱技术的一个发展方向。出现了将微小型质谱仪与无人机、机器人平台结合的无人机质谱侦察系统。如美国 NASA 与 Costa Rica 大学无人机实验室研制的无人机质谱系统（UAS-MS）用于在无人到达的区域进行火山羽烟大气环境监测。

（10）与多种技术联用

一些仪器联用技术如 GC-MS、GC×GC-MS、HPLC-MS、GC-MS-MS、IMS-MS、电子鼻-四极阵列联用等正大行其道。质谱仪器灵敏度高，适用于化合物的定性和结构分析。特别是将色谱作为进样器的色谱-质谱联用技术（GC-MS），由于高分离能力和高鉴别能力，定量、定性和抗干扰能力突出，成为分析和监测挥发性有机化合物的首选设备；对于不挥发、热不稳定、大分子等样品的定性和定量分析，采用液相色谱-质谱联用技术已经成为必然的选择；高性能质谱仪普遍采用离子导引、离子分离与离子检测等质谱联用技术，如采用多极杆导引、预四极、离子淌度（离子迁移率）、离子阱捕获、三重四级、四极杆与飞行时间质量分析器等级联技术，极大提高了质谱仪的灵敏度、分辨率和结构分析能力。

思考题

1. 简要说明质谱仪的基本原理、组成及各组成部分的作用。
2. 中心在 m/z 447 的质谱峰，其峰高 5% 处的峰宽为 0.34，估算质谱仪的分辨率。
3. 色谱和质谱联用后有什么突出的优点？如何实现联用？
4. GC-MS 和 LC-MS 各自的应用特点，分别能提供哪些物质的信息？
5. 简述全扫描、选择离子监测的工作原理及其应用特点。
6. 简述 EI、CI、ESI、MAIDI、ICP 离子源各自的特点及应用。
7. 简述四极杆、离子阱、飞行时间质量分析器各自的特点及应用。

参考文献

［1］　朱良漪，孙亦梁，陈耕燕. 分析仪器手册［M］. 北京：化学工业出版社，1997.

［2］　Mclafferty Fred W. Interpretation of mass spectra.［M］. 4th ed. California: University Science Books mill Valley, 1993.

［3］　陈耀祖，涂亚萍. 有机质谱原理及应用［M］. 北京：科学出版社，2001.

［4］　季欧，李玉桂. 质谱分析法［M］. 北京：原子能出版社，1988.

［5］　汪正范，杨树民，吴侔天. 色谱联用技术［M］. 北京：化学工业出版社，2001.

［6］ 刘密新，罗国安，张新荣 . 仪器分析［M］. 北京：清华大学出版社，2002.

［7］ 高向阳 . 新编仪器分析［M］. 北京：科学出版社，2004.

［8］ 台湾质谱学会 . 质谱分析技术原理与应用［M］. 北京：科学出版社，2018.

［9］ 陈焕文，魏开华，丁健桦 . 分析化学手册 9A［M］.3 版 . 北京：化学工业出版社，2016.

［10］ 刘玉奎 . 真空工程设计［M］. 北京：化学工业出版社，2016.

［11］ Taknats Z, Wiseman J M. Mass spectrometry sampling under ambient conditions with desorption electrospray ionization［J］. Science, 2004, 306（5695）: 471-473.

［12］ Cody R B, Laramee J A. Versatile new ion source for the analysis of materials in open air under ambient conditions［J］. Anal Chem, 2005, 77（8）: 2297-2302.

［13］ Griest W H, Lammert S A. The development of the block Ⅱ chemical biological mass spectrometer［M］. New Jersey: John Wiley & Sons, 2006.

［14］ Diaz J A, Pieri D, Wright K. Unmanned aerial mass spectrometer systems for in-situ volcanic plume analysis ［J］. Journal of the American Society for Mass Spectrometry, 2015, 26（2）: 292-304.

［15］ 黄启斌 . 现代化学侦察技术［M］. 北京：国防工业出版社，2007.

第10章
红外光谱检测技术

本章提要：红外光谱仪器主要有两种类型：一种是检测物体产生的红外辐射，如红外成像仪；另外一种是检测物体吸收的红外辐射，如红外光谱仪。在分析和检测领域使用的 IR 技术是基于要检测的物质对特定波长的红外光的吸收。傅里叶变换红外光谱仪（FI-IR）使用一个干涉仪对红外光进行大频率范围的扫描，并同时采集光谱的吸收信息。红外遥测报警器检测的是物质的红外辐射，当环境中有毒剂存在时，检测到的 IR 光谱就会发生改变。将入射光谱与仪器数据库储存的图谱进行比较，检测器就可以确定一定距离范围内是否有毒剂云团存在。通过对区域进行扫描，检测器可以报知毒剂云团的位置和实时移动方向。

10.1 概述

红外技术是伴随军事需求而迅速发展起来的一门新兴技术，在光电子技术中，红外技术是一种无源探测技术，具有仪器体积小、结构简单、质量轻、分辨率高、隐蔽性好、抗干扰能力强等优点。与可见光相比，红外辐射具有透过烟尘能力强、可昼夜工作等特点。

所有物体自身都能发射红外辐射，也能有选择性地吸收红外辐射，正是利用这些特点，红外技术打开了一系列应用的大门，这些应用包括各种监视传感器、侦察传感器、遥感传感器、污染监测传感器、成像传感器、多光谱传感器等，在工业、军事等领域得到了广泛应用，发挥了重要作用。

红外光谱检测设备主要有两种类型：一种是检测由目标物发射出的红外辐射如红外成像设备；另一种是检测目标物吸收的红外辐射如红外光谱仪。在分析检测领域，主要利用目标物具有吸收特定波长的红外辐射这一特性来进行目标物的分析检测。

当红外光谱检测技术用于野外条件下检测化学毒剂和有毒工业化学品时，检测的重点是测定空气样品中是否含有目标化合物，而不是鉴定这些目标化合物的结构。因此当红外光谱检测技术用于检测空气样品中是否含有某种化合物时，通常利用目标化合物的少数几个波长的红外特征吸收峰就足以达到检测化合物的目的，这样可以大大简化红外光检测器的设计。

红外光谱检测技术通常具有灵敏度高和检测快速的优点，较为复杂一点的仪器能提供相当高的选择性。红外光谱检测技术是一种无损检测技术，不会破坏样品，在实验室内进行分析时需要的样品量很少，在野外可以进行化学毒剂或有毒工业品云团的遥测，实现非接触式探测。但红外光谱检测技术容易受环境条件，尤其是湿度和能见度的影响。

10.2 基本概念及原理

10.2.1 红外辐射

红外辐射是一种人眼看不见的光，它处在红色光以外的光谱区。早在 1800 年，英国天文学家赫谢尔在研究太阳光的热效应时，就发现了红外辐射。由于它处在红色光的外侧，也被称之为红外线，由于红外辐射与热、温度紧密联系在一起，因此，又被称为热线或热辐射。研究证明，红外辐射、γ 射线、X 射线、紫外辐射、可见光、微波和无线电波等不同类型的射线，虽然看上去其形式不同，但其自然本质是相同的，所以也统称为电磁辐射。区别仅在于它们的波长或者频率范围不同，见表 10-1。从 γ 射线、X 射线、紫外辐射、可见光、红外辐射、微波到无线电波的波长是依次增加的。红外辐射属于电磁辐射的一部分，具有光波的性质，在真空中以光速直线传播，同样遵守电磁波的反射、折射、衍射和偏振等定律，区别只是波长不同而已。红外辐射的波长在 $0.78\mu m$ 到 $1000\mu m$ 之间。红外辐射波长的短波端与可见光辐射相连，波长的长波端与微波辐射相连。

表 10-1 电磁波频率和波长

光波属性	γ 射线	X 射线	紫外辐射	可见光	红外辐射	微波	无线电波
波长/nm	<0.01	$0.01\sim1$	$1\sim400$	$400\sim780$	$780\sim10^6$	$10^6\sim10^8$	$>10^8$
频率/Hz	$>3\times10^{19}$	$3\times10^{19}\sim$ 3×10^{17}	$3\times10^{17}\sim$ 7.5×10^{14}	$7.5\times10^{14}\sim$ 3.8×10^{14}	$3.8\times10^{14}\sim$ 3×10^{11}	$3\times10^{11}\sim$ 3×10^9	$<3\times10^9$
能级/eV	$>10^5$	$10^3\sim10^5$	$3\sim10^3$	$2\sim3$	$0.01\sim2$	$10^{-5}\sim0.01$	$<10^{-5}$

10.2.2 红外辐射的传播

红外辐射的传播与可见光相似，在传播过程中遇到障碍物时会被反射（散射）、吸收和透射，其中吸收是影响红外线大气传播的主要因素，如 CO_2、水蒸气、NO_2 等物质都对红外线具有强烈的吸收，它们都具有与其物质分子结构相对应的特征吸收谱线，对某些波长的红外辐射产生强烈的吸收，使传播的能量受到损失，而对另外一些波长的红外辐射则不产生吸收，透射率很高。

红外辐射波长范围为 $0.78\mu m$ 至 $1000\mu m$，即红外辐射的频率范围为 3×10^{11} Hz 至 3.8×10^{14} Hz。表 10-1 给出了电磁波频谱中的红外光辐射区域及与其他类型辐射的比较。红外光的辐射用波数即每厘米中波的数量来表示（cm^{-1}）。波数与相应能级直接相关，波数越高，其对应的能级越高。

根据波长，红外光辐射分为近红外、中红外和远红外三种。近红外波长范围为 $0.78\sim2.5\mu m$，即波数范围为 $12800\sim4000cm^{-1}$。中红外波长范围为 $2.5\sim50\mu m$，即波数范围为 $4000\sim200cm^{-1}$。远红外覆盖的波长范围为 $50\sim1000\mu m$，即波数范围为 $200\sim10cm^{-1}$。

大气对红外辐射吸收的波段比较少，其中透射率比较高的波段被形象地称为"大气窗口"。在"大气窗口"波段，开发利用比较充分，特别在军事上，这些波段具有重要意义。红外波段按不同的"大气窗口"，分为短波红外（$1\sim3\mu m$）、中波红外（$3\sim6\mu m$）和长波红外（$8\sim14\mu m$）。由于在"大气窗口"内，大气对红外辐射的吸收甚少，在"大气窗口"外，大气对红外辐射几乎是不透明的。因此，该波段范围内的红外辐射在检测应用上使用是最频繁的，许多野外使用的红外光电系统基本都在这三个"大气窗口"波段内工作。

10.2.3　红外辐射的发射与吸收

（1）红外辐射的发射

由于物质内部带电粒子的不断运动，当物体具有一定的温度时，就能发射电磁波辐射，如果产生的电磁波在$0.78\mu m$到$1000\mu m$之间，即产生红外辐射。在现实世界中，任何物体的温度均高于绝对零度（$-273.15℃$或$0K$），而且分子中原子或官能团的振动所发出的电磁波频率大多包含红外辐射频率，因此所有的物体都会发射红外辐射。夜视照相机、热成像等设备就是利用物体发射的红外辐射特性进行远距离探测的。

（2）红外辐射的吸收

任何物体既能发射红外辐射，同时也能吸收红外辐射。因为有机分子是由不同的原子和功能团组成的，它们通过不同类型的化学键相连接起来。每个化学键都以一定的频率按一定的方式振动。图10-1展示了这些振动模式，包括伸缩振动、面内弯曲振动和面外弯曲振动。伸缩振动是指沿着化学键的轴向做有节奏的振动［图10-1(a)］，化学键的长度在其特征频率下不断地伸长和缩短。面内弯曲振动局限于分子平面内，键角或与分子其他部分间的运动呈现节奏的变化［图10-1(b)］。面外弯曲振动是指相对于分子的其他大部分出现键角有节奏的变化，但是该弯曲振动不是在同一平面内［图10-1(c)］。在各种各样的化合物分子内部，相同的特征功能团会以相同方式振动，吸收的红外光辐射频率也相同。对于其他化合物，相同的特征功能团具有类似的振动，它们吸收的红外辐射波长也相同或相似。例如，当 C—C

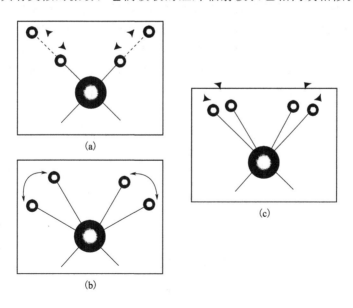

图 10-1　分子的振动模式
(a) 伸缩振动；(b) 面内弯曲振动；(c) 面外弯曲振动

键以伸展方式振动时，它吸收 $2800cm^{-1}$ 至 $3000cm^{-1}$ 的红外辐射，这个范围称为群频率区域。

然而，不同的分子结构可能会影响特征官能团的振动频率，从而导致在低于 $1200cm^{-1}$ 的波数范围内出现不同的特征吸收，这称为指纹区。

当一个物体从红外辐射中吸收能量时，即一个具有相同振动频率的红外辐射光子与分子发生碰撞时，红外辐射的电磁能便能转换为分子的机械振动能。当该红外辐射通过样品时，该频率的红外辐射强度下降。当对红外辐射波长范围进行扫描时，即可测量红外辐射强度的变化，便能得到该物质的指纹区。

分子分为对称分子和不对称分子。具有对称振动的对称分子（比如 N_2、O_2、CH_4、CCl_4、Cl_2）不吸收或弱吸收红外辐射，而具有不对称振动的对称分子比如 CO_2 则吸收红外辐射。这一特征非常重要，由于空气中的两个主要成分 N_2（78%）和 O_2（21%），是偶极和对称分子，它们不吸收和发射红外辐射，它们的存在和丰度都不会对空气中其他化合物的红外检测产生影响，因此可以将红外技术应用于大气中痕量气体的监测。

红外辐射的发射与吸收其实是一个能量转换过程。高温物体，发射强于吸收，所以热能逐渐减少，温度降低；低温物体，发射少于吸收，热能逐渐增加，所以温度升高；当发射与吸收相等时，热能不变，温度不变，称为热平衡。不同的物体其发射或吸收辐射能力是千差万别的，但同一物体的辐射与吸收的能力则是相同的。假如电磁辐射入射到物体表面，能被物体全部吸收，没有反射和透射，这种物体被称为黑体，它能够100%吸收入射到其表面的全部辐射，它的吸收系数是1。黑体不仅是最好的吸收体，也是最好的发射体，即具有最大的辐射率。一般物体达不到100%吸收，称为灰体。

（3）红外光谱图

红外光谱检测方法所依据的是分子中原子的相对振动即化学键的振动，不同的化学键或官能团，其振动能级从基态跃迁到激发态所需要的能量是不同的，因此需要吸收的红外辐射是不同的，将在不同波长出现吸收峰，红外光谱就是这样形成的。如果用一种仪器把物质对红外辐射的吸收情况记录下来，这就是该物质的红外吸收光谱图，图 10-2 为聚苯乙烯的红外光谱图，横坐标为波长，纵向为该物质对红外辐射的吸收程度。由于物质对红外辐射具有选择性吸收，因此，不同的物质便有不同的红外吸收光谱图，这样便可以根据未知物质的红外吸收光谱图反过来求证究竟是什么物质，这正是红外光谱检测的依据。

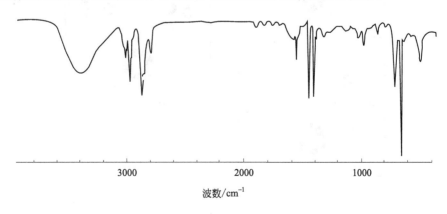

图 10-2　聚苯乙烯的红外光谱图

10.2.4 Beer 定律

当一束特定波长的红外辐射穿过样品时，具有相同振动频率的样品分子将吸收该红外辐射。这种吸收作用降低了红外辐射的强度（图 10-3）。

用吸光度值（A）来度量该光线强度的降低，如下式所示

$$A = \log_{10} \frac{I_0}{I} \tag{10-1}$$

式中，I_0 为一定波长入射光源到达样品的初始强度；I 为通过样品后的光线强度。Beer 定律说明在一定波长处的辐射吸收与样品中吸收辐射的分子总量呈线性关系。吸收光子的分子总量与红外光束所通过的路径长度（L）和样品浓度（C）直接相关。有如下表达式

$$A = eCL \tag{10-2}$$

式中，e 为摩尔吸收率，称为消光系数，单位为面积/质量，如 cm^2/mg。

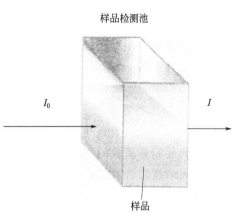

样品检测池

I_0

I

样品

图 10-3 样品对红外辐射的吸收

从较低浓度到中等浓度，大部分物质都吸收红外辐射并遵守 Beer 定律。穿过样品的红外辐射的比率越高，则产生的吸光度值越低。通过对不同浓度的标准样品所测得的吸光度值建立校正曲线，即建立起吸光度值与浓度的函数关系，这样就可以实现对未知浓度的样品进行红外检测。样品浓度可由下式得出

$$C = \frac{A}{eL} \tag{10-3}$$

野外气体样品中可能会含有一种以上物质可以吸收红外辐射的成分。这样在简单地应用 Beer 定律时会出现问题，因为不同的化合物成分将不同程度地吸收同一频率的红外辐射。某一特定频率下的总吸光度值（A_T）是该频率（v_1）下的各种化合物成分（C_1，C_2，…，C_n）的吸光度值的总和

$$A_{T,v_1} = A_{C_1,v_1} + A_{C_2,v_1} + \cdots + A_{C_n,v_1} \tag{10-4}$$

通过对多个波长的检测，可以得到一系列类似的方程式。这些方程式可以通过矩阵代数进行求解，进而求解出其中每种化合物的浓度。

10.3 红外探测器

10.3.1 原理与分类

（1）红外探测器的发展

1800 年英国人赫谢尔发现红外辐射时，所使用的温度计就是最早的热辐射探测器。1880 年美国斯·帕·朗利用铂箔制成测辐射热计，它比温差电堆的灵敏度提高 30 倍，到 1901 年改进后的测辐射热计真正用来探测物体的热辐射。热电（或称热释电）探测器的研究起步较早，但真正达到实用的热电探测器大约在 20 世纪 60 年代。在发展热探测器的同

时，又研制成功光子探测器，最有影响的是 1917 年盖斯研制成功硫化铊探测器，首次把光电导效应用于红外探测。这种探测器，比之前任何探测器都灵敏得多，而且响应也快得多。随后军用的需求牵动了红外探测器的发展，出现了 $1\sim3\mu m$ 波长的硫化铅器件，接着又出现了 $3\sim5\mu m$ 波长的硒化铅和碲化铅探测器。在此期间，还证实了对探测器制冷能增加灵敏度。第二次世界大战结束后，随着半导体技术的发展，迎来了红外探测器的大发展时期，到 20 世纪 50～60 年代，Ⅳ族锗、硅掺杂型探测器和Ⅲ-Ⅴ族锑化铟（InSb）、Ⅱ-Ⅵ族碲镉汞探测器都相继出现，在军用最多的 $1\sim3\mu m$、$3\sim5\mu m$ 和 $8\sim12\mu m$ 三个大气窗口，都有高灵敏的红外探测器产品。红外探测器在军用牵动下得到了迅速发展，而新型探测器的出现又促进了军用红外技术的不断提高。

（2）红外探测器原理

红外探测器就是用来检测红外辐射的器件，它能把接收到的红外辐射转变成体积、压力、电流等容易测量的物理量。然而真正有实用意义的红外探测器，还必须满足两个条件，一是灵敏度高，对微弱的红外辐射也能检测；二是物理量的变化与受到的辐射成比例，能定量测量红外辐射。现代探测器大都以电信号的形式输出，所以也可以说，红外探测器的作用就是把接收到的红外辐射转换成电信号的形式输出，其是实现光电转换功能的灵敏器件。

（3）红外探测器分类

从工作原理上，红外探测器可以分为两大类，一类是热探测器，另一类是光子探测器（也称光电探测器）。

热探测器接收红外辐射以后，先引起温度变化，温度变化引起电信号输出。输出的电信号与温度的变化成比例，而温度变化是因为吸收热辐射能量引起的，与吸收红外辐射的波长没有关系，这即对红外辐射吸收没有波长选择性。

红外光子探测器接收红外辐射以后，由于红外光子直接把材料的束缚态电子激发成传导电子，所以引起电信号输出，信号大小正比于吸收的光子数。这些红外光子的能量大小，必须达到足以激发束缚态电子，才能起这种激发作用。所以光子探测器吸收的红外光子必须满足一定的能量要求，即有一定的波长限制，超过能量限制的波长不能吸收，对红外辐射的吸收有波长选择性。

10.3.2 热探测器

（1）气动探测器

利用充气容器受热辐射后，温度升高，气体膨胀的原理，测量其容器壁的变化来确定红外辐射的强度，这是一种比较老式的探测器。1947 年，经高莱改进以后的气动探测器，用光电管测量容器壁的微小变化，使灵敏度大大提高，这种气动探测器又称高莱管。

（2）温差电偶和温差电堆

两种不同导体两头相接时，如果两个接头处于不同的温度，电路内就产生一个电动势，连接外电路就会有电信号输出，这就是温差电偶。几个温差电偶连接在一起，构成一个响应元件，就称为温差电堆。温差电偶和温差电堆常用来测量温度，应用很广泛。常用的温差电偶有铂-铑温差电偶、铜-康铜温差电偶、铁-镍温差电偶等。温差电偶输出电压所代表的温度通过查表或由校准曲线标出。如果电偶的一个接头受到红外线照射，就会吸收辐射功率而温升，电偶接头的温度也随之升高，产生温差电动势。此电动势大小反映出入射的红外辐射功率的大小，这就是温差电偶型红外探测器。

（3）测辐射热计

利用具有高电阻温度系数的材料制作的探测器，受热辐射后，温度变化引起阻值变化，在固定偏压下电流就会随之变化，用来检测受到的辐射强度，热敏电阻就是一种。高温超导测辐射热计是近年发展的新型灵敏探测器，由于高温超导材料的不断出现，高温超导测辐射热计的研究吸引了不少研究工作者。

（4）热电探测器

它是由一类处于极化状态的材料构成的，在通常情况下，极化被表面杂散电荷抵消，不显出电性；当极化好的材料受到红外辐射时，温度升高，材料极化强度随之发生变化，杂散电荷跟不上变化，于是表面呈现出电位差。热电探测器灵敏度高，使用方便。常用热电探测器主要有：硫酸三甘肽（TGS）、钽酸锂（LiTaO$_3$）、铌酸锂（LiNbO$_3$）、铌酸锶钡（SBN）、钛酸铅（PbTiO$_3$）、锆钛酸铅（PbZrTiO$_3$）和钛酸钡（BaTiO$_3$）等，还有聚氟乙烯（PVF）、聚二氟乙烯（PVF$_2$）等塑料薄膜。提高探测器的灵敏度，减少热电探测器芯片的热容量是关键，其办法是把芯片尺寸缩小，厚度减薄，采取绝热措施。芯片的装架可以是四周固定、中间悬空的悬空式结构，也可以用绝热性能好的材料做衬底，制成刚性较好的带衬底的结构，如图10-4所示。探测器外壳用金属材料，可以屏蔽电磁干扰，外壳内抽真空或充惰性气体保护，窗口是透红外材料。虽然热电探测器是宽光谱响应，但真正应用时，也用在一定波长范围，窗口材料与工作波段应该相一致。热电探测器可以做成单元，也可以做成多元。

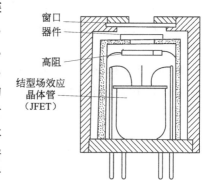

窗口
器件
高阻
结型场效应
晶体管
（JFET）

图 10-4　热电探测器结构

10.3.3　红外光子探测器

（1）常用光子探测器工作原理

红外光子探测器都是利用内光电效应。红外光子直接把材料束缚态电子激发成传导电子，参与导电，实现光-电转换，电信号大小与吸收的光子数成比例。按电信号输出的不同原理，光子探测器主要分为光导（PC）型、光伏（PV）型和光磁电（PME）型三类。

光导型红外探测器受红外光激发，探测器芯片传导电子增加，因而电导率增加，在外加偏压下，引起电流增加，增加的电流大小与光子数成比例。光导探测器俗称光敏电阻，应用最多的光导探测器有：硫化铅（PbS）、硒化铅（PbSe）、锗掺汞（Ge：Hg）、硅掺镓（Si：Ga）、锑化铟（InSb）、碲镉汞（HgCdTe）等。

光伏型红外探测器在半导体材料中，制备成PN结，形成势垒区，红外光激发的电子和空穴在PN结势垒区被分开，积累在势垒区两边，形成光生电动势。连接外电路，就会有电信号输出。光伏探测器俗称光电二极管。光伏型红外探测器主要有锑化铟、碲镉汞、碲锡铅（PbSnTe）和硅化铂（PtSi）等。

光磁电型红外探测器由红外光激发的电子和空穴，在材料内部扩散运动过程中，受到外加磁场的作用，会使正、负电荷分开，分别偏向相反的一侧，电荷在材料侧面积累，连接外电路，就会有电信号产生。光磁电探测器主要有锑化铟、碲镉汞等。由于光磁电探测器要在探测器芯片上加磁场，结构比较复杂，所以现在不常使用。

（2）红外光子探测器的特点

光子探测器的光谱响应有选择性，只对短于某一特定波长的红外辐射有响应，这一特定波长称为截止波长；响应速度快，比热探测器要高几个数量级，一般光导探测器在微秒级，光伏探测器在纳秒级或更快，这对于军用探测器快速运动目标是非常重要的；灵敏度高，与热探测器相比，大约高出两个数量级；探测器灵敏度与工作温度有关，工作温度降低性能提高，有的只能在低温工作，需要制冷条件。光子探测器大都是由半导体材料制成，材料生长难度大，器件制造技术要求高，所以价格也比较贵，目前主要还是军用，主要用于高性能、远距离、快速目标的探测。但随着技术进步，工艺水平的提高，它们在工业和民用中都具有广阔前景。

（3）光子探测器的结构

根据不同需要，光子探测器具有从 4K 到 300K 的宽工作温度范围。为了保证低温工作条件，探测器结构非常重要，必须考虑与制冷器的配合、密封性能和组件标准设计等问题。

常温工作的探测器的结构比较简单，只要提供保护外壳，引出电极和透红外窗口就可以了。如硫化铅、硒化铅探测器，一般用 TO-5 型晶体管外壳，前面加透红外窗口，如图 10-5。

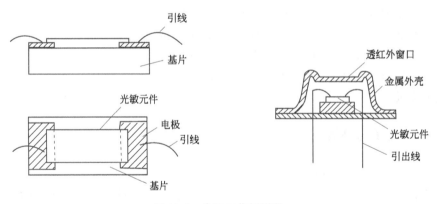

图 10-5　常温工作探测器

带半导体制冷器的探测器一般工作在 195K 到 300K 温度之间，采用半导体制冷形式。制冷器冷端直接安装探测器芯片，制冷器的热端与外壳底座相连，并加散热器散热。一般采用真空密封结构，把半导体制冷器和探测器芯片均封装在真空腔中，典型结构如图 10-6。

低温杜瓦结构探测器大多工作在 100K 以下，以 77K 工作温度为主。有些锗、硅掺杂光导器件工作温度在 4K 到 60K。这类探测器的芯片需要封装在真空杜瓦中。假若工作温度为 77K，环境温度为常温 300K，就必须采取绝热措施。真空杜瓦是绝热的好办法。图 10-7 是杜瓦结构图。若杜瓦真空度低，消耗的冷量增加，就需要更大的制冷功率，更为严重的是，这会使杜瓦外进温度降低，空气中的水分会冷凝在杜瓦外壁和窗口上，轻则呈霜状，重则有水滴，习惯上称为杜瓦"结霜"或"出汗"。窗口"结霜"或"出汗"，影响红外线透过，所

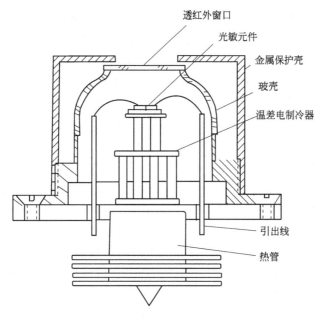

图 10-6 带半导体制冷器的探测器结构

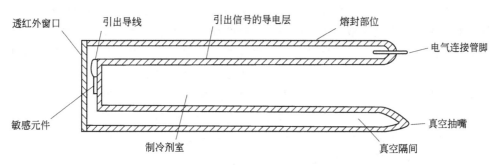

图 10-7 杜瓦结构

以高真空杜瓦结构是探测器正常工作的必要条件。除杜瓦必须保持高真空以外，透红外窗口要满足探测器工作波段的要求。图 10-8 是探测器杯状杜瓦结构。

（4）常用光子探测器

硫化铅探测器是在 $1\sim3\mu m$ 波段应用很广的器件。它一般为多晶薄膜结构，是光导型器件，有单元和多元线列器件，镶嵌结构可多达 2000 元。它阻值适中，响应率高，可以在常温工作，此外，使用方便，在低温工作性能有所提高。它的主要缺点是时间常数较大，电阻温度系数大。目前，它在红外探测、制导、跟踪、预警、测温等领域被大量使用。由于 PbS 探测器工作在短波红外（$1\sim3\mu m$），所以适合高温目标探测。

硒化铅探测器是薄膜光导型器件，工作在

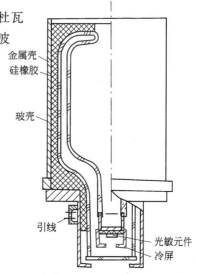

图 10-8 探测器杯状杜瓦结构

3～5μm 波段，有单元和多元器件，可以在常温工作，其性能随工作温度降低有所提高，用半导体制冷器制冷到 200K 左右，是 3～5μm 波段的重要器件。

锑化铟探测器工作在 3～5μm 波段，光导型器件可以在常温工作，但性能稍低。常用锑化铟探测器工作在 77K，光伏型为主，有单元、多元器件，线列可长达 256 元以上。它灵敏度高、响应速度快，是目前 3～5μm 波段最成熟、应用最广的探测器，广泛用于热成像、跟踪、探测、告警，用于制导可以迎头或全方位攻击目标。

碲镉汞探测器是由 HgTe 和 CdTe 按一定比例合成的，其组成分子式为 $Hg_{1-x}Cd_xTe$，调整组分 x 值，可以连续改变探测器的响应波长，从 $1\mu m$ 到大约 $30\mu m$。实际应用中，三个大气窗口都有碲镉汞探测器。在 1～3μm 波段，它的响应速度快，比在此波段的硫化铅提高 3 个数量级以上；在 3～5μm 波段，它可以任意调整响应峰值波长，选择最合适的波长，与锑化铟形成竞争；在 8～12μm 波段，它是目前最成熟、应用最广、最受重视的长波红外探测器。光电导型碲镉汞探测器已标准系列化，有 30 元、60 元、120 元、180 元等。光伏型碲镉汞探测器有 64 元、128 元等，高频器件工作带宽可达 GHz 以上，广泛用于热成像、跟踪、制导、告警等领域。

扫积型（SPRITE）器件是 20 世纪 80 年代初英国人埃利亚特（C. T. Elliatt）首先研制成功的一种新型红外器件，SPRITE 是 Signal Processing in the Element 英文的缩写。它实际是一种长条形结构的光电导型探测器，以光学扫描和光电信号漂移运动同步的方式，在一个长条状单元探测器光电导型器件内部完成信号叠加，相当于以多元光导探测器的串联扫描方式工作。其优点是一条扫积型器件相当于多元线列再加时间延迟积分功能，简化了电子线路结构。其缺点是需要高速光机扫描。它主要用于红外热成像系统。

锗掺杂（Ge：X）探测器是一种杂质光电导型探测器，以锗材料为基体，掺入不同杂质会有不同的响应波长。它工艺简单、灵敏度高。在碲镉汞探测器出现之前，锗掺汞是主要的长波探测器。为了减少热激发的影响，长波锗掺杂器件必须在很低温度下工作，一般在 30K 以下，由于制冷比较困难，因此限制了它的应用。

硅掺杂（Si：X）探测器也是一种杂质光电导探测器，以硅材料为基体，掺入不同杂质，会有不同的响应波长，也由于它必须工作在很低的温度，应用受到限制。但由于它可以和 Si 信号处理电路单片集成，也受到重视。

双色（或多色）探测器是具有两个或更多波段光谱响应的器件。它可以由异质双层材料组成，也可以用不同波段探测器叠层而成，当受到红外光照射时，会有两个波段信号输出，如 Hg0.74Cd0.26Te/Hg0.8Cd0.2Te 双色器件等。

10.3.4　红外探测器组件

（1）组件和结构

红外探测器的功能是进行光-电转换，它经常需要制冷和低噪声放大等一些较特殊的工作条件，因此选配好制冷器、前置放大器、光学元件等配套件对于保证探测器发挥应有的性能非常重要。探测器和制冷器、前置放大器、光学元件等组装在一起，构成一个结构紧凑的组合件，简称为探测器组件。

经过多年实践，探测器的使用者和制造厂家都有一个共同的认识，最好由探测器生产厂家以探测器组件形式提供用户，便于推广使用，便于维修更换。国外早已从 20 世纪 70 年代开始，作为标准产品，有所谓"通用组件"提供用户使用。这里仅以军用中使用最多的低温工作的光电探测器为例加以介绍，其主要组成部分和功能如下：

灵敏元芯片，是探测器的核心，实现光电转换功能。

真空杜瓦瓶，提供真空条件，当对探测器制冷时，探测器外壳保持常温。

微型制冷器，提供低温工作条件，用于对探测器制冷，使其达到工作温度。

光学元件，包括透红外线窗口和滤光片等。

前置放大器，用作探测器第一级低噪声放大。

其中前两项为低温工作的探测器的结构整体，无法分开。后面三项可以单独提出要求，单独选配，是配套条件。

（2）微型制冷器

微型制冷器的出现和发展，与军用红外技术的需求有着十分密切的关系，目前已成为现代制冷技术研究的一个重要分支。微型制冷器的特点是结构微型化、制冷量小、功耗低、制冷效率高等，专门适合于要求特殊制冷环境的武器装备。

目前，用于红外探测器制冷的制冷器已有许多成熟的产品，其中有灌液式、气体节流式、斯特林式（机械）、辐射式和半导体温差电式等制冷器。

灌液式制冷器把液态制冷工质如液氮灌入杜瓦瓶内。常用的制冷工质有液体空气，因为用它可以把大多数常用的红外探测器冷却到所需的工作温度。这种制冷方式简单易行、制冷温度稳定、无振动且不引起探测器的附加噪声。另有一种灌液氮式制冷器是把液体制冷工质如液氮储存在单独容器中，靠双向传输原理，用一根软管把液体制冷工质不断注入探测器杜瓦瓶中实现探测器制冷，但必须要有液氮供应源。

气体节流制冷器是基于气体的正焦耳-汤姆孙效应（简称J-T效应），即利用高压气体通过小孔节流，降压膨胀时变冷的效应而制成的一种制冷器。利用不同的高压气体作为制冷工质，可以实现不同的制冷工作温度。从制冷器的一端通入常温高压气体，其另一端就会出现低温液体。例如高压氮气通过节流制冷器后就会变液氮，高压空气通过后就会变成液体空气。

气体节流制冷器的优点是体积小、质量轻、冷却速度快、工作可靠，特别适合于安装空间很小而且制冷时间极短的导弹寻的头中的红外探测器制冷。它所需要的气源由高压气瓶提供，或用小压缩机直接供应高压气体。它们对工质气体的纯度要求很高。目前，红外探测器所用的节流制冷器主要有自调式和快启动式两种。

① 自调式节流制冷器。其内部采用波纹管式的自动调节机构，控制制冷工质的消耗量，当达到需要的制冷量以后，自动减少流量或关闭进气；当制冷量不够时，自动打开进气，并调节流量，以最小的工质消耗来达到最佳制冷状态。

② 快启动节流制冷器。目前单兵大量使用的肩射式二代防空导弹，从发现目标到导弹发射，为3～4s准备时间。制冷器必须在开启后3s之内使探测器正常工作，这种探测器工作时间只有数十秒。为了启动快，要减小热负载和加大制冷量，探测器采用非真空杜瓦结构，节流工质用氩气或氩气混合气体。

微型斯特林制冷机工作原理类似家用电冰箱的制冷原理，但以氦气为工质，通过闭合压缩-膨胀循环原理实现制冷。斯特林制冷机是一个闭合密封系统，氦气在机内循环。

其结构紧凑，质量为 $1\sim3kg$，启动时间 $2\sim10min$，制冷功率 $0.2\sim1.5W$，输入功率 $30\sim80W$。这种制冷器只要通电就可以制冷工作，不需要更多的后勤保障，因此，使用方便，是目前军用红外整机中最受重视的一种制冷机。目前用于红外探测器制冷的斯特林制冷机有两种结构，一种是整体式斯特林制冷机，探测器芯片直接耦合到制冷机冷指，真空杜瓦的封装将冷指同时密封，其结构非常紧凑、体积很小，缺点是运动部件的振动会影响探测器噪声；第二种是分置式斯特林制冷机，压缩和制冷部分分开一定距离（一般为 $30\sim50cm$），中间由一条柔性管道连接，可以把压缩机的振动隔开，降低振动对探测器性能的影响，同时两部分可以分开放置，最适合随动系统使用。军用斯特林制冷机的工作寿命大于 $5000h$。

辐射制冷器专为在宇宙空间工作的人造卫星或宇宙飞船上的红外探测器制冷。宇宙空间是超低温和超真空的环境，相当于一个温度低于 $4K$ 的黑体。辐射制冷器是根据宇宙空间的这一特殊环境，利用辐射传热原理来制冷的。辐射制冷器的主体称为辐射器，外壁加绝热层，内壁加工成镜面，抛光镀金，顶端为一冷片，探测器装在冷片上，辐射器把宇宙空间的冷量反射聚集到冷片上，对探测器制冷。它是一种不需要任何动力、无振动、高可靠、长寿命的被动探测器，这对卫星上红外探测器制冷应用非常成功。辐射制冷器温度可以达到 $100\sim200K$，制冷功率为几毫瓦到几十毫瓦。

半导体制冷器利用温差发电的逆效应。当电流通过不同半导体构成的回路时，在不同导体的接头处随着电流方向的不同会分别出现吸热、放热现象，即珀尔帖效应。这种制冷器制冷量的大小，取决于所用的半导体材料和通电流的大小。半导体制冷器有单级和多级结构。半导体制冷器适合在 $195\sim300K$ 之间工作的探测器。

（3）其他光学元件

探测器用红外光学元件主要有：透红外窗口、滤光片、光锥、场镜、浸没透镜等。

探测器窗口是探测器外壳前方起保护作用且能透过红外光的光学材料。为了增加透射率，一般表面均镀抗反射膜或称增透膜，一般窗口的透射率在 85% 以上，根据工作波段不同，采用不同的材料，如对大气窗口 $8\sim14\mu m$ 用锗、硅、硫化硒、硒化锌等。

滤光片是限制一定波长的光通过的光学器件。在透光材料上，用镀多层介质膜的方法，按波长不同，使需要的光透过在 90% 以上，同时使不需要的光截止（透过小于 10%）。滤光片有窄带、宽带、带通、单边截止、双色等。滤光片安装在探测器的杜瓦内部，使与芯片同时制冷，以提高探测器的性能。

光锥为一圆锥状的空腔，内壁加工成高反射率，通过在空腔内壁的连续反射，把进入接收端的光收集到另一端的探测器芯片上，相当于放大了探测器的面积。

场镜的作用是把视场边缘的发散光折向光轴，把光汇聚到探测器芯片上。

浸没透镜用于增大探测器的光视场。一般做成半球状，探测器芯片黏结在透镜的平面上。

（4）前置放大器

红外探测器属弱信号的器件，选配好低噪声前置放大器很重要。一般情况下，对前置放大器有噪声要求，同时由于不同探测器，其性能参数很宽，因此前置放大器需与探测器参数进行选配。由于各种探测器性能有很大差别，同一种探测器性能也有一定离散性。在工程整机研制中，要针对探测器的参数进行前放设计，对器件进行一对一的调试，以取得最佳效果。

10.4 红外吸收光谱检测技术

目前用于分析检测的红外光谱技术主要有色散（滤波）型和干涉型两大类。

10.4.1 色散型（滤波型）红外光谱技术

在气体定性和定量分析中，有许多不同类型的红外设备。其中一些设备是使用特定波长专门检测一种化合物，比如一氧化碳（CO）。

由于化学毒剂或者有毒工业物质的吸收光谱是已知的，或者可以从实验室获得。因此，没有必要对样品进行整个红外光吸收光谱扫描，只要将样品暴露在对应目标化合物的吸收光下就能检测到，这对点源采样检测器是一种简易而有效的方式。因为在这种检测技术中，红外光是经过过滤的，只有需要的红外光才可以照射到样品，基于该技术的检测器称为色散型或滤波型红外光谱仪。使用红外源的一种或几种波长的红外光对样品检测池里的气体样品进行照射，然后再使用传感器对样品的红外光吸收变化进行检测，该检测与样品浓度有关。图 10-9 为色散型或滤波型红外光谱检测器原理图。

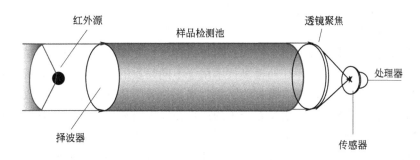

图 10-9　色散型或滤波型红外光谱检测器工作原理图

（1）检测器工作原理

色散型红外光谱仪，类似于大部分其他的分光光度计，由红外光源、特定滤波器、样品检测池、传感器和信号处理器等组成。气体通过内置泵从进样口被抽进样品检测池，然后被过滤后的红外光进行照射，在样品气体充满检测池后开始进行分析，使用抛物柱面镜聚集红外光。如果样品中含有目标物，传感器就能检测出光束的强度。配有单色光镜的设备可以自动或者手动调节波长，不需要更换滤波器。单色光镜也允许多种波长，因此可以同时检测不同的官能团。

光声红外检测器与滤波型类似，由红外光源、滤波器、辐射择波器、样品检测池、扩音器或者压电传感器和信号处理器组成。在红外光进入样品检测池前，调整择波器。样品不是连续导入样品检测池，每次分析的采样工序是脉冲。以特定频率对红外光进行调节，用于照射气体样品。信号传感器捕获产生的光声效应信号，再送至处理器。

两种类型的检测器都不能连续分析。每次在对样品进行分析前，样品检测池用清洁空气冲洗，分析后对样品进行净化，新的样品被抽进样品检测池后分析重新开始。在样品分析中，不会分解或者改变样品内的化学成分。

（2）红外光源和波长控制

在红外光发生装置中，普遍使用的是将一块固态稀有元素的氧化物或可导电的碳化硅加热到大约 2000K 的温度。因为红外光源发射的是一定宽度范围波长的红外光，所以使用择（滤）波器，比如单色仪或滤波仪，完成对所需波长的红外光的选择。单色仪是使用衍射棱镜分离特定波长光的设备。滤波仪是允许特定波长光通过，而禁止其他波长光通过的设备。可使用几种特征波长光对样品进行照射，从而完成对目标分子的可靠识别。

（3）样品检测池

样品被抽进或者连续通过固定尺寸大小的样品检测池。红外光辐射通过一个窗口进入样品检测池，该窗口是由仅允许红外光透过的物质制成的。为了获得最大量的红外光，窗口和光照射路径应该垂直正交。红外光通过样品检测池，可以采用单一光程长度或者多种光程长度，多种光程长度是使用一排镜子多次反射红外光束，对样品检测池来回照射，以提高光程长度效率。具有最大光程长度的仪器灵敏度是最高的。

（4）红外辐射强度检测器

吸收的红外辐射的强度可以通过使用红外传感器或者光声方法进行检测。图 10-10 阐明了当红外光通过样品后，传感器如何测量红外光被吸收后的强度变化。通过红外光强度变化的计算能求出样品的吸光度值 ［式(10-1)］。因为红外吸光率遵循 Beer 定律，样品检测池的光程长度是个常量，可通过公式(10-3) 对物质浓度进行计算。

（5）光声检测器

光声效应可用在红外设备上用于检测目标物的存在。光声效应，即把电磁波辐射转换为声波的一种现象，也被作为一种红外检测技术用于不同物质的定性和定量分析。

光声效应所产生的声波是光波吸收的结果。当一个分子从红外光辐射吸收能量时，它会被激发到更高能级的振动状态。激发态分子的能量会以辐射衰变或非辐射衰变的形式释放出它所吸收的能量。辐射衰变是一个自发的辐射释放过程，非辐射衰变是将机械振动能传递给邻近原子的过程，结果，这两种类型的衰变都提高了样品的温度。温度的升高使得压力增加，于是在气体样品中产生了压力波。在一定的频率下（如可听见的声波）对红外光辐射进行脉冲、斩波和调制出一个与调制频率相同的压力波，并产生相应的声波。如果气体被密封在一个配有扩音器和其他测量设备（比如连接的压电器件）的小室中，就可以检测出产生的压力波。

在基于光声效应的换能器（光声频谱仪）上，将一束已知频率的红外光作为辐射源。所使用的红外光辐射应该具有一个可以让目标化合物吸收的频率，将该红外光辐射调制到一个所需要的频率，用该经过调制的红外光频率对密封在小室中的样品进行照射，如果在样品中含有目标化合物，则将产生一个特征的声波，信号的振幅大小表示样本浓度的大小，图 10-10 阐明了光声效应的原理。当一束红外光通过择波器后，光束被调整为所需频率的红外光，这也可以通过脉冲红外光来达到，调制辐射，然后通过窗口进入样品检测池。如果气体中存在吸收选择波长红外光的物质，则将会产生光声波，通过高灵敏度的扩音器或压电传感器或其他传感器比如压力传感器，把声音信号转换为电子信号。气体的膨胀所产生的压力大小与吸收红外光的物质浓度成比例关系。因此，浓度的测定以信号大小的测量为基础。

（6）色散型检测器的技术参数

① 检测物质和选择性。因为化学毒剂和许多有毒工业物质都可以吸收一定波长的红

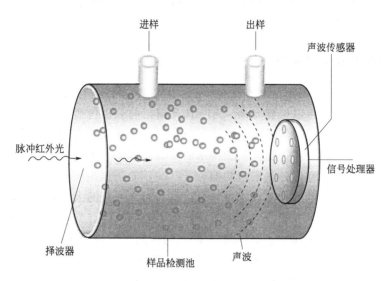

图 10-10　光声效应的原理图

外辐射，所以在理论上使用红外检测器对它们进行检测是可行的。仪器的选择性由每种目标化合物的波长所控制。把样品暴露在几种特征波长的红外辐射中，可以提高选择性。不同化合物可能包含相同的官能团，可以吸收相似波长的红外辐射，因此建立在单一波长基础上的红外辐射检测就会降低对目标物的识别能力，可能会导致较高的误报率。因此当检测样品发出了报警，说明目标化合物存在后，再使用一种或多种其他特征波长检测样品，以确认检测的结果。因为红外辐射不会破坏样品，检测池中的样品经过特定波长红外辐射照射后，它的化学成分没有发生变化，可以再进行分析，因此采用多波长检测以确认检测结果的准确性是可行的，并且可以提高样品识别的可靠性。使用一种频率光对检测池的样品分析后，再使用第二种频率的红外辐射对其进行照射分析，以补充或者确认第一次检测的分析结果。如果需要的话，可以再采用第三种波长，以进一步提高检测的可靠性和准确性。

色散型检测器不像其他的技术设备，样品可以连续被抽进检测器，它们使用的是脉冲采样机制。样品被抽入样品检测池后，分析时把进口关闭。因为需要的样品量比较大，当前气体色谱法分离技术还不可以与这些检测器连用。

② 灵敏度。色散型红外光谱仪和光声检测器有比较高的灵敏度。在理想条件下，红外检测器可以检测出浓度低于百万分之一水平限的化学毒剂。

③ 环境影响。对红外检测器的性能影响有几个因素。相对湿度是最突出的。水分子是由两个氢原子和一个氧原子组成，它是一种不对称分子，可以强烈地吸收红外辐射。样品中水成分的变化可能会产生错误的红外辐射吸光度值，也会对仪器校准产生影响。为减少影响，使用一个过滤装置对背景水成分进行过滤，减少水分对红外光谱检测结果的影响。

光声技术对振动和环境影响非常灵敏。因此，目前手提式检测设备在野外使用上还有一定的局限性。

④ 响应时间。分析周期包括采样时间、红外辐射分析时间和恢复时间。红外辐射分析

响应时间只需要片刻，样品抽入和样品检测池的冲洗时间比较长。分析周期有几秒到几分钟，这取决于样品检测池的大小和采样速率。

10.4.2 傅里叶红外光谱技术

傅里叶变换红外（FT-IR）光谱仪是新一代的红外光谱仪，它借助干涉仪可以扫描大范围频率的红外辐射，同时可以得到光谱。FT-IR 光谱仪的分析包括两个主要步骤：设备使用干涉仪采集样品获得干涉图，然后对干涉图进行傅里叶变换得到最后的红外光谱图。以前，FT-IR 光谱仪比较昂贵。然而，随着相关技术的发展，价格下滑的幅度比较大，并且也生产出了以该技术为基础的小型红外光谱检测器。

以色散红外技术为基础的检测器，虽然也可以扫描红外光的大部分区域，得到光谱，但色散红外技术必须使用单色光镜或者其他方法产生不同波长的红外光辐射，控制波长的限制使得分析速度变慢和分辨率降低。FT-IR 光谱仪则提高了分析时间、分辨率和其他相关性能。由于 FT-IR 在短时间内可以扫描宽范围频率的红外辐射，因此可以同色谱或者高性能液相色谱联用。FT-IR 光谱仪也用于检测化学毒剂和有毒工业物质。

（1）干涉仪

FT-IR 光谱仪的核心部分是干涉仪。大部分的 FT-IR 光谱仪使用 Michelson 干涉仪，这是 Michelson 在 1891 年发明的，在 1907 年获得诺贝尔物理学奖。

图 10-11 给出了 Michelson 干涉仪的工作原理图，它主要由电子（射）束分裂器、固定镜子和可移动镜子组成。照射的红外光被分裂成两束，经过镜子反射后，在到达红外传感器前又重新结合。变化或移动镜子的位置，使得两束光产生干涉，形成一幅干涉图，从而获得光谱。

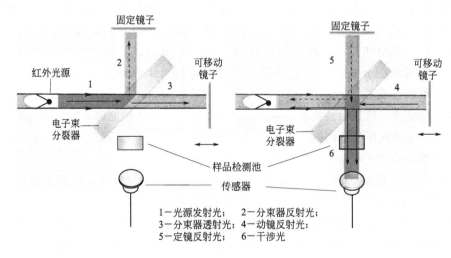

图 10-11　Michelson 干涉仪

（2）傅里叶变换

基于傅里叶变换可以提取连续信号的频率分量的原理，可以采用傅里叶变换将干涉图转换为复原的光谱图。但经采样得到的只是数字化的干涉图，因此可以通过离散傅里叶变换得到光谱图。并且根据红外光谱及其他信号处理的经验，在"频域"里进行信号处理比在"时域"里更直观。因此，需先对平均后的干涉图信号进行离散傅里叶变换（DFT），然后才进行识别。自1964年Colley和Tukey发明了快速傅里叶变换（FFT），变换速度得到了飞速的提高。目前FFT已演变出了多种算法，但本质上都属时间抽取算法和频率抽取算法两者中的一种。

在对干涉仪产生的干涉图进行傅里叶变换时需要考虑干涉图的截断、切趾（又称截趾）和相位校正等几个主要问题。理想干涉图的区间是（$-\infty$，∞），但动镜的有限移动距离将导致干涉图两端数据的突然截断，这种截断使得干涉图信号的数字化只能在有限的区间内进行，一般只取单边干涉图的一部分即（0，$\sum\Delta x$）区间来进行傅里叶变换，干涉图截断造成傅里叶变换得到的光谱吸收峰两侧的不足。即这种单色光的频谱并不是一条宽度接近于零的线条状光谱，而是有一定峰宽的谱带，并带有旁波瓣的不断衰减的次级峰（第一个旁波瓣即负峰的高度大约相当于主峰高的1/5）。正值旁瓣往往是虚假信号的来源，负旁瓣由于其强度过大常使临近的微弱光谱信息被淹没。

所谓切趾，就是通过权重函数来消除干涉图的截断带来的不足，采取适当措施抑制这些旁瓣。切趾函数对干涉图中央的数据加权最重，两侧数据的权重因子则逐渐减小。由于干涉图末端包含的是高分辨率数据，所以必然会导致分辨率的降低。此外，切趾函数还会使光谱图的形状发生一定形式的畸变，因此所有用于定量测量的光谱都应使用同一切趾函数。常用的切趾函数有三角函数、矩形函数、梯形函数和指数函数等。它们各有特点，矩形函数只能起截断作用，不能起到切趾作用，相对来说三角函数较为简单，且畸变较小，效果较好。图10-12是几种常见的切趾函数及其切趾效果。

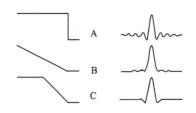

图10-12　不同切趾函数的切趾效果
A—矩形函数；B—三角函数；
C—梯形函数

由于光学、电学及采样的影响，干涉图经常会出现相位差：各个余弦分量将发生不同的相移，从而使得干涉图在中央极大处附近不对称。产生相位差的主要原因有：分束器的折射率是频率的函数，因而傅里叶变换后的实数部分的光谱并不对应于实际光谱；光程差$x=0$处与光谱的第一个数据点并不对应；仪器中的电子滤波器引起相位滞后；等。修正这种相位差的过程被称为相位校正，相位校正可恢复由于仪器带来的干涉图畸变。常用的相位校正法是Mertz法和振幅法。

（3）背景处理

背景光谱是通过使用傅里叶变换对背景干涉图处理得到的，通常应提前获得，这可以纠正干扰因素的影响，比如水蒸气、CO_2、红外光源、干涉仪和检测器的噪声影响。样品和背景光谱的差值是对干扰因素纠正过后的处理结果，该过程对未知物提供了更精确的鉴别。

（4）化学毒剂和有毒工业物质特征吸收峰

FT-IR光谱仪可以被用来检测气态、液态或固态形式的化学毒剂和有毒工业物质。鉴别样品中的化合物，通常是把样品光谱对照存储于设备中的数据库光谱从而得到鉴别结果。检测化学毒剂和有毒工业物质的设备，可以限制在几种重要化合物的数据上，从而可以快速搜寻结果。这不同于鉴别未知化合物，因为光谱需要对照大量数据获得确定鉴定（见表10-2）。

表 10-2　典型毒剂及有毒化学品红外特征吸收峰

物质种类	吸收峰/cm⁻¹	物质种类	吸收峰/cm⁻¹
沙林	1019,1304,926	异氰酸甲酯	2264,2291,416,1441
梭曼	1019,1304,1327	碳酰氯	1827,840,576,1681
塔崩	1042,1003,1327	一氧化碳	2176,2120
维埃克斯	2979,1049,941	环氧乙烷	871,882,3010,1277
芥子气	1212,1296,2972	丙烯	911,2954,991,1444
路易氏气	1559,934,1628	氯乙烯	619,1621,943,897
光气	848,1828,2362	二甲醚	1182,1105,938,2893
氢氰酸	3342,3280,1435	1,2-环氧丙烷	840,2994,3052,1414
氯化氰	2220,584,2998	二硫化碳	1541,2198,2184,2338
氨气	965,932,1629,3335	二氯甲烷	743,1275,1259,723
硫化氢	3775,1343,1293,2687	甲基膦酸二甲酯	1053,1272,922,820

注：毒剂红外光谱数据来源于文献 [8]。

10.5　红外光谱检测技术的现场应用

实验室的红外光谱检测设备可以通过对照搜寻数据库中已知物质的光谱数据对不同物质进行精确识别。在野外应用中主要有远距离监测和点源采样的便携式检测两类。

10.5.1　远距离监测

一般而言，远距离监测技术需求要点为：

① 监测蒸气、气溶胶和地面染毒，远距离被动红外监测主要是蒸气，即毒剂云团；

② 监测种类重点是神经性和糜烂性毒剂，可扩充到其他毒剂和有毒工业化学品；

③ 探测距离一般为 3~5km，有的甚至达到 10~20km，如激光遥测技术；

④ 响应时间尽可能短，应在几秒之内，甚至达到实时监测；

⑤ 体积、质量、抗振性能尽可能满足运载平台需求；

⑥ 可靠性尽可能高；

⑦ 全天候，各种背景下快速展开工作；

⑧ 可无人值守；

⑨ 功耗尽可能低；

⑩ 除电源外整个仪器成一体化；

⑪ 误报率尽可能低，准确率一般应在 80% 以上；

⑫ 具有报警显示和信息传递功能；

⑬ 温湿度、高低温要求范围宽。

远距离监测主要采用被动傅里叶红外干涉仪技术，典型装备如美国 JSLSCAD 化学毒剂红外遥测报警器、德国的快速空气污染红外检测器（RAPID）和俄罗斯 ПХРДД 系列红外遥测报警器。其主要性能见表 10-3。

表 10-3　国外典型化学毒剂红外遥测报警系统的性能比较

装备名称	RAPIDplus	JSLSCAD	ПХРДД-3
波段范围/μm	7.7～14.3	7～14	7～13
光谱分辨率/cm^{-1}	4	4	8
水平扫描范围	360°	360°	360°
俯仰扫描范围	−10°～50°	−10°～50°	—
视场角	1.7°×1.7°	1.5°×1.5°	2°×2°
探测种类	化学毒剂及重要有毒工业化学品约 100 种	神经性、糜烂性毒剂及部分有毒工业化学品	化学毒剂、有毒工业化学品 20 种
最大探测距离/km	5	2	1～1.5
探测灵敏度(CL 值)/(mg/m^2)	71（氨气）	135（沙林）	150
工作模式	视频叠加成像、动态遥测	非成像、动态遥测	双视场

美军在化学毒剂遥测报警技术方面，一直处于世界前列。早在 20 世纪 80 年代美国率先开展了化学毒剂红外遥测报警理论研究，设计定型了基于被动傅里叶变换红外光谱技术的 M21 化学毒剂遥测报警系统，并投入到 1990 年的海湾战争。该系统主要由步进式红外望远镜扫描、干涉仪、MCT 探测器及制冷组件和信号处理模块组成。美国领先各国首先实现了对多种毒剂的远距离遥测报警。为了解决移动平台高速行驶条件下 M21 抗振动性能差等问题，美军化学研究发展与工程中心（CRDEC）进一步降低 M21 的体积、质量、功耗，改进伺服机构及数据采集和模式识别算法，研制了小型、坚固、轻型的新一代遥测装备 JSLSCAD，目前已搭载斯特瑞克（M1135）核生化侦察车装备美国陆军部队。

RAPID 是德国布鲁克公司采用改进型 Rocksolid 弹性驱轴干涉仪研发的化学毒剂红外遥测报警装备，目前已搭载"狐"式、K-216、Piranha 等核生化侦察车列装美国和北约军队，通过了美军和北约 MIL-STD 810F 防冲击和防振军用标准严格的测试。RAPIDplus（Remote Air Pollution Infrared Detector plus）是前代产品 RAPID 的增强版，主要在 RAPID 基础上增加了实时彩色动态摄像机及可直观使用的操作软件。该装备基于被动红外遥测技术研制，安装在固定三脚架或地面车辆平台上，能够探测 3～5km 外的化学毒剂及有毒工业化学品气体云团，给出气体种类、概略浓度及空间分布等信息。

俄罗斯研制了系列化的有毒气体遥测报警器，包括 ПХРДД-1 型、ПХРДД-2 型、ПХРДД-3 型和 ПХРДД-4 型，与美国的 JSLSCAD 和德国的 RAPID 原理相似，均采用红外技术原理。ПХРДД-1 型化学毒剂遥测报警器的核心是一个法布里-珀罗干涉仪（即 F-P 干涉仪），用于从入射光辐射中分析有毒气体的光谱特征，识别气体种类并计算概略浓度。但工作波段很窄，仅为 9.6～10μm，决定了探测种类极为有限，抗干扰性能差。ПХРДД-2 型采用傅里叶变换干涉仪进行光谱分析，将工作波段扩展到 7～13μm，监测种类从少数几种神经性化学战剂拓展到 20 种化学战剂及有毒气体。ПХРДД-3 型与 ПХРДД-2 型相似，只是采用了非制冷单元型探测器。最新式的 ПХРДД-4 型报警器则采用了制冷型面阵探测器（2x16），将探测种类扩大到约 50 种。

这三个国家的仪器实际上均由光谱信息获取子系统和光谱信息鉴别子系统两个部分组成。光谱信息获取子系统主要包括步进空间扫描红外望远镜、傅里叶红外（FT-IR）光谱仪和斯特林制冷机制冷的碲镉汞探测器以及子系统控制单元等。光谱信息鉴别子系统本质上是一个人工智能组件，除了主控 CPU 外，还主要包括以专用 DSP 处理器为核心的包括傅里叶变换等预处理的功能部件、各类毒剂或有毒工业品的鉴别器部件、分类鉴别（如序贯分类等）与报警等功能部件。

在图 10-13 中，由背景发出的红外辐射被扫描望远镜收集，进入傅里叶红外（FT-IR）光谱仪的辐射信号，由于光谱仪动镜的扫描形成光程差产生干涉图，经探测器进行光电转换后，由 A/D 转换器将电信号变成数字信号，然后经傅里叶变换（FFT 变换）得到光谱信号。当毒剂云团进入视线后，云团的特征吸收和发射特性，使光谱图发生改变，经鉴别器对现场的光谱图进行识别和鉴别后，能发出音响和视觉报警信号。其探测原理是：大多数化学毒剂在红外波段具有其特定的吸收光谱，当其处于某背景前时，依据辐射传输规律，云团存在会改变到达传感器的红外辐射信息，报警器探测到这些差异并经信息处理后便可确认毒剂云团的存在并在一定阈值下报警。

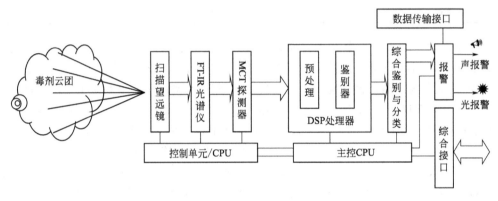

图 10-13　工作原理示意图

10.5.2　便携式红外光谱检测

在点源式红外探测方面，美国 Foxboro 公司生产的 MIRAN SapphIRe 便携式环境空气分析仪是便携式红外光谱检测的例子。

MIRAN SapphIRe 便携式环境空气分析仪是红外光谱光度计。样品检测池的气体样品吸收的红外光强度以吸光度值单位显示在检测器显示屏上。必须将目标化合物的最适宜的检测波长存储于设备的存储器中，以便能检测该化合物。厂商通常对一些常用的目标物质提供适宜波长用于检测。设备能在多种气体检测模式下工作，可同时在三个波长下指示吸收响应。MIRAN SapphIRe 能在不同的光程长度工作，最长的光程长度为 12.5m。

MIRAN 配有外置的颗粒过滤器，防止脏物进入内部管道。它还有一个化学过滤器，可替换颗粒过滤器。化学过滤器的用途是在一个污染的环境下给仪器提供纯净的空气，也用于对仪器进行调零。

SensIR Corp 生产的 TravelIR 也是一种傅里叶红外光谱仪，美国国内采用该仪器对未知样品的鉴别应用进行了测试，这些样品可能包含了化学毒剂。该仪器可用于鉴别各种未知的固体、粉末、浆状物、凝胶和液体。在这项技术中，首先要将一个金刚石晶片（有很高的折射率）埋入一个不锈钢圆盘中，然后再把样品加于这个金刚石晶片上。当分光计发出一束红外光线穿过这个晶片并轻微地照射入样品中时，便可用来分析对红外光线有强吸收的溶液，如乳状液或溶液。这项技术对固体样品也很有用。检测过程对于样品和仪器来说都无破坏性。

未知样品的鉴别可通过对照参考数据库得到结果。TravelIR 可以很容易鉴别纯物质，重复性也比较高。但是，对混合物的识别比较困难。混合物中的复杂光谱常常导致错误的结果。例如，神经性毒剂 GB 和柴油的混合光谱给出的是 GF（另外一种神经性毒剂）的光谱值，而不是 GB 本身。这可能是由这两种毒剂的结构和光谱比较相近，C—H（碳-氢）伸缩区域的不完整所导致。当化学毒剂溶解于或分散于不同的样品中时，问题就变得更复杂。因此，TravelIR 应该与其他被认可的化学毒剂检测器联合使用。如果含有毒剂的溶剂是挥发性的，并且它的挥发可以留下一个浓缩了的化学毒剂样品，则 TravelIR 可以轻易地识别毒剂。这个发现引申出了用在 VX 混合物上的氯仿萃取技术。也许，通过进行一个简便的萃取过程，TravelIR 在识别混合物中潜在的化学毒剂时可能更有用。

10.6　发展趋势

10.6.1　系统设计微型化、集成化

微光学、微电子、微机械的结合产生出一类新的应用范围很广的器件-微型光机电系统（MOEMS），它也是机、电、光、磁、化学、传感技术等多种技术的综合。MOEMS 日益成为新的光学工具，已经对许多基于光学的仪器显示出应用前景。作为 MOEMS 的一种，微型红外光谱分析仪具有许多大型光谱仪所不具备的优点，如质量轻、体积小、探测速度快、使用方便、可集成化、可批量制造以及成本低廉等，像普通光谱仪一样微型光谱仪有着巨大的应用市场，可以应用在实验室化学分析、工业监测、遥感遥测等领域，因而引起了人们广泛的兴趣。

可以应用多种技术实现微型红外光谱仪，目前常用的方法包括：采用新型滤光技术制作微型光谱仪；利用光纤的化学传感性制成光纤探针进行光谱分析；使用微细加工制作集成式微型光谱仪等。

新型滤光技术，如声光可调滤光片（AOTF）是一种微型窄带可调滤光片，是光谱仪微型化的一个发展方向，它通过改变施加在某种晶体上的射频频率来改变通过滤光片的波长，而 AOTF 光的强度可通过改变射频的功率进行精密、快速地调节。它的分辨率很高，目前可以达到 0.0125nm，没有可动部件，波长调节速度快、灵活性高。美国 Brimrose 公司和Jet Propulsion 实验室联合设计了一种微型电晶体近红外光谱仪。这种基于 AOTF 的反射型近红外微型光谱仪主要用于航天领域，使用发光二极管（LED）阵列作为光源，光纤作为光波传输介质，该光谱仪质量小于 250g，尺寸小于 9.2cm×5.4cm×3.2cm，超快速（4000 波段/秒），高可靠性，并通过美国国防部的防辐射测试。

利用光纤制作微型红外光谱仪。光纤传感器的主要特点是具有很高的传输信息容量，可以同时反映出多元成分的多维信息，并通过波长、相位、衰减分布、偏振和强度调制、时间分辨、收集瞬时信息等来加以分辨，真正实现多道光谱分析和复合传感器阵列的设计，达到对复杂混合物中特定分析对象的检测，这对电传感器和声传感器而言是望尘莫及的。光纤的探头直径可以小到与其传播的光波波长属于同一数量级，这样小巧的光纤探头可以直接插入那些非整直空间和无法采样的小空间（如活体组织、血管、细胞）中，对分析物进行连续检测。

Ocean Optics 公司的 Morris 等人研制一种紧凑级联光纤 DIP 探针的微小型红外光谱仪，该系统使用单股光纤以获得高分辨率光谱信息，由于光谱仪的模式限制了光学设计中得到很高的光通量，常规应用中可以使用 $50\mu m$ 的光纤。

集成式微型光谱仪也是一种未来的发展趋势，利用 MEMS 和 MOEMS 的微加工技术也可以制作出微型红外光谱仪。Yee 等人利用微机械加工方法直接在 CCD 成像器件上制作衍射光栅构成集成式微型光谱仪，得到的光谱仪系统衍射效率可以达到 63%，色散率为 $1.7mm$/像元，分辨率为 74.4。瑞士一家研究单位制作了一种基于光 MEMS 技术的微型傅里叶变换光谱仪（FTS），它用一种由静电驱动的电梳执行器来完成微镜的扫描运动。测量得到执行器在 $38.5mm$ 位移下的非线性为 $\pm0.5mm$，在消除非线性后得到校正光谱，光谱重现率为 $\pm25nm$。相位校正后在 $633nm$ 波长下测量得到光谱仪的分辨率为 $6nm$。

10.6.2　使用方式遥测化、分析结果定量化

由于陆地卫星的上天，遥测技术在 20 世纪 80 年代出现了第一次发展高潮，它不仅使遥感监测技术成为很多行业跨入高新技术门槛的有力手段，而且大大促进了该学科的研究工作。四十多年来，广大科学工作者不仅对遥感监测理论进行了深入研究，同时对其应用技术也进行了广泛探讨，并进行了实践和应用，为遥感监测技术的进一步发展准备了足够的技术储备。

从化学侦察来说，遥测报警显得尤为重要，其也成了世界各国的发展方向，一方面它可以为部队获得更多的预警时间，从而可以采取及时有效的措施，使作战人员避免化学毒剂的侵害。另一方面采用了非接触探测方式，直接避免了人员的伤害，另外人员可以不带防护装备，提高了人员的作战效率。红外光谱检测技术的出现和发展，使化学毒剂的遥测成为可能，外军如美国和德国均装备了类似的遥测装备。另外随着科学技术和航空技术的发展，机载和星载化学侦察，是今后的主要发展趋势。远程探测系统与空中平台相结合，可大大提高侦察的距离和范围。

目前用于化学毒剂遥测的红外光谱检测仪属于报警类，即高于一定的阈值就发出报警，但随着研究的深入和技术的发展，检测结果逐渐实现定量化。

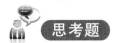 思考题

1. 简要说明经典的色散型红外光谱仪的组成和工作原理。

2. 试说明 Michelson 干涉仪的组成和工作原理。

3. 什么是分束器？其作用是什么？

4. 与色散型干涉仪相比，傅里叶红外光谱仪有什么优点？

◀ 参考文献 ▶

[1]　宋贵才，全薇. 红外物理学［M］. 北京：清华大学出版社，2018.

[2]　刘文清. 环境光学与技术［M］. 合肥：安徽科学技术出版社，2020.

［3］ 王海宴．红外辐射及应用［M］．西安：西安电子科技大学出版社，2014．

［4］ 张建奇．红外探测器［M］．西安：西安电子科技大学出版社，2016．

［5］ 翁诗甫，徐怡庄．傅里叶变换红外光谱仪［M］．北京：化学工业出版社，2016．

［6］ 冷建华．傅里叶变换［M］．北京：清华大学出版社，2004．

［7］ 魏福祥．现代分子光谱技术及应用［M］．北京：中国石化出版社，2015．

［8］ Killinger D. Detecting chemical and explosive agents［J］. SPIE New Sroom, 2006, 1117: 1-2.

［9］ Lutz-Peter Müller. Stand-off detection of toxic industrial chemicals in industrial complexes using RAPIDplus ［N］. https://www. bruker. com/fileadmin/user_upload/8-PDF- Docs/CBRNE_Detection/Literature/CBRNE-1825474_RAPID_Plus_12-2013_eBook. pdf.

［10］ Kristin D. Advances in active infrared spectroscopy for trace chemical detection［C］. Proc. SPIE 10986, Algorithms, Technologies, and Applications for Multispectral and Hyperspectral Imagery XXV, 2019, 109860J.

［11］ Nathaniel R, Shawna T. Real-time, wide-area hyperspectral imaging sensors for standoff detection of explosives and chemical warfare agents［C］. Proc. SPIE 10183, Chemical, Biological, Radiological, Nuclear, and Explosives（CBRNE）Sensing XVIII, 2017, 1018303.

［12］ 黄启斌．现代化学侦察技术［M］．北京：国防工业出版社，2007．

第11章
激光探测技术

本章提要：激光探测技术是将接收的激光信号变化为电信号，并通过不同的信号处理方法来获取不同的信息并实现探测的目的。一般采用外差探测差分吸收法，即用激光发射机向毒剂扩散区同时发射两种不同波长的激光，通过调谐不同的激光波长，可识别不同种类的毒剂。

11.1　概述

激光技术，和原子能技术、半导体技术、计算机技术一起，被誉为当代科学技术的四大发明。从1960年人类获得第一束激光至今，有关激光技术的理论和应用研究一直受到人们的高度重视，并形成了许多新的学科分支和前沿课题，涉及军事和民用领域的各个部门。在军事领域，各种激光武器已经在现代战场上获得广泛应用，所展现出的巨大威力已经为人们所熟知。在防化武器装备研究方面，利用激光技术进行化合物的分析与鉴别的应用已有很多，如激光荧光、激光拉曼、激光电离、激光光声等，并已形成多种装备和分析仪器。

所谓激光雷达，其实是一种特殊的雷达系统，英文名称为 light detection and ranging，即光探测和测距之意，缩写为 LIDAR，所以有的文献将其音译为"莱达"。它与传统雷达的主要区别是工作波段不同，而两者的工作原理则基本相似。在激光问世后的第二年，即1961年，科学家就提出了激光雷达的设想。60多年来，激光雷达技术从最简单的激光测距技术开始，逐步发展了激光跟踪、激光测速、激光扫描成像、激光多普勒成像等技术，陆续开发出不同用途的激光雷达，使激光雷达成为一类具有多种功能的系统，并在军事领域获得广泛的应用。激光雷达按其用途和功能划分有很多种类别，如精密跟踪激光雷达、水下激光雷达、火控激光雷达、制导激光雷达、气象激光雷达、化学/生物毒剂探测激光雷达等。

用于化学/生物毒剂探测的激光雷达系统也称为化学毒剂激光遥测报警器，是防化兵的一种重要装备。它充分发挥激光的高单色性、高相干性、高指向性等优点，利用化学毒剂分子对激光的吸收、散射等作用来实现对化学毒剂云团的远距离监测。作为一种主动侦测手段，其探测距离可以达到数千米甚至数十千米，可以全方位、实时地对战场上的大气环境进行监测，同时具有搜索、探测、识别、量化等功能，根据需要将战场上的各种化学信息及时传输到指挥中心，为部队的决策提供必要的依据。

研发这种装备的军事需求在于已有的各种点源式报警器都是接触式的，即当报警器发出报警信号的时候，毒剂云团已经飘散至报警器跟前。而化学毒剂报警器的目的在于提供部队以尽可能长的预警时间，以便穿戴和启动防护装备。在此背景下，从 20 世纪 70 年代开始，美、苏、德、法等发达国家逐渐开始启动激光侦毒雷达系统的研究，当时对其性能的基本要求是：

① 侦检微细气溶胶态的毒剂蒸气；

② 必须至少能够侦检神经毒剂；

③ 探测距离必须在 2km 以上；

④ 有尽可能高的灵敏度；

⑤ 有尽可能短的响应时间；

⑥ 仪器必须是整体式的；

⑦ 一台轻型卡车可充当整机系统的运载平台和操作平台。

这些要求基本上概括了防化兵对此种装备的需求。当然，随着科技的不断进步，现在对激光侦毒雷达的技战术指标提出了更高的要求。但是上述各项至今仍是激光侦毒雷达的基本性能要求和基本设计原则。据此，各国纷纷就系统整体技术和单元技术展开了研究，内容涉及实用激光器技术、信号接收技术、光电探测器技术、计算机技术、信号处理技术等。截至目前，在许多关键技术上已经取得突破，并有多种定型的装备或样机问世，作战平台包括固定安装、车载、机载等。我国自 20 世纪 80 年代一直在积极开展激光遥测技术的研究，并已取得阶段性成果。

本章主要介绍激光侦毒雷达的基本原理和技术方法，并对其研究现状和今后的发展方向做简要的阐述。

11.2 基本原理

11.2.1 激光与大气分子的相互作用

当激光在大气介质中传输时，它与大气中的各种分子和气溶胶会发生相互作用，并产生 180°回波。用专门的天线接收回波信号并分析其特征，可以实现对大气成分的遥测，这是激光雷达的基本原理。如果在光路上存在化学毒剂气体分子，回波信号的特征与常规大气成分相比会有所变化，借助于计算机或专用的芯片对这种变化进行自动分析和鉴别，便可以实现化学毒剂的激光遥测。

一般说来，激光与大气成分的相互作用有分子散射、大颗粒散射、拉曼散射、共振散射、荧光和吸收等形式，这些物理过程具有各自不同的特点。表 11-1 列出了激光与大气介质相互作用的主要形式和特点。

表 11-1　激光与大气介质相互作用的主要形式和特点

作用形式	散射粒子	波长关系	作用截面/cm^{-1}
分子散射	分子	$\lambda_t = \lambda_r$	10^{-27}
大颗粒散射	气溶胶	$\lambda_t = \lambda_r$	$10^{-8} \sim 10^{-27}$

作用形式	散射粒子	波长关系	作用截面/cm⁻¹
拉曼散射	分子	$\lambda_t \neq \lambda_r$	10^{-30}
共振拉曼散射	分子	$\lambda_t \neq \lambda_r$	$10^{-24} \sim 10^{-27}$
共振散射	原子、分子	$\lambda_t = \lambda_r$	$10^{-14} \sim 10^{-23}$
荧光	分子	$\lambda_t \neq \lambda_r$	$10^{-16} \sim 10^{-23}$
吸收	原子、分子	$\lambda_t = \lambda_r$	$10^{-14} \sim 10^{-21}$

注：λ_t 为激光波长，λ_r 为接收波长。

上述现象的产生既有内在的物理学因素，也有大气成分的因素。在低层大气中，除了氮、氧、氩、氖、氦、氪等含量比较稳定的气体成分外，还存在不断变化的水蒸气、二氧化碳、气溶胶以及其他微量成分和各种污染成分（包括化学毒剂气体云团）。不同的大气成分和激光相互作用的形式和强度有所不同，使得激光遥测成为可能。

现阶段，对化学毒剂的激光遥测主要是利用两者之间的吸收效应和拉曼效应来设计激光侦毒雷达系统。而回波信号的获得则是通过各种散射或者地物反射来实现的。

化学毒剂分子对激光的吸收作用本质上来说是能量的一种转移过程。众所周知，所有的分子都是由以化学键连接的原子组成，原子和化学键始终处于运动状态。它们的运动由伸缩振动和弯曲振动两部分构成。振动的频率不仅依赖于化学键本身的性质，而且也受到整个分子及其所处环境的影响。在受到入射光的照射时，振幅将增大。同时，分子内的振动能级是量子化的，即只有特定频率的光才能被吸收，该频率与提高化学键的能级所需的频率完全一致。也就是说，每个振动的振幅增加不是连续的，而是以某一确定量跃迁的。找出化学毒剂分子内具有代表性的化学键（比如 G 类毒剂中的膦酯键）以及提高其键能所需的特征频率作为激光侦毒雷达的工作频率，检测在探测路径上该频率的回波能量是否发生吸收衰减就可以判断探测路径上是否存在化学毒剂云团。同时根据吸收衰减的程度还可以计算出施放毒剂的剂量。

利用拉曼散射也可以实现化学毒剂的激光遥测。所谓拉曼散射，是一种特殊的物理现象。当入射波照射到气体分子上时，光子与气体分子相互碰撞而发生散射，散射过程有两种：一种是弹性散射，即在散射过程中光子与气体分子不发生能量交换，所以散射光的频率保持不变，这就是瑞利（Rayleigh）散射；另一种是非弹性散射，即在散射过程中光子与气体分子发生了能量交换，光子发射或吸收了能量 $h\Delta f$（h 为普朗克常数），因而散射光的频率变化 Δf，这就是拉曼（Raman）散射。因此，当频率为 f 的入射光经过气体分子散射后，散射光谱中含有频率为 f 的瑞利线和频率为 $f \pm \Delta f$ 的拉曼线。产生拉曼效应的内在原因是气体分子的能级跃迁，不同的气体分子能级差不同，拉曼频移量 Δf 也不同，因此通过测量拉曼频移量 Δf 就可以确定产生拉曼效应的气体种类。拉曼激光侦毒雷达系统正是利用这一原理来判断探测路径上是否有化学毒剂分子存在。相比之下，频率为 $f-\Delta f$ 的低频拉曼线的强度比频率为 $f+\Delta f$ 的高频拉曼线高，所以一般情况下采用低频拉曼线进行检测。

11.2.2　激光侦毒雷达的主要类型

目前在研的激光侦毒雷达主要有两大类，见图 11-1，一类是利用吸收效应设计的差分吸收激光雷达，另一类是利用拉曼效应设计的拉曼激光雷达。利用吸收效应设计的激光侦毒雷达通常采用两个或更多波长工作，并对回波信号进行差分处理，目的在于消除各种干扰信号的影响，提高有用信号的强度。差分吸收激光雷达（differential absorptive LIDAR，DIAL）又有两种工作方式，一种是直探式，另一种是外差式，直探式根据回波信号的形成方式不同又可以分为地物反射模式（CL模式）和距离分辨模式（RR模式）。DIAL系统是目前研究的主流，技术较为成熟。针对毒剂探测的拉曼激光雷达系统目前尚处于实验研究阶段，离形成实际的装备还有一定的距离。

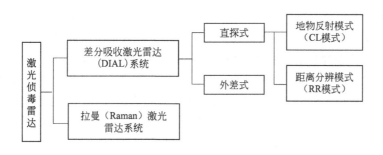

图 11-1　激光侦毒雷达分类图

11.2.3　差分吸收激光雷达（DIAL）的基本原理

如前所述，利用吸收效应进行激光遥测时，通常选择具有代表性的特征频率作为探测频率。但是由于激光在大气中传输时影响因素很多，即使回波信号的强度发生了明显的衰减，也很难判断是由待测气体云团造成的还是其他因素的影响。为了克服这个问题，可采用双波长探测：一个发射波长与待测气体分子的某一特征频率相吻合，称为共振波长 λ_{on}，用于检测待测气体分子的吸收；另一个发射波长则基本上不被待测气体分子所吸收，称为参考波长 λ_{off}，获取一个参考数据，用来与共振波长获得的数据进行差分，以消除气溶胶和其他气体分子对激光的衰减以及仪器本身的各种误差。同时，参考波长 λ_{off} 应与共振波长 λ_{on} 尽可能接近，以最大限度地减小由于波长差异造成的系统误差。

当采用地物反射模式工作时，回波主要是靠前方各种地面物体（山丘、树木、建筑物等）发生反射而形成，激光雷达系统探测到的是毒剂云团的 CL 值（毒剂云团浓度 C×光路上毒剂云团厚度 L）：

$$CL = \frac{\ln E_{off} - \ln E_{on}}{2(k_{on} - k_{off})} \tag{11-1}$$

式中，E_{off} 为参考波长的回波能量；E_{on} 为共振波长的回波能量；k_{on} 为毒剂分子在共振波长上的吸收系数；k_{off} 为毒剂分子在参考波长上的吸收系数。这是地物反射（CL）模式下的差分吸收雷达基本方程，它不考虑由于波长的差异造成的各种系统误差。

当采用距离分辨模式工作时，回波主要是靠待测气体分子、气溶胶等的背向散射而形成，激光雷达系统可以探测光路上对应于距离的毒剂云团浓度：

$$C(z) = \frac{1}{2(k_{on} - k_{off})\Delta z}\left[\ln\frac{E(\lambda_{on}, z)}{E(\lambda_{on}, z+\Delta z)} - \ln\frac{E(\lambda_{off}, z)}{E(\lambda_{off}, z+\Delta z)}\right] \tag{11-2}$$

式中，Δz 为两次波峰之间的距离差；$E(\lambda_{on}, z)$ 和 $E(\lambda_{on}, z+\Delta z)$ 分别为共振波长在两次波峰上的能量；$E(\lambda_{off}, z)$ 和 $E(\lambda_{off}, z+\Delta z)$ 分别为参考波长在两次波峰上的能量。

距离分辨模式（RR 模式）下的探测灵敏度取决于该系统的最小可分辨的接收能量的相对变化量，最小可探测浓度 C_{min} 的表达式为：

$$C_{min} = \frac{\Delta E_{min}}{2(k_{on} - k_{off})\Delta z}$$ (11-3)

式中，ΔE_{min} 为系统可分辨的最小能量变化。

两种工作模式各有优缺点：RR 模式可以提供毒剂的三维空间分布信息，但由于大气及化学毒剂或气溶胶的后向散射截面比地物目标散射小几个数量级，回波信号极其微弱，所以作用距离不及 CL 模式远；CL 模式不具备距离分辨功能，但由于回波信号较强（与大气的后向散射系数相比），所以作用距离较远。由于采用 CL 模式所需的技术水平已能满足实战的需要，所以目前已经列装的装备和实用化的样机多采用 CL 工作模式。

以上是直探式 DIAL 系统的工作原理。DIAL 系统的另外一种类型是外差式，其工作原理是：利用共振激光回波信号与本振激光信号在探测器表面混频，经过滤波只有中频信号通过并被放大。由于本振激光信号功率比共振回波信号功率高几个数量级，所以背景噪声和探测器噪声得到了有效地抑制，进而探测效果和精度得到了增强。

外差式 DIAL 激光雷达相对于直探式 DIAL 激光雷达有两个主要的优点：高的量子效率意味着高的探测灵敏度，这样就可以较低的激光能量得到较大的探测距离；能够同时得到目标的多普勒信号。相关研究表明，在同等探测灵敏度条件下，直探式所需的激光脉冲能量为外差式激光脉冲能量的 10750 倍；若在两种仪器系统具有相同参数的情况下，则外差式探测的灵敏度比直探式大 1000 倍。因此，外差式 DIAL 在作用距离、探测灵敏度等方面都较直探式 DIAL 优越，并且它对激光器的能量要求也没有直探式的高。但是，外差探测方式也存在其不足之处：需要单模稳频激光器作为发射源，窄带本振激光器，接近衍射极限的收发光学系统，相对高速的探测、放大及数据处理电子线路。由于常规频率锁定系统需要稳定时间，要实现实时的每一发射调谐是不切实际的，所以当前的相干 DIAL 测量需要双激光甚至多激光系统，导致了系统的复杂性。另外，外差式 DIAL 设备构造复杂，而直探式 DIAL 系统相对来说简单，单元技术也相对成熟。因此，一般认为，当前应首先发展直探式 DIAL 系统，而外差式 DIAL 系统应是未来的发展方向。

11.2.4　拉曼激光雷达的基本原理

拉曼激光雷达系统主要是利用激光照射到化学毒剂分子上产生的拉曼效应进行检测。其最大的特点在于接收系统采用光谱分析系统，以便能够接收待测气体分子所散射的不同拉曼散射波长的回波信号，然后根据拉曼频移量确定光路上是否存在化学毒剂分子。拉曼激光雷达的发射系统不仅要有足够的脉冲激光能量以获得较高的探测灵敏度，而且由于拉曼后向散射截面近似与入射波长的四次方成反比，因此一般要求较短的激光波长。最理想的波长范围是 250～300nm，因为波长小于 300nm 时太阳辐射中的能量基本上被大气臭氧层吸收殆尽，但波长小于 250nm 时则会受到大气中的氧分子吸收影响。实际探测中通常采用波长在 300nm 左右的红宝石激光器、钇铝石榴石激光器或氮气激光器作光源。

与 DIAL 系统相比，拉曼激光雷达系统的主要优点是可采用一个激光波长进行遥测。但是它也存在许多不足之处：由于拉曼散射截面比吸收截面低几个数量级，回波信号强度太低，所以其探测距离不及 DIAL 系统远；同时各种物质的荧光信号对待测信号产生了很强的干扰，使得拉曼激光雷达系统的信号处理较为复杂。所以拉曼激光雷达至今没有成为化学毒剂激光遥测的主流。

11.3 激光大气传输及光雷达方程

11.3.1 大气传输的基本理论

11.3.1.1 Beer-Lambert 定律

在大气介质中传输的一束激光，将因它与大气中各种成分的相互作用而衰减。其衰减的规律符合一般的大气辐射传输规律。在介质中传输的一束辐射，如果辐射强度 I_λ 在它传播方向上通过 ds 厚度后变为 $I_\lambda + dI_\lambda$，则有：

$$dI_\lambda = -k_\lambda \rho I_\lambda ds \tag{11-4}$$

式中，ρ 为物质的密度；k_λ 为辐射波长为 λ 的质量消光截面（以每单位质量的单位面积计）。质量吸收截面等于质量吸收与散射截面之和。因此，辐射强度的减弱是由物质中的吸收以及物质对辐射的散射所引起的。

另一方面，辐射强度也可以由于相同波长上物质的发射以及多次散射而增强，多次散射使所有其他方向的一部分辐射进入所研究的辐射方向。如果定义源函数系数 j_λ，使由于发射和多次散射造成的强度增大为

$$dI_\lambda = j_\lambda \rho ds \tag{11-5}$$

式中，源函数系数 j_λ 具有和 k_λ 相同的物理意义。将上述两式合并可得：

$$\frac{dI_\lambda}{k_\lambda \rho ds} = -I_\lambda + J_\lambda \tag{11-6}$$

这就是不加坐标系的普遍传输方程，式中，$J_\lambda = j_\lambda / k_\lambda$，表示源函数。而当忽略散射和发射两者的贡献时，上式可简化为

$$\frac{dI_\lambda}{k_\lambda \rho ds} = -I_\lambda \tag{11-7}$$

式中，k_λ 现在只代表质量吸收截面（或吸收系数）。设在传输距离 $s = 0$ 处的入射强度为 $I_\lambda(0)$，则经过距离 L 后其射出强度为：

$$I_\lambda(L) = I_\lambda(0) \exp\left(-\int_0^L k_\lambda \rho ds\right) \tag{11-8}$$

假设介质是均匀的，k_λ 不依赖于传输距离 s，并定义路径长度为：

$$u = \int_0^L \rho ds \tag{11-9}$$

则式(11-8)可写成：

$$I_\lambda(L) = I_\lambda(0) \exp(-k_\lambda u) \tag{11-10}$$

这就是著名的 Beer-Lambert 定律，简称比尔定律。对于气体介质，式(11-9)中的 ρ 就是浓度 C，如果在辐射方向上气体介质的浓度是均匀分布的，则有：

$$I_\lambda(L) = I_\lambda(0) \exp(-k_\lambda CL) \tag{11-11}$$

通常，定义单色透过率为：

$$\tau_\lambda = I_\lambda(L)/I_\lambda(0) = \exp(-k_\lambda CL) \tag{11-12}$$

表示单色辐射光经过介质后透过的比率。

激光在大气中传输时的衰减规律遵循比尔定律。化学毒剂气体对激光光束的吸收衰减也

遵循这个定律。因此，比尔定律是激光侦毒雷达探测毒剂云团 CL 值的理论依据。另一方面，从比尔定律也可以看出，在地物反射模式下，由于没有距离分辨能力，无法探知毒剂云团在光路方向上的厚度 L 的数值，也就不能确定毒剂云团浓度 C 的数值。探测结果只能是 C 与 L 的乘积。所以地物反射工作模式又称为 CL 模式。

11.3.1.2　大气窗口

以上讨论了单色光的传输规律。在大气中，除了氮气、氧气等气体分子之外，还有大量的粒度在 $0.03\sim2000\mu m$ 的固态和液态微粒，它们大致是尘埃、烟粒、微水滴、微生物等。其中大多数固态微粒不但直接使大气混浊，而且常常是水蒸气的凝结中心，对于形成云、雾、雨、雪具有很大作用。由于这些微粒在大气中的悬浮呈胶溶状态，所以通常称为大气气溶胶。气溶胶对大气辐射的衰减与气溶胶微粒和辐射的波长有关系。研究表明，辐射的波长越长，在大气中传输时受到的吸收衰减越小。在低层大气，大气消光系数 $\sigma(\lambda,V)$（对应于 Beer 定律中的 k_λ）与辐射波长 λ 和水平能见度 V 之间存在下列经验公式：

$$\sigma(\lambda,V)=\frac{3.91}{V}\left(\frac{0.55}{\lambda}\right)^{0.585V^{1/3}} \tag{11-13}$$

从中可以看出近地层大气的消光系数与辐射波长有关，波长越短，大气消光系数越大。对于激光侦毒雷达而言，一直追求远的探测距离，所以往往选择较长的波长。$8\sim12\mu m$ 的中红外波段是一个理想的范围。在这个区域，大气中的吸收成分（水蒸气、二氧化碳等）对红外辐射的吸收非常小，红外辐射可以传输的距离比其他波段要远得多，所以该区域被称为"大气窗口"。同时，化学毒剂有很多吸收峰也位于此波段范围内。

11.3.1.3　大气湍流效应

大气总是处于不停的运动当中，其运动状态大致可以分为层流和湍流两种。前者可视为一种稳定的流动，后者则是一种无规则的漩涡流动，它使大气的速度、温度、折射率在时间和空间上随机起伏，成为激光传输的随机介质。大气湍流的空间范围可以很大也可以很小。它对激光传输的影响主要表现为光束漂移、光束抖动、光束强度闪烁，严重时发生光束分裂、畸变等。对于高能激光束来说，除了上述线性效应之外，还会出现所谓非线性传输效应，即大气热晕和大气击穿现象。这些问题在激光雷达的设计中都应当注意克服。

11.3.2　DIAL 系统的 LIDAR 方程

激光侦毒雷达所满足的 LIDAR 方程，是进行激光大气遥测的基本方程，也是定性与定量研究回波信号的理论依据。要得到 LIDAR 方程，首先需要建立数学模型。系统地物反射工作模式示意图见图 11-2。

激光器发射出的激光束经过距离 L 的传输后随机地到达一个反射物表面。如果在此路径中有化学毒剂云团（厚度设为 H）存在，那么它将会对光束产生吸收作用。此外，在传输过程中大气中的各种常规气体如 N_2、O_2、CO_2、H_2O、O_3 等将会对光束有所吸收，同时在野战条件下战场上的各种干扰气体如硝烟、蒽烟、草木烟、引擎废气等也会对光束有散射和吸收作用。由于将激光的波长设定在化学毒剂的特征吸收峰位置，所以正常情况下毒剂云团对光束的吸收将会十分显著。体现在回波信号中，毒剂云团的吸收将产生强的探测信号（差值），大气中的各种常规气体和干扰气体的吸收产生干扰信号。由于地面上的反射物质带有很大的随机

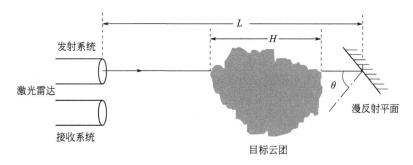

图 11-2　激光雷达地物反射工作模式示意图

性，因此它对光束的吸收也很难确定。而反射光的强度则遵循余弦漫反射定律。

此外，由于激光束在传输过程中的散射很微弱，所以模型中不考虑散射问题。

根据上述模型，假设在激光束内光强分布均匀的条件下，设距离为 L 处大气介质所收受的激光照度为 $E(L)$，则 $E(L)$ 可以表示为：

$$E(L) = \frac{E_0 \cos\theta}{\tau S(L)} T(L) \tag{11-14}$$

式中，E_0 为脉冲激光的总能量；τ 为激光脉宽；$S(L)$ 为距离为 L 处的激光光束的截面积；$T(L)$ 为传输距离为 L 时的大气透过率；θ 为漫反射角。$T(L)$ 可以表示为：

$$T(L) = \exp\left[-\int_0^L \sigma(r)\mathrm{d}r\right] \tag{11-15}$$

式中，$\sigma(r)$ 为大气消光系数。

这时，漫反射平面面积元为 $\mathrm{d}S$ 的后向散射辐射强度 $I_\pi(L)$ 可表示为：

$$I_\pi(L) = \frac{\rho \cos\theta}{\pi} E(L)\mathrm{d}S \tag{11-16}$$

式中，ρ 为漫反射平面的反射率；$\mathrm{d}S$ 为距离为 L 处激光雷达发射光束与接收视场角相交截面 $S_1(L)$ 上的面积元。

漫反射平面上的面积元对激光雷达接收系统所张的立体角 Ω 可以表示为：

$$\Omega = A/L^2 \tag{11-17}$$

式中，A 为接收系统的有效截面积。

于是，激光雷达接收望远镜所接收的距离 L 处、面积元 $\mathrm{d}S$ 的漫反射平面的回波功率 $P(L)$ 可以表示为：

$$P(L) = I_\pi(L)T(L)\chi\Omega \tag{11-18}$$

式中，χ 为激光雷达接收系统的光学透过率。

相应的回波电压 $V_1(L)$ 则可以表示为：

$$V_1(L) = P(L)k_0 r_0 \tag{11-19}$$

式中，k_0 为光电探测器的灵敏度；r_0 为光电探测器的负载电阻。

将以上其他各式代入回波电压表达式，并沿 $S_1(L)$ 积分，可得激光回波电压所满足的光雷达方程：

$$V(L) = \frac{AE_0\eta(L)\chi k_0 r_0}{\pi\tau} \frac{\rho\cos\theta}{L^2} \exp\left[-2\int_0^L \sigma(r)\mathrm{d}r\right] \tag{11-20}$$

式中，$\eta(L) = \dfrac{V_1(L)}{E_0}$ 为填充系数。通常令 $C_A = \dfrac{AE_0\eta(L)\chi k_0 r_0}{\pi\tau}$，称为仪器常数，

则有：

$$V(L) = \frac{C_A \rho \cos\theta}{L^2} \exp\left[-2\int_0^L \sigma(r)\mathrm{d}r\right] \tag{11-21}$$

如前所述，大气消光系数与激光波长有关，此外还与吸收气体的浓度有关，因此有

$$\sigma(r) = C(r)k_\lambda \tag{11-22}$$

式中，k_λ 为对应于特定波长 λ 光束某一特定吸收气体的吸收系数。

对应于某一单色光，假定在激光雷达探测路径上某一种气体的浓度处处相同（设为 C），那么此种气体造成的回波电压为：

$$V_s(L) = \frac{C_A \rho \cos\theta}{L^2} \exp(-2k_\lambda CL) \tag{11-23}$$

上式也可以表示为：

$$CL = -\frac{1}{2k_\lambda}\left[\ln V_s(L) + \ln\frac{L^2}{C_A \rho \cos\theta}\right] \tag{11-24}$$

对于 DIAL 系统而言，如果进行常规的大气探测，选取合适的 λ_{on} 和 λ_{off}，则有：

$$CL = \frac{\ln V_{\mathrm{off}} - \ln V_{\mathrm{on}}}{2(k_{\mathrm{on}} - k_{\mathrm{off}})} \tag{11-25}$$

用回波能量的形式表达即为式（11-1）：

$$CL = \frac{\ln E_{\mathrm{off}} - \ln E_{\mathrm{on}}}{2(k_{\mathrm{on}} - k_{\mathrm{off}})}$$

式中，E_{on} 为对应于 λ_{on} 的回波能量；E_{off} 为对应于 λ_{off} 的回波能量。这便是常见的 CL 公式。此式忽略了光束波长改变时系统光学效率的微小变化。

以上是单种气体的吸收情况。将化学毒剂云团、大气中的各种常规组分气体和战场上存在的各种干扰气体对激光光束的吸收结合起来，并假定在毒剂云团内毒剂的浓度处处相同，在整个探测路径上其他气体的浓度处处相同（或者将它们取平均值），则有：

$$\sum_i C^{(i)}L^{(i)} = \frac{1}{2}\sum_i \frac{\ln E_{\mathrm{off}} - \ln E_{\mathrm{on}}}{k_{\mathrm{on}}^{(i)} - k_{\mathrm{off}}^{(i)}} \tag{11-26}$$

式中，$C^{(i)}$ 为各种气体的浓度；$L^{(i)}$ 为各种气体传输距离；$k_{\mathrm{on}}^{(i)}$ 为气体在 λ_{on} 波长下的吸收系数；$k_{\mathrm{off}}^{(i)}$ 为气体在 λ_{off} 波长下的吸收系数。

将毒剂云团的吸收项单列，同时考虑到毒剂云团的厚度为 H，则有：

$$CH = \frac{\ln(E_{\mathrm{off}}/E_{\mathrm{on}})}{2(k_{\mathrm{on}} - k_{\mathrm{off}})} - \sum_i \frac{k_{\mathrm{on}}^{(i)} - k_{\mathrm{off}}^{(i)}}{k_{\mathrm{on}} - k_{\mathrm{off}}}C^{(i)}L \tag{11-27}$$

上式忽略了光束波长改变时后向反射率和系统光学效率的微小变化。如果将这两项因素考虑进去，则上式应该改写为：

$$CH = \frac{1}{2(k_{\mathrm{on}} - k_{\mathrm{off}})}[\ln(E_{\mathrm{off}}/E_{\mathrm{on}}) + \ln(\rho_{\mathrm{off}}/\rho_{\mathrm{on}}) + \ln(\psi_{\mathrm{off}}/\psi_{\mathrm{on}})] - \sum_i \frac{k_{\mathrm{on}}^{(i)} - k_{\mathrm{off}}^{(i)}}{k_{\mathrm{on}} - k_{\mathrm{off}}}C^{(i)}L \tag{11-28}$$

式中，ρ_{on} 为波长 λ_{on} 时的后向反射率；ρ_{off} 为波长 λ_{off} 时的后向反射率；ψ_{on} 为波长 λ_{on} 时系统光学效率；ψ_{off} 为波长 λ_{off} 时系统光学效率。

这便是激光侦毒雷达所满足的光雷达方程。式中各项的物理意义很明确：$\ln(E_{\mathrm{off}}/E_{\mathrm{on}})$ 项体现的是化学毒剂的信号，$\ln(\rho_{\mathrm{off}}/\rho_{\mathrm{on}})$ 项体现的是地物反射目标的影响，$\ln(\psi_{\mathrm{off}}/\psi_{\mathrm{on}})$ 项

体现的是雷达系统本身的影响，$\sum_i \dfrac{k_{on}^{(i)} - k_{off}^{(i)}}{k_{on} - k_{off}} C^{(i)} L$ 项体现的是大气湍流（包括战场特殊干扰气体如硝烟、蒽烟、草木烟等）的影响。

在常规大气遥测领域，采用通用的 CL 值，实际上是将待测气体的浓度在整个光路上进行平均，这样的做法对于常规大气探测是允许的。但是对于化学毒剂的激光遥测而言，这样的平均显然是不科学的，因为如果在整个探测路径上都存在化学毒剂的话，远距离报警便失去了意义，所以有必要将探测路径 L 和毒剂云团在光路上的厚度 H 区分开来。

11.4 激光侦毒雷达的基本构成

11.4.1 系统总体结构

激光侦毒雷达一般由发射系统、接收系统、控制与信号处理单元三个部分组成。发射系统主要负责将激光束按照规定的参数发射出去。接收系统主要负责接收回波信号并将其转变为电信号。控制与信号处理单元主要负责整机系统的控制和信号数据的处理与显示、告警信号的发出等。差分吸收激光雷达系统的原理方框图如图 11-3 所示。拉曼激光雷达系统的原理方框图如图 11-4 所示。两者原理基本相似，主要的差别在于接收系统。

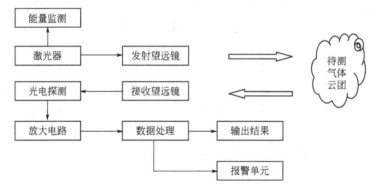

图 11-3 差分吸收激光雷达系统的原理方框图

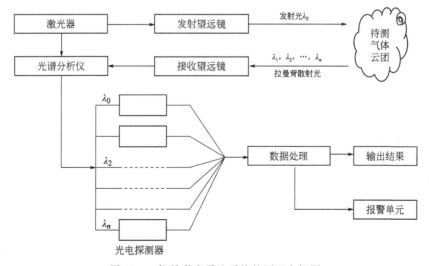

图 11-4 拉曼激光雷达系统的原理方框图

下面对直探式差分吸收激光侦毒雷达的发射系统、接收系统、控制与信号处理单元的结构和特点做一简要的介绍。

11.4.2 发射系统

发射系统主要由激光器、发射望远镜和能量监测器等部分组成。下面简单介绍一下激光器（图 11-5）。

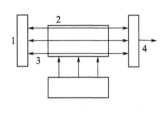

图 11-5　激光器原理示意图
1—全反射镜；2—工作物质；
3—激励能源；4—部分反射镜

一般激光器都具有三个基本的组成部分：激励能源（或称泵浦源）、工作物质和光学谐振腔。激励能源是激发工作物质原子至高能态进而产生辐射的能量来源，其种类很多，有光能、电能、化学能、热能、电子束等。工作物质是实现粒子数翻转分布的增益介质，可以是固体，也可以是液体或气体。光学谐振腔是两块相互平行的反射镜，置于工作物质的两端，一块是全反射镜，另一块是部分反射镜。谐振腔的两块反射镜使受激辐射光反复振荡和放大，并通过部分反射镜输出激光。

根据激光器的工作物质不同可以将其分为固体激光器、气体激光器、半导体激光器、染料激光器等。固体激光器多以脉冲氙灯作激励能源，常用的工作物质有红宝石、钕玻璃、钇铝石榴石（掺钕）三种。气体激光器以电能作为激励能源，常用的工作物质有 He、Ne、Ar、Kr、Xe、CO_2 等。半导体激光器的激励方式较多，有电子束照射、光激发以及向激光二极管的 P-N 节注入电流等，常用的工作物质有 GaAs、InP、InAs 等。染料激光器采用溶于适当溶剂中的有机染料作为工作物质，如溶于酒精的若丹明 6G 有机染料溶液。

根据工作方式的不同又可以将激光器分为脉冲型、连续型、Q 突变型等。

在化学毒剂激光遥测应用中，目前普遍认为脉冲型 CO_2 激光器是比较理想的光源。这主要是因为 CO_2 激光器的波长既处于 $8 \sim 12\mu m$ 大气窗口之内，又与神经毒剂的吸收峰波长相吻合，例如其 9P(44) 谱线的波长为 $9.77\mu m$，沙林和梭曼的主吸收峰在 $9.76\mu m$，两者很接近。因此，CO_2 DIAL 系统是目前研究的重点。至于激光侦毒雷达的探测波长，如前所述一般需要两个甚至更多的波长，这在设计上有多种技术途径可以实现，最简单的方法是采用两台固定波长激光器，或具有两个发射头的激光器，也可以采用可调谐激光器。多年来以美国为首的发达国家一直致力于适用于激光侦毒雷达的先进激光器的研究，比较具有代表性的是美国 Hughes 公司与军方共同研发的可调谐 TEA CO_2 激光器，其主要性能指标见表 11-2。该指标基本满足化学毒剂激光遥测的需求。

表 11-2　小型 TEA CO_2 激光器的主要性能指标

输入能量/kW	<1	发散角/mrad	<3
输出能量/(mJ/脉冲)[9P(44)谱线]	125	工作寿命/次	5×10^7
重复频率/Hz	200	输出谱线/条	>55
脉冲宽度	120ns 尖脉冲和可消去的 $1.5\mu s$ 的尾部	输出模式	TEM00

需要补充说明的是，虽然 CO_2 DIAL 系统是目前研究的重点，但是由于气体激光器固有的一些弱点，以及 CO_2 激光分立线的输出特性，所以其他类型光源的研究，如光学参量

振荡器（OPO）技术，目前也很活跃。另外，在生物毒剂激光遥测研究领域，波长为 $1.064\mu m$ 的 Nd：YAG 固体激光器具有很强的优势。

除了激光器以外，发射系统通常还包括一个发射望远镜。发射望远镜由一个护目镜和物镜组成，如图 11-6 所示。发射望远镜的作用是将激光束的发散角压缩，获得较理想的准直光束。有时为了实现接收系统和发射系统同轴，还在发射望远镜的前面增加一个潜望镜。此外，发射系统还包括能量监测器和调节光路的各种器件，这里不再详细说明。

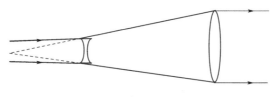

图 11-6　发射望远镜示意图

11.4.3　接收系统

接收系统主要由接收望远镜、滤光片、光电探测器和放大电路等部分组成。

接收望远镜的作用是收集激光的背散射光信号，并将其汇聚到光电探测器的光敏面上。激光侦毒雷达的接收望远镜通常采用反射式望远镜。图 11-7 给出了三种常见的反射式望远镜，即图 11-7(a) 所示的牛顿型望远镜、图 11-7(b) 所示的格雷果里型望远镜和图 11-7(c) 所示的卡塞格伦型望远镜。

牛顿型望远镜的主镜为一抛物面镜，副镜为一平面镜。激光雷达的视场角所限制的准平行后向散射光，先经抛物面镜反射，再经平面镜转向后聚焦。格雷果里型望远镜的主镜为一抛物面镜，副镜为一椭圆面镜。椭圆面镜的一个焦点与抛物面镜焦点重合。所以激光雷达的视场角所限制的准平行大气背散射光先经抛物面镜反射聚焦后投射到与抛物面镜共焦的椭圆面镜上，经反射后聚焦在椭圆面镜的另一焦点上。卡塞格伦型望远镜的主镜为一抛物面镜，副镜为一双曲面镜。双曲面镜的一个焦点与抛物面镜焦点重合。所以激光雷达的视场角所限制的准平行大气背散射光先经抛物面镜反射聚焦后投射到与抛物面镜共焦的双曲面镜上，然后经反射后聚焦在双曲面镜的另一焦点上。在实际应用中可以根据具体需要选择不同类型的接收望远镜。

滤光片置于接收望远镜和光电探测器之间，作用在于通过所要探测的波长的辐射光，而限制其他波长的光噪声通过，是降低辐射噪声的主要手段。滤光片的种类很多，作用原理有选择吸收、选择反射、选择折射、干涉、散射和偏振等。在实际应用中可根据具体需要选择一种合适类型的滤光片或将几种滤光片组合在一起使用。

光电探测器是接收系统中的一个核心部件，其作用是将回波信号由光信号转变成电信号。目前使用的光电探测器主要有光电子发射型、光生伏特型和光电导型等。实际应用中可以根据光电探测器的光量子效率、灵敏度、光谱响应、暗电流、探测度、响应时间、线性动态范围等技术参数，选择合适的光电探测器。对于 $8\sim 12\mu m$ 大气窗口波长范围内的红外激光信号，目前采用比较多的探测器是以碲镉汞合金为光敏材料的光伏型探测器。这种探测器在 77K 低温状态下（通常用斯特林制冷或液氮冷却）其波长响应范围可以达到 $10\mu m$ 以上，探测度 D^* 可以达到 $10^{10}\,cm\text{-}Hz^{1/2}/W$ 以上。

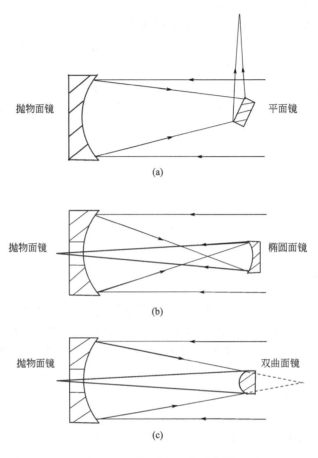

图 11-7　反射式望远镜示意图
（a）牛顿型；（b）格雷果里型；（c）卡塞格伦型

　　由光电探测器产生的电信号经过一个放大电路后，就可以传输到信号处理单元进行处理，鉴别其中是否含有化学毒剂的信息。

11.4.4　控制与信号处理单元

　　从光电探测器出来并经过放大的电信号首先输送到 ADC 转换成数字信号，然后输入专门的计算机中进行必要的信号预处理和模式识别。图 11-8 是信号处理的基本流程图。从图中可以看出，信号处理部分主要包括 A/D 转换、差分、修正、判别等几个步骤。其中信号的差分是 DIAL 系统的必要步骤。通过差分获取 LIDAR 方程中的 $\ln(E_{off}/E_{on})$ 值。得到的差分信号需要进行必要的修正，以排除各种干扰因素的影响。这里需要建立几个专门的数据库：化学毒剂特征谱线数据库，常规大气特征谱线数据库和战场常见干扰气体特征谱线数据库等。计算机自动提取各数据库中的数据，对回波信号进行修正，然后按照预定的判别规则进行自动判别。为了提高判别精度，必要时可增加二次差分和序贯分类处理步骤。如果判定回波信号中含有化学毒剂的信息，系统发出声、光、电报警信号。同时所有探测结果和相关参数均显示在操作界面上，便于观察。

　　关于激光侦毒雷达系统中的模式识别方法，目前普遍采用的是线性判别规则或分段线性

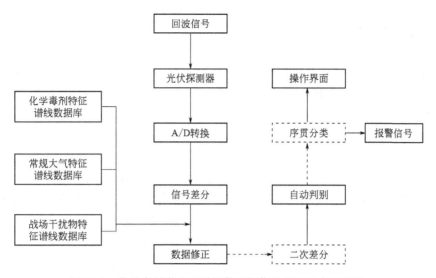

图 11-8　化学毒剂激光遥测报警系统信号处理基本流程图

判别规则，但是神经网络模式识别的研究已经成为一个重要的研究方向，有望将来在提高系统整体判别精度方面取得进展。

　　除了信号处理之外，激光侦毒雷达系统还有许多控制问题，如激光器电源控制、激光器输出控制、整机扫描状态控制、报警器的驱动等，这些控制过程可以单独采用一台单板机来完成，也可以与上述信号处理单元合并在一起由一台计算机来完成。

11.5　研究现状及典型装备介绍

　　从 20 世纪 70 年代中期起，美、苏、法等国开始启动激光侦毒雷达的研究。至今在整机系统和单元技术方面已经取得长足发展（表 11-3）。

表 11-3　国外化学毒剂激光遥测典型装备性能

国别	美国	俄罗斯	斯洛伐克	法国
激光器	单台激光器	两台激光器	两台激光器	两台激光器
	输出能量达 100mJ	输出能量达 500mJ 重频为 10Hz	输出能量达 50mJ 重频为 4Hz	
工作方式	直探式	外差式	直探式	直探式
探测种类	沙林、梭曼、塔崩等毒剂	大多数的化学及生物物质	G 类、H 类、V 类毒剂	G 类毒剂
探测距离/km	10 以上	15 距离分辨 3～5	5	3
响应时间/s		3	1	
灵敏度(G 类, CL 值)/(mg/m²)	200	180	320	260

　　1981 年，由美国空军和国家宇航局支持，美国麻省理工学院林肯实验室开始了区域侦毒 CO_2 激光雷达系统演示验证样机的设计，使用两支小型 TEA CO_2 激光器作为光源的地

物靶单端 DIAL 系统。1982 年开始研制样机。该系统能探测沙林、梭曼、塔崩、VX 神经毒剂和糜烂性毒剂等化学毒剂，作用距离大于 1.6km。

1986 年美国陆军化学研究司令部委托休斯飞机公司（HAC）研制的遥测主动光谱仪（RAS）通过了野外试验。该光谱仪用于探测化学毒剂的类型、浓度和散布区域，探测距离 4.8km，由地面部队携带使用。遥测光谱仪使用 4 台可调谐固定波长 CO_2 激光器，向污染区发射激光束，进行差分吸收探测。

1987 年报道的法国的"Detadis 远距离化学毒剂探测器"是法国军械技术中心局（ETCA）委托法国激光工业公司（CILAS）研制的，用于探测要地和机场化学毒剂的情况。该探测器利用长程差分吸收原理（CL 模式），采用两台 TEA CO_2 激光器，发射两束峰值功率为 500kW 的激光束，一束用作测量光束，另一束用作参考光束。作用距离 3km，最大探测距离 5km，扫描范围 180°，探测 G 类毒剂浓度达到 260mg/m²。1997 年法国还研制了具有距离分辨能力的双 CO_2 激光器差分吸收激光雷达系统并进行了野外试验。

1988 年美法合作发展 Mirela 化学毒剂激光侦测系统，研制出过渡性硬件并在法国进行了试验。1994 年美国国防部在考察了激光侦毒雷达的战场作用后，为法国研制了以距离分辨双 CO_2 激光器为基础的差分吸收激光雷达系统，并进行了野外试验，该系统利用可编程伺服马达驱动的扫描器完成半球扫描，采用高速直接探测接收机，可在 1～2km 距离内探测化学蒸气羽烟，测绘羽烟的移动和扩散，获得了大约 20m 的分辨率。与此同时，美国按照"激光防区外化学探测器"研究计划，陆军埃奇伍德研究、工程和发展中心与休斯飞机公司合作研制出可调谐封离频率捷变 CO_2 激光器，重复频率 200Hz，输入功率不到 1kW，可在包括 9P（44）谱线在内的所有谱线上提供 100mJ 以上的输出能量，采用该激光器研制的两台激光雷达系统使用 25.4cm 的孔径，以地形测绘模式工作，探测距离达 10km。

1993 年 3 月，美国陆军夜视和电子传感局（NVESD）在达格威试验基地，对 TEA CO_2 激光雷达系统（直探式 DIAL）进行了为期 4 周的野外试验。在 9.3～10.7μm 波段内，对泥土路、混凝土、木材、帐篷、喷砂处理的铝材等固态目标进行了激光反射特性的测量。同时对远距离的各种化学毒剂的蒸气进行了探测，其最远侦测距离达到 12km。系统中使用了休斯飞机公司研制的频率捷变高重复频率 TEA CO_2 激光器（FAL）。该激光器具有 55 条谱线，每条谱线的激光能量不小于 100mJ，重复频率可达 200Hz。系统收发天线使用了 25cm 的卡塞格伦型望远镜系统。探测器采用液氮冷却的光伏型 HgCdTe 探测器。该系统随后进行了机载实验，对地物反射及大气传输散射的差分吸收特性等进行了实验，实验取得了成功。该实验同时还证实了采用单支调谐激光器研制 DIAL 系统的可行性。

1999 年美国陆军夜视和电子传感局与美国陆军士兵和生化司令部联合报道了无后向地物散射（直接对空）的化学毒剂气溶胶探测试验结果。试验采用频率捷变 CO_2 激光器（FAL），脉冲能量不小于 100mJ，脉宽主峰 200ns，拖尾 2μs，平均重复频率 60Hz，发散角 2.5mrad，接收天线为 36cm 的卡塞格伦型天线，探测器为光伏型 HgCdTe 探测器，$D^* = 5.6 \times 10^{10}$ cm-Hz$^{1/2}$/W，试验在达格威试验基地进行，测试对象为化学毒剂气溶胶模拟空爆弹，试验探测距离为 580m，探测最大浓度是 2500mg/m²，最小浓度是 200mg/m²，并实现了距离分辨。

美国空军所进行的机载远距离化学毒剂探测研究，目标是发展作用距离 50km 以上的以 CO_2 激光器为基础的差分吸收激光雷达。其第一阶段采用较为简单的直接探测法，发射接收机包括工作在 9～11μm 波段、输出能量 4J、重复频率 30Hz 的波长捷变 CO_2 激光器，

35cm 孔径望远镜、光学稳定平台以及 HgCdTe 光伏探测器。发射接收机安装在具有红外收发窗口的 KC-130 飞机上，试验作用距离为 20～50km。1997 年开始的二阶段研制，发展采用了相干探测原理，采用同样的发射机，但增添了波长捷变的本振激光器，并用宽带探测器替代光伏型 HgCdTe 探测器。

2000 年，美国陆军夜视和电子传感局和化学研究发展和工程中心联合报道了他们新研制的 WILDCAT 激光侦毒雷达系统的样机。该系统采用频率捷变高重复频率 TEA CO_2 激光器（FAL），波长范围 9.3～10.7μm，对所有谱线输出能量均大于 1J，脉宽主峰 100ns，拖尾 1μs，平均重复频率 100Hz，发散角 0.84mrad，接收天线为 24in(1in＝2.54cm) 卡塞格伦型天线，探测器为光伏型 HgCdTe 探测器，$D^* = 4.6×10^{10}$ cm-Hz$^{1/2}$/W，既可以采用差分吸收（DIAL）工作方式，也可以采用背散射（DISC）工作方式，能够探测沙林、梭曼、塔崩等神经毒剂。

俄罗斯的 KDKhR-1N 型激光毒气报警系统是世界上第一种服役的激光侦毒系统，已生产并提供给俄罗斯武装部队。该系统采用地物后向散射直接探测方式，可实时确认化学毒剂攻击、确定气溶胶云团坐标和毒剂参数，通过无线和有线通讯报警。系统安装在履带车上，可探测毒剂气溶胶云团，对神经毒剂的探测距离为 3～7km（取决于毒剂体积浓度）。系统能在 1min 内连续自动监测 360°水平范围，探测到毒剂后 2s 内发出报警信号。工作时激光雷达采用气溶胶光学定位方法，由激光发射机探测大气，并随后记录毒剂感应和散射的激光信号。通过远距离探测气溶胶云团，可以确定斜距、云团中心部分的厚度、距地高度和中心的角坐标。车体为履带式装甲车。除了激光侦毒雷达系统外，车上还配备了多种核化传感器，如 IMD-21B 辐射剂量仪、GSA-12 全自动化学毒剂检测仪、PGO-11 半自动化学毒剂检测仪、KPO-1 探测单元等。乘员 3 人，未配备火力系统。

俄罗斯激光系统公司还研制了代表当前世界先进水平的 MLC 型多功能激光雷达系统。该系统为车载式结构，能实现上半空域全方位扫描，采用外差探测方式，能实现距离分辨，且最大作用距离达到 15km，距离分辨能达到 5km。系统采用了 0.53μm、1.06μm、10.6μm 三个波长测量通道，实现了对多种有毒有害物质及生物物质的监测，系统功能强大。

2005 年前后斯洛伐克 Wingling 公司成功研制了 DC-CWA 型小型化学毒剂遥测激光雷达，并装备部队。该系统采用两台可调谐 TEA CO_2 激光器作为光源，可探测 G 类毒剂。

我国目前也在积极开展化学毒剂激光遥测方面的研究工作，并已取得初步进展。采用可调谐 TEA CO_2 激光器，微机控制，接收天线为 350mm 大口径卡塞格伦型望远镜，探测器为光伏型 HgCdTe 探测器，D^* 值可达 10^{11} cm-Hz$^{1/2}$/W，地物反射差分吸收工作方式，探测距离在 5km 以上。

11.6　发展趋势

根据激光侦毒雷达的研究现状，并考虑到防化兵在未来对这种装备的需求，可以预期，在今后一段时期激光侦毒雷达的研究会更加受到有关部门重视。同时，对激光侦毒雷达的性能也会提出更高的要求，以满足未来战争信息化的需要。随着各个单元技术的突破，未来的发展方向应该是发展远距离全方位自动跟踪定位探测、多波段结合、主被动结合、多平台应用的激光远程侦毒雷达，既能应用于战术目的也能应用于战略目的的综合探测系统。

11.6.1 系统整体

系统整体设计方面，主被动一体化、小型化、多功能是将来的发展趋势。所谓被动系统，就是一种不带有光源的化学毒剂远距离监测报警器。这种报警器国外目前已经有成熟的装备，如美国的 M21 型 RSCAAL 报警器、德国的 RAPID 军用报警器等。其工作原理主要是用一台接收望远镜探测周围大气环境的红外辐射，用傅里叶变换光谱仪分光，用一个智能模块自动作出是否含有化学毒剂特征的判别。被动系统与主动系统（即带有光源的激光侦毒雷达）相比各有优缺点。在将来的化学毒剂远距离监测装备中，采用主被动一体化设计，可以弥补各自的缺点，充分发挥两者的优点。

小型化是将来的又一重要的发展方向。现在的激光侦毒雷达系统体积重量均太大，使其在战场上的运用受到限制。小型化可以使其适应多种搭载平台，如车载、机载甚至星载，提高其使用效率。

多功能也是将来的一个重要的发展方向。在所探测的毒剂种类方面，目前主要是对G类、V类毒剂的探测，今后借助于同位素技术有望实现对 H 类毒剂的探测。此外，国外在生物毒剂激光遥测方面的研究力度也在不断加大。例如，近年来美国根据反恐形势的需要，委托洛斯·阿拉莫斯国家实验室按照远距离防区外生物毒剂探测系统计划建造了 3 个系统，以迅速形成临时性的生物毒剂探测能力。该系统通过测量弹性后向散射，提供生物毒剂气溶胶云的浓度、距离信息，并加以跟踪。整个系统重 590kg，体积 3m^3，安装在 UH-60直升机上。直升机垂直于风向飞行，激光雷达垂直扫描，可探测并跟踪最远达 30km 的模拟生物气溶胶云团。可以预计，随着这种系统的技术越来越成熟，在将来形成化学毒剂/生物毒剂综合性激光遥测的装备是完全可能的。

11.6.2 光源

关于系统所采用的激光器，目前以可调谐 TEA CO_2 激光器为主。将来的发展趋势一是对现有 CO_2 激光器的改进，如添加同位素 ^{13}C 以拓展输出谱线、增添 NH_3 谐振腔增大发射谱线波长和数量等。二是采用新型激光器和进行紫外探测，例如美国 Fibertek 公司制造的利用感应荧光测量原理的激光雷达系统。该激光雷达采用两台紫外激光器和一台红外激光器，能在 310～445nm 范围内探测，作用距离达 3km。美国陆军化学和生物防御司令部已在野外进行了试验，以探讨性能和人体安全问题。为了支持这项计划，SRI 国际公司制造了专用高分辨率分光计。该分光计采用能量为 1～10mJ/脉冲、脉宽为 3～8ns、束散小于 1mrad、在 220～345nm 波长范围连续可调的紫外激励激光源，将双光栅 Czerny-Turner 单色仪和光电倍增管相结合，探测荧光，测量激光导致的气溶胶化生物毒剂的荧光横截面。

另一方面，采用非线性光学技术也是扩展激光输出谱线范围、实现大范围变频及连续调谐的一种途径。随着非线性光学晶体材料的日臻成熟，提高非线性光学量子转换效率（倍频效率和 OPO 效率）将是未来要解决的关键技术。OPO 技术是未来一个重要的发展方向，目前美国已经研制成功一种用 Nd：YAG 固体激光器经过两次 OPO 转换后连续输出 8～12μm 激光谱线的装置，但转换效率仍需要进一步提高。

11.6.3 信号处理

信号处理方面，目前主要采用线性判别规则或分段线性判别规则，神经网络模式识别方法研究已取得显著进展。今后各种新的判别方法会更加成熟，采用多种判别方法并结合二次差分、序贯分类等手段实现更精确的毒剂鉴别是必然趋势。随着模式识别理论的发展，相信在激光侦毒雷达系统中信号处理技术会有更大的提高。同时，建立更系统完善的数据库也是一项很有意义的研究工作。尤其是化学毒剂特征谱线数据库，随着监测毒剂种类的增多，更全面的吸收数据将会补充到专用数据库中。

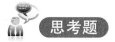

思考题

1. 按照工作原理分类，激光侦毒雷达主要有哪几种类型？

2. 以 Beer-Lambert 定律和余弦漫散射定律为基础，推导地物反射工作模式情况下 DIAL 系统的光雷达方程，并解释方程中各项对应的物理意义。

3. 在结构上 DIAL 系统主要由哪几部分组成？简述各部分的功能。

4. 比较法国 Detadis 系统、美国 WILDCAT 系统和俄罗斯 KDKhR-1N 系统各自的主要特点。

5. 简述激光侦毒雷达在整机设计方面的发展趋势。

参考文献

［1］ Loiu K. An Introduction to Atmospheric Radiation［M］. New York: Academic Press, 1980.

［2］ 孙景群. 激光大气探测［M］. 北京: 科学出版社, 1986.

［3］ 杨臣华, 梅遂生, 林钧挺. 激光与红外技术手册［M］. 北京: 国防工业出版社, 1990.

［4］ 梅遂生, 杨家德. 光电子技术［M］. 北京: 国防工业出版社, 1999.

［5］ 黄启斌. 现代化学侦察技术［M］. 北京: 国防工业出版社, 2007.

［6］ Upendra N. Lidar Remote Sensing for Industry and Environment Monitoring Ⅱ［C］. Proceedings of SPIE, 2002: 4484-4489.

［7］ Michael D. Quantum Cascade Laser Development Efforts for Implementation into Chemical and Remote Sensing Systems［C］. Proceedings of SPIE, 2004, 5617-5623.

［8］ Petros K, Erik D. Standoff Detection of Chemical and Biological Threats［C］. Proceeding of Micro and Nano-technolo-gy Sensors, System and Application, SPIE, 2015: 94672.

［9］ Wintinski M F, Vakhshoori D. Portable Standoff Spectrometer for Hazard Identification Using Integrated Quantum Cascade Laser Arrays from 6.5 to 11μm［J］. Optics Express, 2018, 26（9）: 12159-12165.

第12章
拉曼光谱检测技术

本章提要：拉曼光谱通过激光散射鉴定气体、液体和固体中的分子。拉曼光谱法利用激光产生单色光强束流直接击中靶物质。由于靶物质的不同，激发光的一小部分散射会转移到不同的波长。对散射光强度和波长的研究能够提供有关物质的定性和定量信息。最大特点是可以直接对固体和液体进行测定而无需制备样品。

12.1 概述

拉曼光谱是一种基于光散射原理的分子光谱。1923 年德国科学家 Smekal 首先预测出光的非弹性散射现象，1928 年印度科学家 C·V·Raman 和俄罗斯科学家 Krishnan 分别通过实验观察到了该现象。Raman 在 *Nature* 上发表文章报道了实验装置及过程，于 1930 年获得诺贝尔物理学奖。此后这种现象被称作拉曼光谱（Raman Spectroscopy）。原始的拉曼实验使用太阳光，经望远镜聚焦到样品上，样品是纯的液体或是无尘蒸气，其上放置有第二个镜片收集散射辐射，一套光学滤光片被用来显示存在着来自入射光的频率发生改变的散射光。散射光发生频率改变是拉曼光谱的基本特征。20 世纪 60 年代激光技术的出现和发展使拉曼光谱设备有了优良的激发光源，激光的单色性和相干性好，输出功率大且能量集中，极大地推动了拉曼光谱的实用化。

拉曼散射与红外吸收光谱均可用于研究分子中化学键的振动，这两种技术常用于化合物的结构和组成分析，通过特征性的分子光谱可以识别物质，还可以半定量确定样品中某种化合物的含量，因此上述两种技术也是现场快速检测的重要手段。但拉曼光谱与红外吸收光谱又有显著的差异，两种方法常互补使用，增加获得化合物的结构信息，提高鉴别的准确性。

我国科学家在拉曼光谱研究方面始终处于世界前列。早在 1934 年，郑华炽先生就发表了中国学者的第一篇拉曼光谱论文。同年吴大猷先生就在北京大学开展了拉曼光谱研究，1939 年吴先生在西南联大撰写出版了英文专著《多原子分子的振动谱和结构》，直到今天这部著作仍被视为拉曼光谱学的经典专著。另一位著名科学家黄昆先生与波恩在 1954 年合著的《晶格动力学理论》，被认为是激光拉曼研究的理论基础。目前我国的厦门大学固体表面物理化学国家重点实验室、中国科学院合肥物质科学研究院固体物理所、苏州大学等科研机构是国内拉曼光谱研究的领先单位，朱自莹、顾仁敖、陆天虹教授出版的《拉曼光谱在化学中的应用》是本领域的重要参考书。

拉曼光谱领域的国际国内学术交流非常活跃。1969 年举办了第一届国际拉曼光谱学术会议，一直持续至今。中国物理学会光散射专业委员会举办的全国光散射学术会议至 2019 年已举办 20 届。一些著名的化学类、物理学类期刊如美国化学会 *Analytical Chemistry* 以及 1973 年在荷兰创刊的 *Journal of Raman Spectroscopy* 等国际期刊，中国科学院长春应用化学研究所主办的《分析化学》《光谱学与光谱分析》等杂志都会发表拉曼光谱研究的前沿成果。

12.2　拉曼光谱分析的原理及相关概念

12.2.1　拉曼光谱的原理

光与物质相互作用的形式很多，包括吸收、反射、透射、散射等。如前所述，拉曼光谱属于散射光谱，拉曼散射是光散射现象的一种，单色光束的光子与分子相互作用可发生弹性和非弹性碰撞。在弹性碰撞过程中光子与分子之间没有能量交换，光子只改变运动方向而不改变频率，这种散射过程称为瑞利散射。而在非弹性碰撞过程中，光子与分子之间发生能量交换，光子部分改变运动方向，同时光子的一部分能量传递给分子，或者分子的振动或转动能量传递给光子，从而改变了光子频率，这些频率信息的改变包含了化学键及其所处环境的信息。图 12-1 是瑞利散射和拉曼散射的能级跃迁示意图。

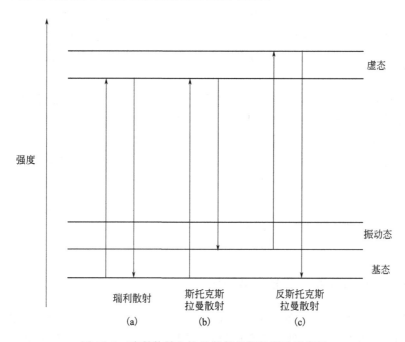

图 12-1　瑞利散射和拉曼散射的能级跃迁示意图

光通过透明物质时，大部分发生瑞利散射，其散射强度与波长相关，正比于 λ^{-4}。如图 12-1(a) 所示，在瑞利散射中光子与分子相互作用，使电子云极化并将其提升到能量"虚态"。这个过程非常短暂（约为 10^{-14} s），分子很快会下降到基态，释放出光子。光子可以在任何方向上释放，产生散射现象。由于分子回落到与起始相同的状态，光子在释放能量后与初始光子的能量相同。因此，散射光具有与入射光相同的波长。拉曼散射中光子在散射过程会失去或获得能量，波长分别增长或减短。如图 12-1(b) 所示，如果分子从基态到虚态后，下降到比起始能量高的振动态，则散射光子比入射光子的能量低，波长更长，这称为斯托克斯散射（Stokes scattering）；图 12-1(c) 则说明如果分子原本就处于振动态且在散射之后回到基态，则散射光子能量更高，波长更短，这称为反斯托克斯散射（anti-Stokes scattering）。

斯托克斯散射光和反斯托克斯散射光在瑞利散射光的两侧相对其偏移的距离（单位波数）相等，除强度差异外，光谱收集到的偏移波长（或波数）是关于入射光波长（或波数）对称的。由于处于高能级的分子不稳定，所以在 10^7 个光子中只有大约 1 个会发生拉曼散射。并且由于处于基态的分数数量远远高于激发态的分子，所以斯托克斯线比反斯托克斯线更容易被观测到。因此，在拉曼光谱中，通常仅使用斯托克斯光谱的部分。

拉曼效应引起的偏移由分子的振动态和基态之间的间隔决定，即由系统的声子（phonons）决定。这包含了分子振动、转动能量状态和分子极化状态变化的信息，这些信息取决于构成分子的特定原子或离子，连接它们的化学键，分子结构的对称性及其所处的物理、化学环境。因此，拉曼光谱不仅用作分析化合物分子的结构信息，还可作为物质材料识别的有效手段。

12.2.2 与拉曼光谱有关的概念

拉曼位移：当激发光与样品分子作用时，如果光子与分子碰撞后发生能量交换，光子将一部分能量传递给样品分子或是从样品分子获得一部分能量，从而改变了光的频率，能量变化所引起的散射光频率变化称为拉曼位移，单位是 cm^{-1}，拉曼光谱的横坐标就是拉曼位移。

偶极矩和极化率：当物质分子与单色光束光子相互作用时，光子的电场直接施力于该分子的电子和原子核，结果是电子相对于原子核移动，这种极化的分子具有诱导偶极矩，用 P 表示，正比于电场强度 E 和极化率 α，即 $P = \alpha E$。

拉曼活性和光谱选律：分子的某一基频振动谱带在红外光谱还是在拉曼光谱中出现是由光谱选律决定的。如果某一简正振动对于分子的偶极矩变化不为零，即 $\partial P/\partial Q_k \neq 0$，则是红外活性的；反之，$\partial P/\partial Q_k = 0$，则是红外非活性的；如果某一简正振动对于分子的感生极化率变化不为零，即 $\partial \alpha_{ij}/\partial Q_k \neq 0$，则是拉曼活性的，反之，$\partial \alpha_{ij}/\partial Q_k = 0$，则是拉曼非活性的。

12.2.3 拉曼光谱与红外、荧光光谱的区别

一般的拉曼频率是分子内部振动或转动频率，有时与红外吸收光谱所得的频率部分重合，波数范围也是相同的。红外光谱和拉曼光谱同属于分子光谱，分子振动时如果分子偶极矩发生改变则产生红外吸收光谱，而不产生拉曼光谱；如果分子极化率改变，则产生拉曼光谱，而不产生红外吸收光谱。

许多有机分子在可见光区域或紫外光区域能强烈吸收光子并发出荧光。在做拉曼光谱实验时常会遇到荧光光谱的干扰。这是由于荧光的散射截面远大于拉曼散射截面，往往会覆盖

拉曼光谱，导致散射光谱不可见。随着激光波长不断增加，荧光信号会减弱。这就是目前市面上便携式拉曼光谱仪多采用 785nm 近红外激光器的主要原因，目前 1064nm 激光器也被用于便携式拉曼光谱仪中。

12.3　拉曼光谱仪结构

拉曼光谱仪从结构上可以分为色散型、傅里叶变换型以及共焦显微拉曼光谱仪等。目前研究级的拉曼光谱仪多采用后两者，便携式拉曼光谱仪多为色散型。本节以常见的便携式拉曼光谱仪为例说明拉曼光谱仪的结构。

图 12-2 是拉曼光谱仪的结构示意图，从图中可见激光器产生一束窄线宽且光强稳定的激光，激光经过激光滤光片滤除杂散光后，聚焦到待测样品上，激发待测样品的拉曼散射光，然后采集系统对拉曼散射光进行收集，滤除瑞利散射光，最后传输到光谱仪检测系统。光谱仪分析检测单元内置的光栅根据拉曼散射光波长的不同对其进行分离，然后光谱仪检测器就对不同波长的拉曼信号进行记录收集，并转换成数字信号，最后光谱仪把转换后的数字信号通过接口传送到数据处理主控系统。以下结合图 12-2 分别说明各组成部分的作用。

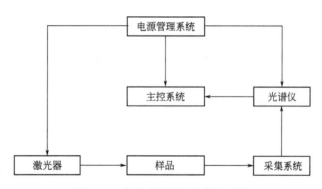

图 12-2　拉曼光谱仪的结构示意图

12.3.1　激光光源

激光具有能量高、方向性强和单色性好的特点，作为光源后使得拉曼光谱实用化。在拉曼光谱仪中，激光光源必须具有足够的输出功率和稳定性。保证激光功率输出稳定性＜5%，激光芯片温度需维持在 25～35℃之间，因此电路需添加高精度和高稳定性温控电路。用于拉曼光谱研究的激光器应具有光谱带宽窄、光谱纯度高、波长稳定性高、效率高、寿命长、可靠性高、光束质量好等特点，现将可用于不同方面研究的激光器列于表 12-1，供读者参考。

表 12-1　拉曼光谱激光器性能参数及其应用

中心波长/nm	输出功率/mW	线宽/nm	优势
257±0.3	1～15	0.1	适用于生物分子(如蛋白质、DNA、RNA)的共振拉曼研究,可抑制荧光
261±0.3	1～5	0.1	
320±0.3	1～20	0.1	
360±0.3	1～200	0.00001	

中心波长/nm	输出功率/mW	线宽/nm	优势
405±0.5	1~100	0.03	适用于无机材料(例如碳纳米管及其他碳材料)和共振拉曼实验
457±0.3	1~1000	0.003/0.00001	
473±0.3	1~500	0.003/0.00001	
488±0.5	1~150	0.03	
514.5±0.5	1~30	0.03	
532±0.3	1~1500	0.003/0.00001	
633±0.3	1~200	0.03	
660±0.3	1~200	0.03	
785±0.5	1~450	0.1/0.03	适用于抑制荧光,高输出功率
808±0.5	1~450	0.03	
830±0.5	1~450	0.03	
980±0.5	1~450	0.03	
1064±0.3	1~1000	0.00001	

12.3.2 采集系统与光谱器件

光谱器件是拉曼光谱仪的核心部件,直接影响到仪器的性能。光谱仪的分辨率、光谱检测范围是拉曼光谱设备的主要性能参数,图 12-3 是拉曼光谱仪的一种光路设计,主要由收集透镜、边缘滤光片和成像透镜组成;光谱仪主要由入射狭缝、光栅和检测器组成。采集系统是在激光器之后、光谱仪之前的一套光学系统。它的作用是有效利用光源能量、消除瑞利散射光、减少系统中产生的杂散光以及最大限度地提高收集信号的效率。激光经过聚焦透镜后,照射在样品上,样品发出的拉曼散射光和瑞利散射光再经过收集透镜、边缘滤光片和成像透镜成像在光谱仪的入射狭缝上。

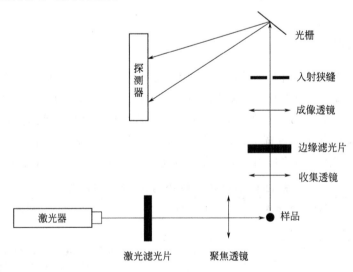

图 12-3　光谱采集和分光系统的原理图

（1）收集透镜

收集透镜的数值孔径（NA）决定了采集系统对样品拉曼信号的采集效率，通过公式：

$$NA = n\sin\alpha$$

其中 n 是样品与透镜之间介质的折射率，α 是透镜孔径角（2α）的一半，可以看出，孔径角为透镜光轴上的物体点与物镜前透镜的有效直径所形成的角度，数值孔径越大收集到的拉曼信号就越多，仪器的灵敏度就越高，但随着数值孔径的增大，工作距离就会减小，这是一对矛盾，在仪器设计时需要根据应用场景的不同进行优化。

（2）成像透镜

成像透镜的作用是将收集透镜采到的拉曼信号聚焦在狭缝上，成像透镜的相对孔径需与光谱仪的相对孔径一致。

（3）狭缝

狭缝宽度的大小影响仪器的灵敏度与分辨率，狭缝宽度越大，光通量就越大，提高了光谱仪的检测灵敏度，但其分辨率会降低。因此狭缝宽度的设置是实验时需要研究的重要参数，需要实验人员根据样品的性质进行调整。

（4）光栅

光栅是一种多狭缝部件，光栅光谱的产生是多狭缝干涉和单缝衍射的结果。多狭缝干涉决定光谱线出现的位置，单缝衍射决定谱线的强度分布。光栅刻线数越多，光谱分辨率就越高，但其光谱范围就越小。光栅刻线数越少，光谱范围就越大，但光谱分辨率就越低。除了考虑光栅刻线数，还需要考虑光栅的衍射效率，光栅衍射效率越高，光谱仪灵敏度就越高。目前拉曼光谱仪常用分光元件的光栅刻数有 600gr/mm（1gr＝64.79891mg）、1200gr/mm，一些研究级的拉曼光谱仪光栅刻数可达 1800gr/mm。

（5）探测器

探测器的灵敏度直接影响拉曼光谱仪的检测灵敏度，高灵敏的背照式 CCD 是目前便携式拉曼光谱仪常用的探测器。CCD 的量子效率是其重要指标，拉曼光谱仪的研制中常选择高量子效率的 CCD。

此外，主控系统与电源管理系统决定了整个仪器的稳定性及可靠性，因此电源管理系统的电路设计也是便携式拉曼光谱仪的一个关键技术。此外，拉曼光谱仪的软件一般都有各类参数设置，包含了如曝光时间、累加次数、激光器功率等；也包含了如自动保存谱图、比对误差峰位、近似光谱显示数量、标峰模式、标峰阈值、谱图比对报警、噪声抑制、焦距、角度、光谱校正、自动扣除背景、校正数据、省电模式、关机和返回等功能。

12.4 拉曼光谱检测技术

光谱学检测以光作为检测对象，在光能输入后，通过光子与检测对象表面、内部的物质分子发生相互作用，导致辐射、散射或吸收的光子频率（波长或波数）、强度等相关特性发生改变，由光谱仪收集性质发生改变的光子，经过光谱信号的解析，可以无损方式快速检测目标物。这类基于化合物光谱学性质的物理方法，如拉曼光谱（Raman spectroscopy）等在化生毒物检测领域展现出良好的应用前景。拉曼光谱的优势概括起来包括三个方面：在检测对象上，通用性好、广谱性强；在操作方式上，可以直接分析，不需或仅需简单的样品预处理；在探测距离上，既可以进行点源现场检测，也可以进行远距离遥感探测。目前常用的拉曼光谱检测技术除上述的常规拉曼光谱技术外，还包括共振拉曼光谱（resonance Raman spectroscopy，RRS）、表面增强拉曼光谱（surface enhanced Raman spectroscopy，SERS）、空间偏移拉曼光谱等技术。

12.4.1　共振拉曼光谱技术

当一个化合物被入射光激发，激发线的频率处于该化合物的电子吸收谱带以内时，由于电子跃迁和分子振动的耦合使某些拉曼谱线的强度显著增加，这就是共振拉曼光谱（RRS）。RRS 的强度较常规拉曼谱带的强度增大 $10^4 \sim 10^6$ 倍，在 RRS 中可以出现多级倍频和合频的谱带。但分子的非生色团部分的拉曼散射没有加强，相比之下成为弱的背景，因此 RRS 技术具有高度的选择性和灵敏度，不仅能探测生色团的存在，还可以探测生色团的结构和分子所处微环境的变化。

产生 RRS 效应的条件是激发线频率在样品的电子吸收谱带范围内，实现电子跃迁和分子振动的耦合。要获得 RRS 谱图，需要使用的拉曼光谱仪的多激光器可实现多谱线输出，或是有可调谐激光器，这样即可选择与样品吸收谱带频率相等或接近的激发线。

使用 RRS 效应开展快速检测研究的优势：①拉曼谱线强度明显增加，相应的检测灵敏度提高，适用于低浓度样品研究，这有利于浓度小的自由基或生物样品分析；②可用于研究生物大分子中的某一部分，RRS 显著增强了产生电子吸收的基团，其他部分可能因为激光的吸收而被减弱。

12.4.2　表面增强拉曼光谱技术

表面增强拉曼光谱效应是在 1974 年由 Fleischmann 等首先发现在粗糙银电极表面可获得吡啶的增强信号。1977 年 Van Duyne 等研究发现，吸附在粗糙电极表面的吡啶其拉曼散射信号比溶液中相同数量的吡啶的拉曼信号增强了约 6 个数量级，这种与某些贵金属（如 Au、Ag、Cu 等）粗糙表面相关的巨大表面增强效应，被称为表面增强拉曼散射效应。该效应的发现对拉曼光谱技术产生了巨大的推动作用，使得拉曼光谱技术可用于样品中痕量检测。

12.4.2.1　表面增强拉曼光谱的原理

目前，关于 SERS 增强的机理主要有电磁物理增强和化学增强两种观点。前者认为粗糙表面贵金属容易激发金属表面的等离子体使其产生共振，即表面等离子体共振（surface plasmon resonance，SPR），这使得金属表面电场强度大大提高，导致分子靠近贵金属表面时受到大大增强的电场激发从而产生了很强的拉曼散射。研究表明电磁增强机理与吸附分子的关系不大，属于长程作用，离金属表面 2nm 范围内的分子拉曼信号都可以得到增强，增强作用与吸附分子种类无关，不需要被探测分子与 SERS 基底结合形成化学键，增强的程度与 SERS 基底的电子结构和表面形貌有关，只有当具有纳米级别的粗糙结构局域电磁场效应与入射光的频率匹配时，电磁增强拉曼的效果最佳。化学增强只占 SERS 的小部分，SERS 基底与分子在激发光的作用下两者会发生电荷转移，而生成的电子-空穴对在复合时可以产生电子共振，使分子的极化率得到显著增强，继而增强了拉曼信号。化学增强是一种短程增强，通常只能发生在第一吸附分子层上，只有吸附分子与所使用的 SERS 基底匹配时才能发生化学增强。

12.4.2.2　SERS 研究的要点

表面增强拉曼光谱技术的优势在于解决了常规拉曼光谱无法进行的痕量检测问题，但要利用 SERS 技术实现目标分子的痕量检测研究，要注意以下几个问题：

（1）在基底设计方面要抓住高增强活性、高均一性、高表面洁净度 3 个关键点，并对表面进行适当的修饰，以提高检测的特异性，将待测分子聚集至热点位置，此外在间接检测时，还要选择合适的拉曼信号分子。

（2）在 SERS 检测条件方面，要选择合适的激发波长、曝光时间、激光功率等保证良好的信噪比，同时还要减少可能产生的热效应和光化学反应对检测的影响。

（3）在数据分析方面需要建立化学毒剂生物毒素的标准 SERS 光谱数据库，对光谱进行指认，在进行传感时应对探针在实际体系中的响应进行校正。

这其中制备大面积且均一性好的 SERS 基底是基础也是难点，到目前为止构筑面积大、稳定性均一性好、表面清洁的高活性 SERS 基底仍然是研究的热点。接下来本节介绍文献中报道的较为新颖的 3 种活性基底制备方法。

12.4.2.3　高活性 SERS 基底的制备

（1）基于模板法的贵金属纳米基底

美国国防部高级研究计划局（Defense Advanced Research Projects Agency，DARPA）在 2009 年前后发布了"SERS Fundamental"项目，与常规拉曼光谱直接检测方法不同，SERS 利用纳米化的贵金属材料作为基底，能将待测分子的散射信号增强 10^6 倍以上，可用于痕量样品的高灵敏分析。制备 SERS 基底的方法很多，但纳米基底的一致性和成本问题一直没有得到解决。加州大学伯克利分校生物分子纳米技术中心获得 DARPA 的资助，研发出一种非光刻组装（Non-lithographic fabrication）的自组织纳米孔 SERS 阵列，研究人员以阳极氧化形成的氧化铝（AAO）为模板将 Au（金）沉积其上，得到较大面积的规则六边形 SERS 基底，解决了基底制备一致性和检测结果重复性差的问题，这种尺寸可控、灵敏度高的 SERS 基底增强因子可达 10^7。

（2）纳米压印光刻

纳米压印光刻（nanoimprint lithographic）技术因具有产量高、成本低和工艺简单的优点，也被用于制备 SERS 活性基底。位于美国 Palo Alto 的惠普实验室（Hewlett Packard Laboratories）和南加利福尼亚大学电子工程系等多家科研机构也获得 DARPA 项目的资助，用该方法研究可检测化学和生物污染物的 SERS 基底。此外 DARPA 还支持北卡罗来纳州立大学、杜克大学等科研人员利用 SERS 标签在单细胞水平上检测和监测流感病毒如何进入细胞以及在何种条件下诱发变异。

（3）宏观尺寸高活性 SERS 基底的可控构筑

图 12-4 给出了一种借助聚苯乙烯（polystyrene，PS）纳米微球制备大规模高均一性 SERS 微纳阵列的方法。如图所示在干净的硅基底上制备自组装紧密堆积的单层聚苯乙烯球阵列（a），利用反应离子刻蚀方法对其进行蚀刻获得有序的高密度纳米针尖锥（b），再将其浸入二氯甲烷溶液超声去除残留的 PS 微球（c），利用有厚度监测的溅射仪对硅纳米锥阵列

溅射一层金膜，最终得到贵金属纳米锥阵列（d）。在此基础上可以按照需要检测的对象设计捕获分子，提高 SERS 痕量检测的特异性。

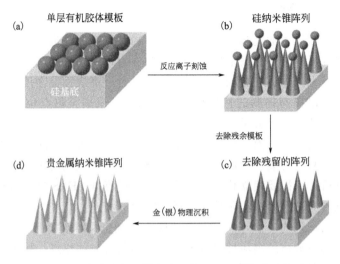

图 12-4 原位构筑大规模高均一性 SERS 微纳阵列的过程

12.4.3 空间偏移拉曼光谱技术

空间偏移拉曼光谱（spatially offset Raman spectroscopy，SORS）是一种具有代表性的深度光谱测试方法，由 Pavel Matousek 在 2004 年提出。该技术可以通过控制激发的激光和收集的拉曼散射光之间的距离来调整散射深度，利用其在不同位置的多次测量，将内层样品产生的光谱与表面的光谱分离，原理示意见图 12-5。如果样品包含多个组分，或需要对其进行定性定量分析，则需要同时采集与多个深度拉曼光谱相对应的广深光谱。Stokes 等首次开发了一种基于 SORS 的手持系统 Resolve，美国安捷伦公司已将其投入市场，用于检测彩色和不透明塑料、卡纸、麻袋、织物、玻璃等非金属密封容器内的化学战剂等危险品。Cho Y 等使用高光谱广深空间偏移拉曼光谱（Wide-depth SORS，W-SORS）方法结合

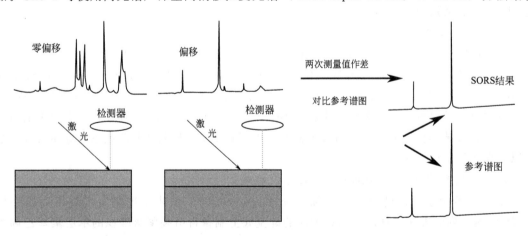

图 12-5 空间偏移拉曼光谱（SORS）的原理示意图

背景扣除算法，检测了包含在黏土、石膏、木材等中的水杨酸甲酯、DMMP、反式二苯乙烯（t-STB）等有毒化学物质。另外，还从一维光谱变化测量了化学品空间分布和建筑材料厚度。这一技术对于反化学恐怖活动中不明包装内容物的快速筛查具有重要价值。

12.5 拉曼光谱在检测毒剂毒素中的应用

《禁止化学武器公约》于 1997 年 4 月 29 日生效，此后禁止化学武器公约组织（OPCW）就对公约附表化合物进行严格的核查。公约附表 1~3 包含了化学战剂（CWA）、其降解产物以及可用于生产 CWA 的前体。除此之外，还包含了石房蛤毒素、蓖麻毒素 2 种生物毒素（这两种具有代表性的生物毒素还是《禁止生物武器公约》中列出来的监控对象）。此外，澳大利亚集团各参加国坚决支持日内瓦裁军会议的各轮谈判，其列出的生物制剂出口管制清单中包含上百种生物毒素，可以看作是对《禁止化学武器公约》附表的补充。

现实情况是《禁止化学武器公约》的签署没有阻止毒剂、毒素等毒害物质被滥用。近些年使用上述毒害物质制造的各类恐怖活动时有发生，例如 2001 年炭疽邮件致多人死伤，2013 年多封包有蓖麻毒素的邮件被寄往美国白宫和国会山曾造成恐慌，也引起了国际社会的密切关注。因此，《禁止化学武器公约》规定的现场核查、公共安全领域对毒害物质的快速鉴别都对便携式快速检测装备提出了迫切的发展需求，其中拉曼光谱技术在化学毒剂等毒害物质的现场快速检测领域已成为研究热点。本节分几个部分详细说明化学毒剂、有毒工业化学品、蛋白质多肽生物碱等生物毒素的拉曼光谱研究结果，重点说明拉曼光谱特征的分析。

12.5.1 拉曼光谱检测化学毒剂的研究

分析神经性毒剂的分子结构，其特点有：①分子中的 O 或 S 直接与磷原子相连形成磷酸酯基或硫代磷酸酯基团；②分子中含有烷氧基、烷基、N-烷基胺基或 N,N-双烷基胺基中的一种；③—C≡N 氰基官能团是塔崩分子独有的化学键，该化学键将在拉曼光谱沉默（Raman slience）区即 1800~2800cm^{-1} 范围内出现三键化学键的光谱特征信号。糜烂性化学毒剂的代表物为芥子气（HD），其分子中含有 C—S 和 C—Cl 键。上述化学键都是拉曼活性的，接下来将介绍化学毒剂拉曼光谱的研究方法及代表性化学毒剂的拉曼光谱特征。

使用 785nm 波长的激光照射无色透明玻璃瓶中的各类毒剂样品，调节仪器的狭缝宽度、积分时间和激光功率，获得高信噪比的拉曼光谱图。图 12-6 是化学毒剂沙林（GB）的拉曼光谱，由图可见谱图信噪比很高，特征峰明显。高波数区 2930cm^{-1} 和 2882cm^{-1} 附近的谱峰为甲基—CH$_3$ 中 C—H 键的对称伸缩振动和反对称伸缩振动，P—C、P—F、P=O 等是有机磷神经性毒剂的特征化学键，其拉曼位移见表 12-2。

表 12-2 化学毒剂沙林（GB）相关拉曼光谱特征峰分布及其归属

拉曼位移/cm^{-1}	基团	振动模式
1422	P—CH$_3$	CH$_3$ 反对称变形振动
1280		CH$_3$ 对称变形振动
725		P—C 伸缩振动

续表

拉曼位移/cm⁻¹	基团	振动模式
1015	P—O—CH(CH₃)₂	P—O 伸缩振动
1187		—CH(CH₃)₂ 骨架伸缩振动
1153		—CH(CH₃)₂ 骨架伸缩振动
935		C—C 伸缩振动
779	O═P—F	P—F 伸缩振动
1280		O═P 伸缩振动
2930	—CH₃	C—H 反对称伸缩振动
2882		C—H 对称伸缩振动

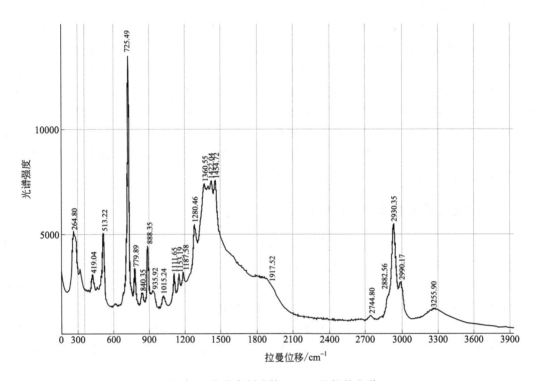

图 12-6 化学毒剂沙林（GB）的拉曼光谱

化学毒剂梭曼（GD）与沙林分子结构相似，差别仅在于烷基的不同。图 12-7 是 GD 的拉曼光谱。高波数区 2931cm⁻¹ 和 2876cm⁻¹ 对应的谱峰为甲基—CH₃ 中 C—H 键的对称伸缩振动和反对称伸缩振动，谱图中也出现了 P—C、P—F、P═O 等有机磷神经性毒剂的特征拉曼位移。

化学毒剂塔崩（GA）分子结构中除含有有机磷神经性毒剂具有的 P—C、P═O 键外，还有其特征性的 P—C≡N 和 P—N 键。从其谱图可见（图 12-8），在拉曼光谱沉默区 1800～2800cm⁻¹ 范围内出现 C≡N 三键化学键的光谱特征信号 2195cm⁻¹、1104cm⁻¹ 和 794cm⁻¹ 分别对应的是 P—N(CH₃)₂ 中 C—N，P—N 的伸缩振动。这些对于塔崩的快速检测来说是重要的特征峰。

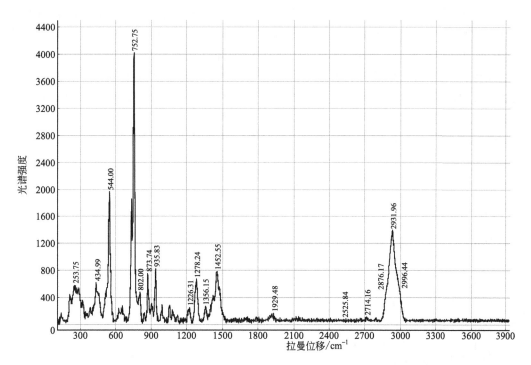

图 12-7　化学毒剂梭曼（GD）的拉曼光谱

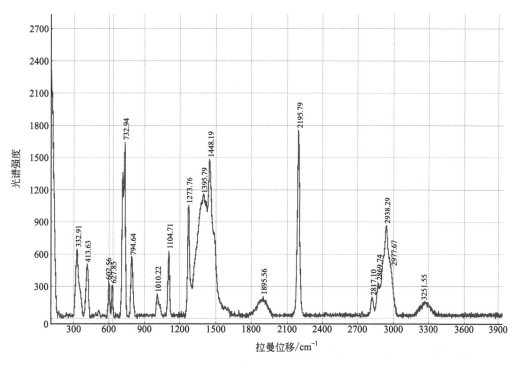

图 12-8　化学毒剂塔崩（GA）的拉曼光谱

图 12-9 是化学毒剂 VX 的拉曼光谱。该化合物与其他有机磷毒剂相比，分子中含有 G 类（沙林、梭曼等）毒剂不具有的 O＝P—S—C 键，因此谱图中有 $464cm^{-1}$ 和 $536cm^{-1}$

处的拉曼位移，这是其特征峰，对应的是 P—S 和 S—C 键伸缩振动。VX 分子中含有的 P—C 键、N—C 键其伸缩振动对应的拉曼位移分别为 742cm^{-1}、838cm^{-1}，与 N 相连的亚甲基中 —C—H 的对称伸缩振动与甲基—CH$_3$ 中—C—H 的伸缩振动是在 2860～2970cm^{-1} 范围内的一组强峰。1221cm^{-1} 处的拉曼位移对应的是 O ═P 键，与沙林分子中 O ═P 键的拉曼位移接近，反映出有机磷化合物的结构上的共性。1456cm^{-1} 处的拉曼位移对应的是 C—H 的反对称变形振动，VX 分子中（CH$_3$）$_2$—CH 的骨架伸缩振动位于 1155cm^{-1}（位于 1109cm^{-1} 和 1221cm^{-1} 中间），其他特征峰可参考沙林谱图的分析。

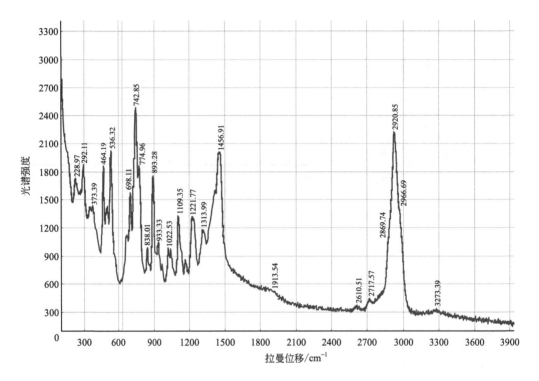

图 12-9　化学毒剂 VX 的拉曼光谱

除神经性毒剂外，化学毒剂中还有一类重要的毒剂为糜烂性毒剂，芥子气（HD）是代表物，我国境内日本遗弃化学武器发生的多起伤人事故多是由其造成的。关于该化合物的快速检测研究在现场分析中具有重要意义。

芥子气（HD）是氯取代的二烷基硫醚，图 12-10 是其拉曼光谱。从图中可以清楚看到在 700～800cm^{-1} 范围内有典型的 C—S 伸缩振动，如 700cm^{-1}、740cm^{-1} 等；650cm^{-1} 为 C—Cl 的伸缩振动，2960cm^{-1} 和 2938cm^{-1} 左右处对应的是 C—H 反对称和对称伸缩振动，1298cm^{-1} 是—CH$_2$ 面外摇摆振动，1046cm^{-1} 是—C—C 伸缩振动。

12.5.2　检测有毒工业化学品等危险化学品

有毒工业化学品（TIC）、毒品（drug）和爆炸物（explosive）等的现场快速筛查的需求明显。它们中的绝大多数成分与化学毒剂一样都是人工合成的有机小分子化合物，因此，检测方法基本相同。需要注意的是激光的能量高且集中，照射爆炸物一类的样品有引爆的风

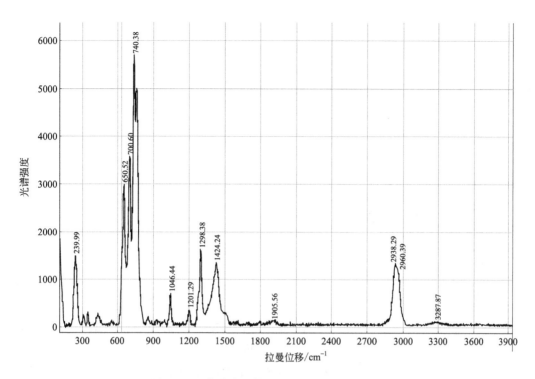

图 12-10 化学毒剂芥子气（HD）的拉曼光谱

险，这是此类化合物在检测时必须考虑的因素。本节介绍几类典型的有毒工业化学品的拉曼光谱特征以及爆炸物分析时的注意事项。

图 12-11(a) 为硝基苯的结构式，其谱图如图 12-12 所示。图中有非常典型的单取代苯环的环呼吸振动，即在 $1010cm^{-1}$ 左右处的拉曼谱峰。除此之外，高波数区的 $3072.15cm^{-1}$ 为苯环上的不饱和的 C—H 伸缩振动，$1586cm^{-1}$ 左右处的拉曼谱峰是苯环上不饱和的碳碳键伸缩振动。从拉曼光谱中可以推断出硝基—NO_2 的存在。硝基中的两个 N═O 是等同的，两个相同振子的耦合引起硝基的反对称和对称伸缩振动，结果出现两个谱带，图 12-12 中反对称伸缩振动对应的是 $1521cm^{-1}$ 处弱的谱峰，对称伸缩振动则是 $1347cm^{-1}$ 处的强谱峰。C—N 伸缩振动为 $852cm^{-1}$ 处的谱峰。这些特征峰为化合物鉴别提供了有用的信息。

(a)硝基苯　　　　　(b)丙烯腈　　　　　(c)甲基磷酸二甲酯

图 12-11 3 种有毒工业化学品的分子结构

图 12-11(b) 为丙烯腈的结构式，其谱图如图 12-13 所示。拉曼光谱图中有 C≡N 三键在 $2224cm^{-1}$ 和 C═C 双键在 $1609cm^{-1}$ 的信息，与不饱和键相连的 H 原子其 C—H 键在 $3029cm^{-1}$ 和 $3117cm^{-1}$ 处出现散射峰，后者应为与 C≡N 相连的不饱和碳原子的 C—H 伸缩振动。这些信息可以相互佐证分子中存在的不饱和键以及它们所处的环境。

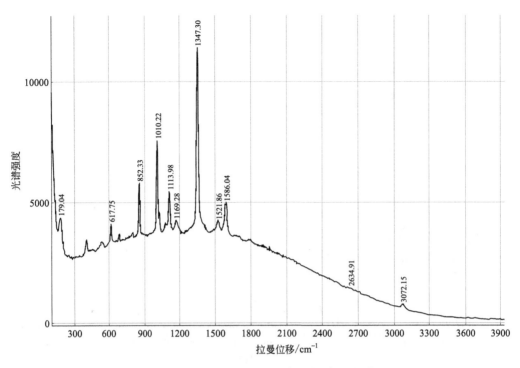

图 12-12　有毒工业化学品硝基苯的拉曼光谱

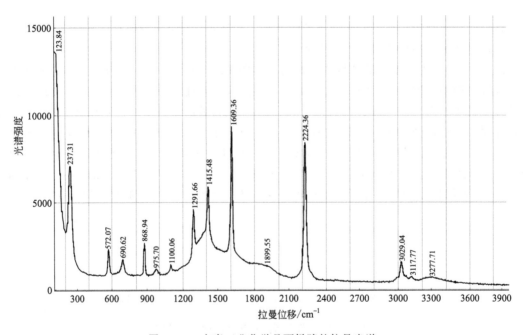

图 12-13　有毒工业化学品丙烯腈的拉曼光谱

图 12-11（c）为甲基磷酸二甲酯的结构式，其谱图如图 12-14 所示。与上述化合物相比，该分子中无不饱和键，故谱图中在 3000cm⁻¹ 以上无特征峰。这与丙烯腈有明显区别。谱图中 P—C（711cm⁻¹）、P=O（1245cm⁻¹）、P—O—C 中 C—O（1026cm⁻¹）拉曼谱峰的分析与前述分析有机磷神经毒剂类似，不再赘述。

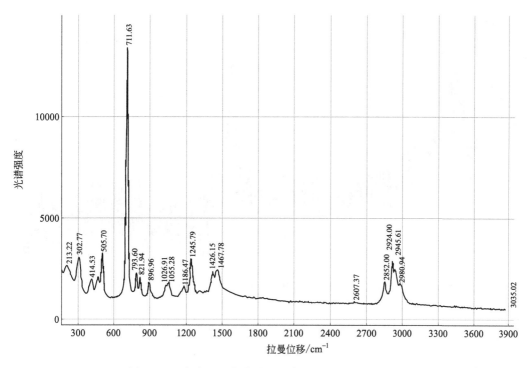

图 12-14　有毒工业化学品甲基膦酸二甲酯的拉曼光谱

12.5.3　检测生物毒素

12.5.3.1　蓖麻凝集素 RCA 侧链及主链的拉曼光谱

图 12-15 和图 12-16 分别是激发波长为 785nm 和 532nm 下采集的蓖麻凝集素 RCA 的拉曼光谱。比较可见，785nm 条件下激发得到的谱图信号强度较低、信息量少，仅在 1004cm^{-1} 出现了谱峰。随着激光波长的降低，在 532nm 条件下采集到了高质量谱图。这是因为散射效率与波长的四次方成反比，即拉曼散射效率正比于被散射光频率的四次方，也就意味着高频率、低波数的激光，较长波长激光激发的散射峰的强度大幅增强，具有更高的检测灵敏度。

β-蛋白质的拉曼光谱主要来自氨基酸侧链的振动，苯丙氨酸的苯环、色氨酸的吡啶环等可以产生强的谱带。蛋白质氨基酸组成、侧链振动的改变可以引起拉曼光谱出现特征性改变。这是使用拉曼光谱快速鉴别蛋白质的理论依据。图 12-16 中反映了蓖麻凝集素 RCA 丰富的侧链构象信息，由图清晰可见拉曼频移 1004cm^{-1} 处的强峰，这是苯丙氨酸的单取代苯基环产生的强散射信号，来自苯环的环呼吸振动。谱图中还出现了属于苯丙氨酸残基的其他散射峰，包括 624cm^{-1}、1032cm^{-1}、1203cm^{-1} 等。

酪氨酸的对羟基苯基环的呼吸振动和环平面外弯曲振动倍频之间的费米共振引起的 853cm^{-1} 和 830cm^{-1} 的双峰是构象灵敏的谱线，随侧链微环境而变，当强度比 $I_{850}/I_{830} \geqslant 1$ 时，该酪氨酸是暴露的；$I_{850}/I_{830} \leqslant 1$ 时，该酪氨酸是埋藏的。根据以下公式可以计算上述两种酪氨酸残基的物质的量：

$$N_{埋藏} + N_{暴露} = 1$$

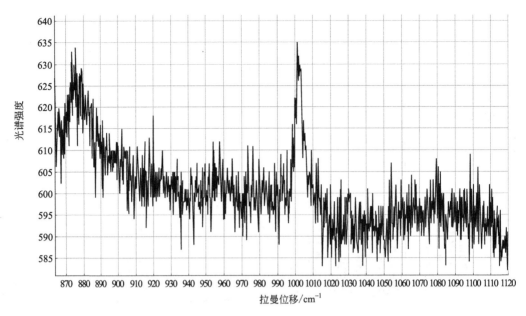

图 12-15　蓖麻凝集素 RCA 在 785nm 激光激发下的拉曼光谱

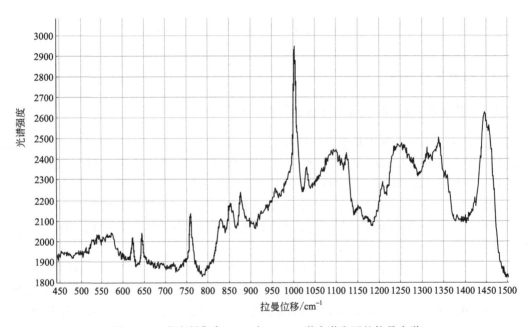

图 12-16　蓖麻凝集素 RCA 在 532nm 激光激发下的拉曼光谱

$$0.5N_{埋藏}+1.25N_{暴露}=I_{850}/I_{830}$$

　　由此计算得出蓖麻凝集素 RCA 结构中，埋藏式酪氨酸的比例 $N_{埋藏}=0.28$，暴露式酪氨酸的比例 $N_{暴露}=0.72$。属于酪氨酸的谱线还有 648cm^{-1}、1180cm^{-1}、1210cm^{-1} 等，这些谱峰在图 12-16 中均有显示。

　　色氨酸的吲哚环引起的散射谱线分别在 544cm^{-1}、577cm^{-1}、761cm^{-1}、879cm^{-1}、1014cm^{-1}（1004cm^{-1} 处的肩峰）、1338cm^{-1}、1363cm^{-1} 等位置也显示出来。其中 1363cm^{-1} 的谱线对于环境和聚集状态是敏感的，当色氨酸残基是"埋藏的"时，该谱线呈

尖锐的峰形。

如图 12-16 可见，蛋白质相关拉曼特征峰 $1004cm^{-1}$、$853cm^{-1}$ 位置固定，表明仪器状态可靠，拉曼位移有效。已知苯丙氨酸是组织中含量最丰富的氨基酸之一，具有较大的疏水残基，大多位于水溶性蛋白质的内部，且 $1004cm^{-1}$ 是构型不敏感的强峰，可作为内标用于定量研究。表 12-3 总结了本次测定所获得的表征蓖麻凝集素 RCA 侧链的拉曼光谱特征峰。从蛋白质的拉曼光谱中不仅可以得到芳香族氨基酸残基的信息，还可以得到二级结构的信息。蛋白质主链构象的拉曼光谱复杂多样，其中酰胺 I 和 III 是非常重要的谱带，对蛋白质构象变化十分敏感。酰胺 III 的特征拉曼频率范围为 $1229\sim1305cm^{-1}$，在图 12-16 中可以看到酰胺 III 对应的谱峰。酰胺 III 中 α-螺旋对应的谱峰范围在 $1265\sim1300cm^{-1}$；β-折叠在 $1230\sim1240cm^{-1}$；回折在 $1305cm^{-1}$。

表 12-3　蓖麻凝集素 RCA 侧链相关拉曼光谱特征峰分布及其归属

拉曼位移/cm^{-1}	特征峰归属	分子结构贡献
544	吲哚环呼吸振动	色氨酸残基
577	吲哚环呼吸振动	色氨酸残基
624	苯基环的环呼吸振动	苯丙氨酸残基
648	对羟基苯基环的呼吸振动	酪氨酸残基
761	吲哚环呼吸振动	色氨酸残基
830	对羟基苯基环的呼吸振动	酪氨酸残基
853	对羟基苯基环的呼吸振动	酪氨酸残基
879	吲哚环呼吸振动	色氨酸残基
1004	苯环的环呼吸振动	苯丙氨酸残基
1014	吲哚环呼吸振动	色氨酸残基
1032	苯环的环呼吸振动	苯丙氨酸残基
1180	对羟基苯基环的呼吸振动	酪氨酸残基
1203	苯基环的环呼吸振动	苯丙氨酸残基
1210	对羟基苯基环的呼吸振动	酪氨酸残基
1338	吲哚环呼吸振动	色氨酸残基
1363	吲哚环呼吸振动	色氨酸残基

12.5.3.2　多肽类毒素和生物调节剂的拉曼光谱研究

测试毒素等生物样品的拉曼光谱较化学战剂等有机小分子化合物困难，要选择合适的激发波长，在避免产生荧光干扰的同时还要考虑获得高信噪比的信号强度，还要调整激光功率防止烧蚀样品。实验发现 4 种样品在 785nm 激光激发下均不能获得高质量的谱图，而将波长调整为 532nm 或 638nm，可获得高质量谱图，这主要是因为拉曼散射强度与激光频率的四次方成正比。在分析分子量更大的多肽类样品时，狭缝宽度设置为 $100\mu m$，积分时间 20s，积分 2 次，光栅选在 1200gr/mm 或 1800gr/mm，而在测定分子量稍小的两种生物碱时，可以缩短积分时间，减小狭缝宽度到 $50\mu m$ 即可。

芋螺毒素是珊瑚礁生物群芋螺产生的一类高度多样化的多肽类神经毒素，具有显著的药理和毒理活性，一些芋螺毒素被列入澳大利亚集团清单。芋螺毒素中有一大类富含二硫键，以下以 ω-conotoxin GVIA 作为一种代表物，研究其拉曼光谱特征，为此类毒素的现场快速鉴定提供思路。ω-conotoxin GVIA 是一种神经毒素，其毒理作用表现为阻断 N 型钙离子通道，其氨基酸序列为 Cys-Lys-Ser-Hyp-Gly-Ser-Ser-Cys-Ser-Hyp-Thr-Ser-Tyr-Asn-Cys-Cys-Arg-Ser-Cys-Asn-Hyp-Tyr-Thr-Lys-Arg-Cys-Tyr，二硫键的连接方式为 1-16，8-19，15-26。

图 12-17 为 ω-conotoxin GVIA 的拉曼光谱图，直观可见光谱图信息丰富。先分析该分子的主链构象特征：多肽是由前后不同氨基酸的羧基与氨基脱水缩合为酰胺键连接多个氨基酸氨基形成的化合物，酰胺键和骨架 C—C、C—N 的光谱特征反映了主链构象。酰胺键的拉曼光谱特征信息表现为多个谱带，酰胺Ⅰ和酰胺Ⅲ因对构象变化敏感，是需要分析的重要谱带。研究表明酰胺Ⅰ谱带包括 C═O 伸缩振动和 N—H 面内变形振动，以 C═O 伸缩振动为主，故其拉曼位移在 1670～1640cm^{-1} 范围内，由此可知图中 1660.72cm^{-1} 处的谱峰为酰胺（—CONH—）Ⅰ谱带；酰胺Ⅲ谱带包括 N—H 面内变形振动和 C—N 伸缩振动，因以前者为主，故其谱带位于 1240～1300cm^{-1} 范围内，因此 1237.11cm^{-1} 处的宽峰来自酰胺Ⅲ谱带。964.74cm^{-1} 处的谱峰为 C—C 伸缩振动。

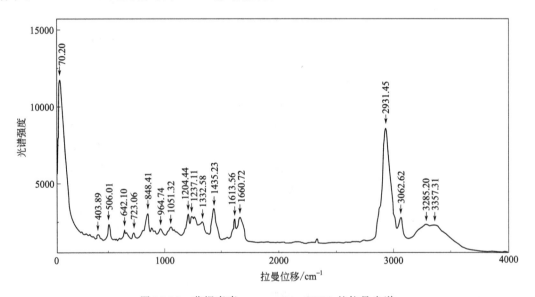

图 12-17　芋螺毒素 ω-conotoxin GVIA 的拉曼光谱

除上述典型的多肽主链信息外，拉曼光谱还提供了多肽丰富的侧链和二硫键信息，如拉曼位移在 506.01cm^{-1} 处的强峰为二硫键（S—S 键）的典型分子光谱特征，研究发现二硫键的对称伸缩振动频率与二硫键 C_{α}—C_{β}—S—S—$C_{\beta'}$—$C_{\alpha'}$ 链中 C—S 和 C—C 键的内旋转有关，当这些碳原子的构象呈扭曲-扭曲-扭曲（g-g-g）时，二硫键的伸缩振动拉曼位移在 510cm^{-1} 左右，由此可见拉曼光谱数据不仅提供了化学键的组成还提供其可能的空间结构信息；在 642.10cm^{-1} 处的谱峰为 C-S 键的伸缩振动，谱图中无 S—H 在 2570～2580cm^{-1} 的信号，可知此样品中含有多个 Cys 且全部形成二硫键。谱图中 848.41cm^{-1} 处有一强峰，这是暴露于主链之外酪氨酸 Tyr 残基的特征；1051.32cm^{-1} 处的谱峰对应的是伯醇 C—O 的伸缩振动，这是该毒素分子中含有多个丝氨酸 Ser 残基的反映，1051.32cm^{-1} 谱峰旁有一弱的肩峰，位置在 1100cm^{-1}，为仲醇的光谱特征，反映该分子中存在苏氨酸残基；拉曼位移 3285.20～

3357.31cm^{-1} 则是—OH 伸缩振动、酰胺 B 和 A 以及赖氨酸残基—NH$_2$ 的谱峰。2931.45cm^{-1} 和 3062.62cm^{-1} 对应的是 C—H 伸缩振动，其中后者则是不饱和基团的特征，这恰恰反映了毒素酪氨酸残基中含有对羟基取代的苯环。表 12-4 列出 ω-conotoxin GVIA 芋螺毒素主要拉曼光谱的归属。从以上分析可见，从一个化合物的拉曼散射光谱图中可以得到多方面的信息，包括其元素组成、化学键甚至可能的空间结构，而这些谱峰信息具有指纹性，可以作为鉴别化合物的依据。

表 12-4　ω-conotoxin GVIA 芋螺毒素拉曼光谱特征峰位归属

拉曼位移/cm^{-1}	拉曼峰归属	拉曼位移/cm^{-1}	拉曼峰归属
1660.72	酰胺（—CONH—）Ⅰ谱带	848.41	暴露式 Tyr
1435.23	酰胺（—CONH—）Ⅱ谱带	1051.32	伯醇 C—O 的伸缩振动
1237.11	酰胺（—CONH—）Ⅲ谱带	2931.45	C—H 伸缩振动
506.01	二硫键伸缩振动	3062.62	不饱和 C—H 伸缩振动
642.10	C—S 键的伸缩振动	3285.20～3357.31	—OH 伸缩振动、酰胺 B 和 A 以及赖氨酸残基—NH$_2$

　　P 物质是一种广泛分布于脑神经纤维内的神经肽，含 11 个氨基酸残基，属于速激肽家族，其氨基酸序列为 Arg-Pro-Lys-Pro-Gln-Gln-Phe-Phe-Gly-Leu-Met，分子量 1347.63。图 12-18 为 P 物质与 ω-conotoxin GVIA 拉曼光谱的比较，其中黑色谱线是 P 物质的拉曼光谱，灰色对应的是 ω-conotoxin GVIA。虽然这两种多肽均由氨基酸构成，元素组成完全相同，但由于化学键的差异使得分子光谱差异明显。由图可见拉曼光谱分子指纹谱的特征，这也是通过研究拉曼光谱分析方法，获得光谱数据进行特征提取，用于化合物鉴定的根据。

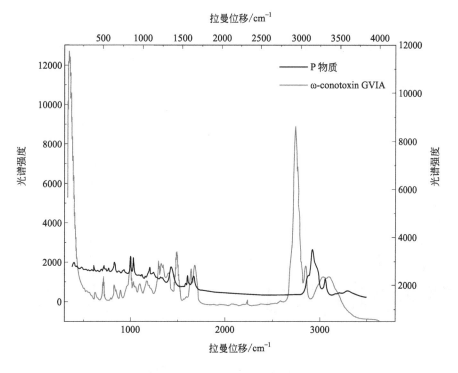

图 12-18　P 物质与 ω-conotoxin GVIA 芋螺毒素拉曼光谱的比较

12.5.3.3　生物碱的拉曼光谱研究

河鲀毒素和乌头碱分别是生物碱类海洋毒素和植物毒素的代表物，分子结构式见图 12-19，两者毒性强烈，几乎每年都有关于此类毒素中毒的报道。两种毒素分子中存在多个手性碳和多个环，这些天然产物分子远比有毒工业化学品、化学毒剂等的结构复杂；两种毒素外观上均为白色粉末，对光和热稳定，拉曼光谱如图 12-20、图 12-21 所示。河鲀毒素和乌头碱分子的元素组成完全相同，均为碳氢骨架杂氮原子的多环结构，且含有多个羟基 O—H，基团的主要差别在于河鲀毒素有胍基，乌头碱分子中含苯环、酯键和醚键。已知分子光谱中 $2700cm^{-1}$ 以上的高波数区反映了 C—H、O—H、N—H 这些基团的伸缩振动，这些谱峰在两者的谱图中均有体现，但又有显著差别。乌头碱是一类剧毒二萜双酯类生物碱（分子式为 $C_{34}H_{47}NO_{11}$，分子量 645.74，CAS 号 302-27-2），酯键是其产生毒性的关键部分，分子结构中含有苯乙酸酯和乙酸酯，苯乙酸酯基中苯环不饱和 C—H 的伸缩振动在 $3069.31cm^{-1}$ 出峰，同时单取代苯环的呼吸振动体现在 $1000.19cm^{-1}$ 处，酯基中 C═O 伸缩振动则在 $1718.84cm^{-1}$，三者相互确证了这些基团的存在，河鲀毒素谱图中没有出现这些特征峰。

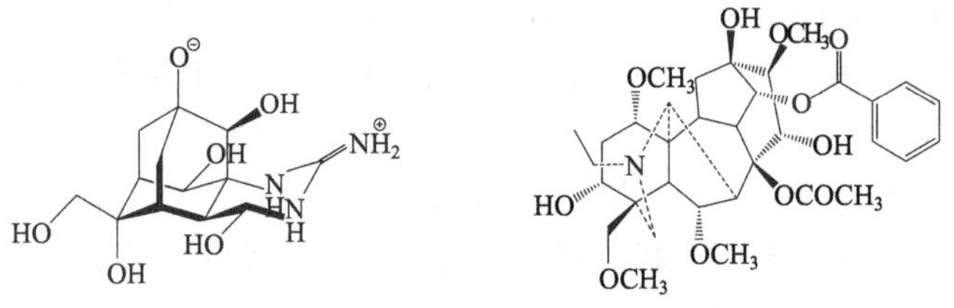

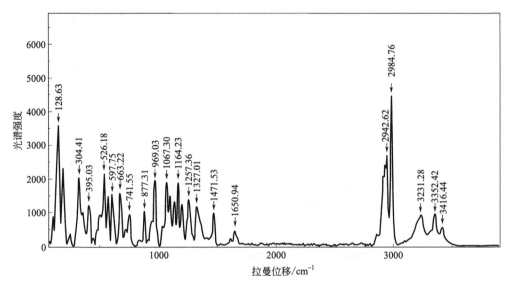

图 12-19　河鲀毒素（Tetrodotoxin）(a) 和乌头碱（Aconitine）(b) 的分子结构

图 12-20　河鲀毒素的拉曼光谱

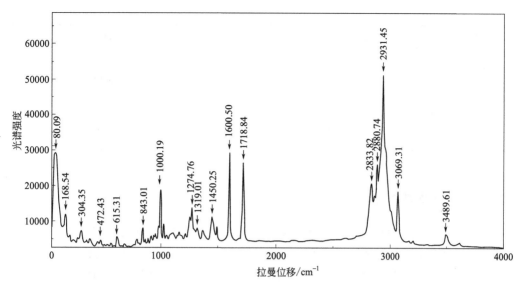

图 12-21　乌头碱的拉曼光谱

乌头碱（图 12-21）在高波数区除 C—H 伸缩振动的系列谱峰 2833.82cm⁻¹、2880.74cm⁻¹、2931.45cm⁻¹ 外，还有 O—H 在 3489.61cm⁻¹ 的谱峰，但无 N—H 伸缩振动信息，这与其结构中氮原子为叔胺一致，与之相印证的是图 12-21 在 843.01cm⁻¹ 的谱峰，这是叔胺 N—C 的伸缩振动。而河鲀毒素谱图（图 12-20）的高波数区除 O—H 在 3416.44cm⁻¹ 的谱峰外，还有仲胺 N—H 在 3352.42cm⁻¹ 的伸缩振动以及胍基 N—H 在 3231.28cm⁻¹ 信息，而 1650.94cm⁻¹ 则对应胍基 C＝N 的伸缩振动，1067.30～1164.23cm⁻¹ 为伯醇及仲醇基团中 C—O 的伸缩振动，1257.36cm⁻¹ 为 C—C 对称环振动。同样的，乌头碱分子中也存在碳环，1274.76cm⁻¹ 附近出现的散射峰与之相关。河鲀毒素谱图在 969.03cm⁻¹、877.31cm⁻¹、741.55cm⁻¹ 的强峰分别是伯、仲、叔醇的 C—C—O 对称骨架振动产生的系列强峰。通过以上分析可见，拉曼光谱图可清楚显示不同类型化合物的分子结构特征，谱图中包含了化学键的构成及其所处的环境等空间结构信息。表 12-5 中给出了河鲀毒素和乌头碱的特征拉曼位移的归属，可用于快速鉴别此类化合物。

表 12-5　河鲀毒素与乌头碱拉曼光谱特征峰位归属

毒素	拉曼位移/cm⁻¹	拉曼峰归属
河鲀毒素	3352.42	仲胺 N—H 的伸缩振动
	3231.28	胍基 N—H 的伸缩振动
	1650.94	胍基 C＝N 的伸缩振动
	1067.30～1164.23	伯醇及仲醇基团中 C—O 的伸缩振动
	1257.36	C—C 的对称环振动
	969.03、877.31、741.55	伯、仲、叔醇的 C—C—O 对称骨架振动
乌头碱	1000.19	单取代苯环的呼吸振动
	1600.50、1450.25	苯环上 C—C 键的伸缩振动
	3069.31	苯环上 C—H 的伸缩振动

毒素	拉曼位移/cm^{-1}	拉曼峰归属
乌头碱	1718.84	C＝O 的伸缩振动
	843.01	叔胺 C—N 的伸缩振动
	615.31	环形变
	2833.82、2880.74、2931.45	C—H 的伸缩振动
	3489.61	O—H 的伸缩振动

12.5.4　拉曼光谱数据库

利用拉曼光谱进行定性分析，常需要利用纯物质的图谱来作校验，这种定性分析法称为参考光谱法，纯物质的拉曼图谱称为标准图谱。在参考光谱法中，主要提取拉曼图谱中峰的强度值和频率作为对应物质的特征，然后通过与待测样品的拉曼图谱进行对比，获取定性分析结果。标准图谱可通过两种途径获得。一种是在相同的实验条件下自己测的，如笔者项目组利用显微共聚焦拉曼光谱仪（Horiba），在优化的实验条件下，测得化学毒剂及其模拟剂、部分有毒工业化学品、生物毒素的拉曼光谱作为标准图谱，建立毒害物质拉曼光谱数据库。实际应用中测得的未知物谱图可与之对比，利用开发的识别算法可以判定为哪种化合物。对于谱库中没有的谱图，也可以按需扩展。目前，许多拉曼光谱仪器商都会随机出售其自带拉曼光谱谱库，检索谱库相对较为简捷，如美国 ThermoFisher 公司的拉曼数据库使用 Spectral ID 的全光谱、峰值和文本搜索，可以较为快速地定性辨识单一物质。一种物质的拉曼峰强度和频率与化学结构有着严格的对应关系，在已知单种物质的定性分析中，参考光谱法起到了一定的效果。

较之于系统完备的红外光谱数据库，拉曼光谱数据较少，但近年来发展迅速。由美国 BioRad 开发的 KnowItAll 中包含多个拉曼光谱数据库，涵盖了农药、环境有害物质等数据库，这些数据库购置费用较高。数据资源是战斗力，开发、建设和维护适用于各自研究的拉曼数据库也是一项重要的基础科研。

12.5.5　代表性的拉曼光谱检测装备

拉曼光谱是近些年发展最快的一种可用于现场快速检测的分子光谱技术，其无需样品预处理、非接触式操作的优点契合遂行防化侦察、应急救援等任务简便快捷的需求，一些著名的化学生物危险品探测供应商如史密斯（Smiths）、布鲁克（Bruker）、赛默飞（Thermo Fisher）、安捷伦（Agilent）等迅速在拉曼检测领域布局，推出了多款手持式拉曼检测设备如 BRAVO、FirstDefender、Reslove 等供军方采购。

美国多家仪器公司都推出了性能先进的手持式拉曼光谱仪，如海洋光学的 Accuman SR-510 Pro 拉曼光谱仪、必达泰克光电科技的 TacticID 毒品化学品爆炸物手持式拉曼分析仪，用户使用该设备可对毒品、未知的化学品、炸药和其他物质进行现场实时取证分析，且在保证没有损害样品完整性和证据链的前提下，降低现场取证的不确定性和鉴定时间。TacticID-GP 内置有涵盖 5000 多种危险化学品的数据库，包括爆炸物、危险化学品、毒品、处方药、前体和稀释毒品等。赛默飞世尔科技推出多款拉曼光谱仪，如 Thermo Scientific™

FirstDefender™和 Thermo Scientific™ TruDefender™仪器，可在现场快速测试和鉴定化学战剂（CWA）、有毒工业化学品（TIC）、有毒化工材料（TIM）以及多种其他危险物质。该仪器易于消毒，坚固性符合 MIL-STD 810G 标准，尤其适合在危险区域使用，可将污染和暴露风险降到最低。此外，德国 Bruker 公司推出了 Bravo 手持式拉曼光谱仪；英国 Smiths 公司推出的 ACE-ID 利用先进的轨道光栅扫描（ORS）技术，降低了对易燃物质和高能物质分析时的安全风险。瑞士万通也推出了可用于毒害物质现场检测的手持式拉曼光谱仪。

瑞士 Metrohm 公司生产的 Mira 拉曼光谱仪和智能手机大小相差无几，仅有 750g 重，可单手操作，毫无负担地随身携带执行任务。Mira DS 的设计保证在极端恶劣环境下仍然可以稳定运行，其设计满足美军标 MIL-STD 810G 认证检测要求，包括方法 501.5（高温试验）、方法 502.5（低温试验）、方法 512.5（浸渍试验，IP67）、方法 514.6（振动试验）、方法 516.6（机械冲击试验）。Mira DS 配备一系列独特的样品附件，可避免遂行任务人员接触未知样品。使用远焦附件可以远距离鉴别未知物，例如只需要站在门口就可以扫描房间内的样品容器。用直角附件可以鉴别包装袋中的粉末样品。使用万能附件可以鉴别盛装在包装袋和瓶子中的液体、粉末样品。将柱状探头简单地插入样品中，可以鉴别液体、粉末样品。鉴别爆炸物时，针对爆炸物检测可能引爆的危险，可以调整 Mira DS 的激光功率，设置延迟扫描，保证遂行任务人员的安全。

赛默飞世尔科技推出 Thermo Scientific™ Gemini™分析器，是首款将拉曼光谱和红外光谱两种互补检测技术集成在一起的手持式仪器，可减轻物流负担并有助于确保遂行化生放核（CBRN）侦察任务和应急处置人员的安全。

12.6 发展趋势

12.6.1 拉曼光谱高灵敏检测方法的发展

SERS 技术具有的高灵敏一直是开发现场快速检测方法的热点，但 SERS 需要高活性基底作为基础。当前的研究主要集中在三个方面：一是高活性贵金属纳米结构基底的构筑及其结构参数的调控；二是目标分子与贵金属基底之间产生较强的相互作用，能够在贵金属基底上选择性吸附与富集；三是要避免 SERS 基底上修饰剂分子与待测目标分子的光致物理化学反应和分解。

12.6.2 拉曼光谱成像技术

高光谱成像（hyperspectral imaging，HSI）是检测和分析复杂背景下目标的有效工具，可以检测环境表面上浓度很低的目标物。美国化学图像传感器系统公司（ChemImage Sensor Systems，CISS）的 Gomer 等开发了短波红外（shortwave infrared，SWIR）吸收和拉曼光谱的实时广域高光谱成像传感器，并将其集成到机器人平台、手持式仪器等移动设备中，用于非接触式检测爆炸品和 CWA 沙林、VX、CWA 模拟剂 DMMP 等。融合两种光谱，使得检测到的概率更高、误报率更低。

Landström 等利用窄带通滤光片扫描激发波长激光，测量了硅晶片、军服布料等不同基质表面上的塔崩（GA）、磷酸三丁酯（TBP）的高光谱拉曼成像（hyperspectral Raman imaging)。而后，该小组又使用具有 248.4nm 和 264.1nm 中心波长的可调谐激光器和 0.3nm 带通滤波器，以 0.2nm 的步长扫描激发波长，测量了不同表面上持久性化学战剂及其模拟剂的紫外拉曼光谱。

Kalasinsky 等使用结合了拉曼光谱、荧光光谱和数字成像的拉曼化学成像光谱（Raman chemical imaging spectroscopy，RCIS），在无需扩增或增强技术的条件下，检测了复杂环境背景下的痕量生物毒素。并结合自动识别算法，构建了包括炭疽芽孢杆菌、鼠疫耶尔森菌、伯克霍尔德菌、土拉弗朗西斯菌、流产布鲁菌和蓖麻毒素等病原体的拉曼特征库。

12.6.3　拉曼光谱与其他技术联用

不同原理的联用技术是目前分析仪器发展的趋势之一。单一技术解决不了的问题，往往两种技术联用就会优势互补，提高定性或定量能力。目前拉曼光谱与红外光谱联用的手持式分子光谱设备已经研制成功。国家科技部"十二五"重大仪器专项中的《薄层扫描-便携式激光拉曼光谱联用仪器及其应用》已经通过验收，该仪器解决了食品、中药产品中薄层色谱和拉曼光谱无法单独解决的分析难题。样机具有体积小、重量轻、自动化程度高等特点。可以预见在不久的将来，拉曼光谱与其他技术联用将成为一些新装备采用的技术途径，会在现场快速准确鉴定方面发挥作用。

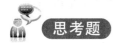 **思考题**

1. 拉曼光谱与红外光谱均属于分子光谱技术，请比较两种技术有何异同，各有什么优势及不足。

2. 请说明拉曼光谱仪的基本构成，以及在仪器设计时，可以通过哪些方面的考虑，提高光谱仪分辨率。

3. 表面增强拉曼光谱技术的增强机理是什么？增强基底有哪些研究方面？请试着解释其提高检测灵敏度的机理。

◆ 参考文献 ◆

［1］　朱自莹，顾仁敖，陆天虹. 拉曼光谱在化学中的应用［M］. 沈阳：东北大学出版社，1998.

［2］　Ewen S, Geoffrey D. Modern Raman Spectroscopy—A Practical Approach［M］. Chichester John Wiley & Sons, 2005.

［3］　彭彦坤. 食用农产品品质拉曼光谱无损快速检测技术［M］. 北京：科学出版社，2019.

［4］　许以明. 拉曼光谱及其在结构生物学中的应用［M］. 北京：化学工业出版社，2005.

［5］　Fleischmann M, Hendra P J. Raman Spectra of Pyridine Adsorbed at a Silver Electrode［J］. Chem Phys Lett, 1974, 26: 163-165.

［6］　Lombardi J R, Birke R L. Charge-transfer Theory of Surface Enhanced Raman Spectroscopy［J］. The Journal of Chemical Physics, 1986, 84（8）: 4174-4180.

［7］　Chen Z, Meng X. Surface-Enhanced Raman Spectroscopy for Bioanalysis: Reliability and Challenges［J］. Chem Rev, 2018, 118: 4946-4980.

［8］　赵倩. 基于表面增强拉曼光谱检测有机磷分子的研究［D］. 合肥：中国科技大学，2017.

［9］　刘秀梅，高鹤娟. 食物中有害物质及其防治［M］. 北京：化学工业出版社，2004.

［10］　Gomer N R, Tazik S. Chemical, Biological, Radiological, Nuclear, and Explosives（CBRNE）Sensing ⅩⅧ ［J］. International Society for Optics and Photonics, 2017: 10183-1018303.

［11］　Xu J F, Luo S Y, Liu G K. Different Behaviors in the Transformation of PATP Adsorbed on Ag or Au nanoparticles Investigated by Surface-enhanced Raman Scattering—A study of the Effects from Laser Energy and Annealing［J］. SpectrochimActa A, 2015, 143: 35-39.

［12］　Lafuente M, Sanz D, Urbiztondo M, et al. Gas Phase Detection of Chemical Warfare Agents CWAs with Portable Raman［J］. Journal of Hazar-dous Materials, 2020, 384: 121279.

［13］　Tomohide K, Ryota H. Analysis of Chemical Warfare Agents by Portable Raman Spectrometer with Both 785nm and 1064nm［J］. Forensic Science, 2018, 291: 23-38.

［14］　Marta L, Ismael P. Highly Sensitive SERS Quantification of Organophosphorous Chemical Warfare Agents: A major Step Towards The Real Time Sensing in The Gas Phase［J］. Sensors and Actuators B: Chemical, 2018, 26715: 457-466.

第13章

太赫兹光谱检测技术

本章提要：太赫兹探测材料吸收太赫兹辐射，引起材料温度、电阻等参数变化，将其转换为电信号。由于太赫兹段光子能量低，不会对被测物体造成损坏，并且对某些非极性材料具有良好的穿透能力，且安全性高，可以实现无损检测和安全检查。

太赫兹波是频率 0.1～10THz 的电磁波，介于红外光与微波之间，具有光子能量低、穿透性好、指纹性强、信噪比高、时空分辨率高等特点。

19 世纪末，科学家对太赫兹波进行了早期探索；20 世纪 70 年代，有科学家使用"太赫兹"描述迈克尔逊干涉仪扫描范围的一部分；20 世纪 80 年代中期，现代太赫兹科学与技术进入新的发展阶段；2004 年，美国将太赫兹科技评为"改变未来世界的十大技术"之一，而日本于 2005 年 1 月更是将太赫兹技术列为"国家支柱十大重点战略目标"之首；2005 年 11 月，我国召开了以"太赫兹科学技术的新发展"为主题的第 270 次香山科学会议，制定了太赫兹技术发展规划。

电子学、光子学和光电技术发展推动了太赫兹技术的进步，以光电导天线为代表的不同原理的太赫兹辐射源给研究和利用太赫兹波提供了必要支撑条件，但器件的平均功率和能量转换效率还不尽如人意。太赫兹辐射在大气中传播会发生衰减，物质与太赫兹辐射相互作用后能产生特征指纹谱。太赫兹光谱检测技术可以实现穿透性和无损检测，有望用于化学气体和生物有机分子的远距离检测。与红外光谱、拉曼光谱等成熟光学检测技术相比，太赫兹光谱检测技术尚处于发展初级阶段，技术水平和成熟度还存在很大提升空间。

目前，已经有超过 100 家研究机构正在从事太赫兹相关基础材料研究、太赫兹器件与系统研制、太赫兹应用技术研究等方面工作，研制的太赫兹应用系统展示了在国防、通信、公共安全和生物医学等领域的广泛前景。

13.1 基本概念及原理

13.1.1 太赫兹波

太赫兹是用来描述电磁波波动频率的单位之一，即 THz，等于 10^{12} Hz。通常认为，太赫兹波是电磁波的频带之一，其频率在 0.1～10THz 范围内，低频段可认为是极远红外波段，高频段与微波波段有重合（图 13-1）。实际上，太赫兹波早期确实曾被称为远红外线、亚毫米波或超微波，这从某种程度上说明了其与红外线和微波的"亲密"关系。

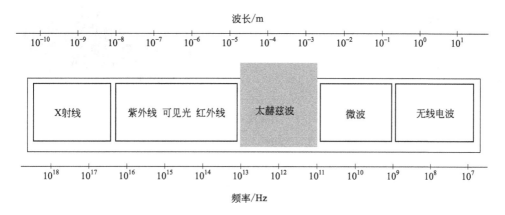

图 13-1　太赫兹波在电磁波谱中的位置

与 X 射线、紫外线、可见光、红外线、微波、无线电波相比，人类对太赫兹波的了解和开发少得多。虽然波长和频率不同，但太赫兹波本质上是光波的一种，同样具备光波的性质，其存在与传播同样遵守光的反射、折射、干涉、衍射和偏振等规律，这给人们研究和利用太赫兹波奠定了一定的基础。

太赫兹波由于频率很低，光子能量也低，远低于 X 射线光子能量，很难对材料或生物组织产生有害的电离效应，适合用于无损检测或活体检查。太赫兹波对塑料、织物甚至陶瓷、墙壁等具有穿透能力，基于该特点开发成像或探测系统，在国防、公共安全等领域具有很大潜力。许多有机分子转动能级跃迁光谱处于太赫兹波段，其中包含了丰富的物理和化学信息，能够作为分子指纹谱的补充和完善。同时具备无损、可穿透、指纹性三大优点，使得太赫兹波在光谱检测和光谱成像领域具备了得天独厚的优势，发展潜力不可小觑。

此外，由于具有频段宽、传输容量大、信噪比高等优势，太赫兹波在通信领域得到了很高的重视，如美国已经着手布局基于太赫兹频段的 6G 通信技术。太赫兹波比微波波长更短，具备获取更高分辨率图像信息的能力，在军事应用于目标侦察、目标识别及精确打击等方面均具有重大意义。

13.1.2　太赫兹波传播

辐射能量在大气中传播时，吸收、折射、散射、湍流等效应都会对其造成影响。同样的，对太赫兹波而言，大气分子吸收与散射以及气溶胶散射导致的辐射能量衰减占主流地位，通常湿度下海平面水平传播大气吸收如图 13-2 所示。大气物理状态随时间和空间不断变化，湍流运动会引起大气折射率等参数随机波动，对太赫兹波传播存在一定影响，相应的湍流效应模型还需要更多研究支持。

宏观上，与红外线在大气中的传播相比，太赫兹波更容易受到大气成分和微粒等因素影响，并不具备红外线在 $3\sim5\mu m$ 和 $8\sim12\mu m$ 范围的宽带窗口，只能在超宽的大气成分吸收带之间的缝隙窗口中寻找传播空间。毋庸讳言的是，太赫兹波在传播方面存在劣势，但与红外线相比带宽和容量更大，与毫米波相比空间分辨率、方向性和穿透性更佳，优势同样突出。

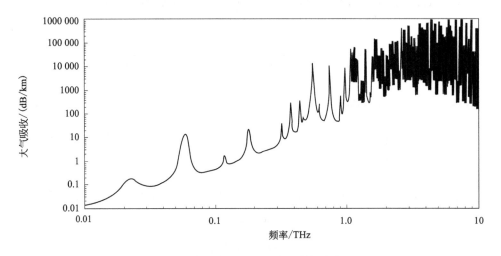

图 13-2　通常湿度下海平面水平传播大气吸收

太赫兹波在大气中的传播模拟计算，可以通过美国空军地球物理实验室开发的 LOWT-RAN、MODTRAN 和 FASCODE 软件，结合 HITRAN 数据库实现。根据不同使用要求，可以选择不同的软件，在不同精确度下模拟计算得到太赫兹波的大气透过率。

13.1.3　太赫兹辐射与吸收

（1）太赫兹辐射

自然界中存在太赫兹辐射，物体对外辐射和宇宙背景辐射都包含太赫兹成分，但其绝对能量和占全部辐射的比例极低，对探测器的灵敏度要求很高，目前相关研究较少。能够利用的高能量太赫兹辐射，主要通过人工方式获得。太赫兹辐射的产生，可以通过是否人为输入外界能源进行分类。通过仪器设备和外加能源产生的太赫兹辐射，称作有源太赫兹辐射；不外加能源，仅靠物质自身电子运动产生的太赫兹辐射，称作无源太赫兹辐射。目前，通过有源方式获得太赫兹辐射，进而构建太赫兹应用系统，仍然是主流。

（2）太赫兹吸收

分子中原子与原子之间，不同官能团之间通过化学键结合，化学键的不同运动模式对应不同能级，分子吸收能量后从低能级向高能级跃迁，由于能级是量子化分立存在的，吸收的能量也是量子化的，与能量相对应的光子频率必然是量子化的。同样的，分子运动状态还包括转动，转动同样对应量子化的能级，同样存在能级跃迁和特定频率光子吸收。太赫兹辐射在传播过程中遇到物质，物质会吸收一部分辐射能量发生振动或转动能级跃迁，因这部分能量在频率或波长上具有选择性，所以可用于物质的定性和定量分析。

与红外吸收相似，非极性分子不吸收太赫兹辐射，极性分子吸收太赫兹辐射。

（3）太赫兹光谱

太赫兹光谱测量与红外光谱相似，辐射源发出的太赫兹波与样品发生作用后，检测器记录太赫兹波频率成分变化，就可以得到太赫兹光谱图。由于物质分子结构不同，如氨、一氧化碳、硫化氢和甲醇等，其振动能级和转动能级跃迁所需的量子化能量不同，受到太赫兹辐射时会吸收特定波长的光子，该吸收特性可以作为化学物质的指纹图谱。从谱图形态看，太赫兹光谱一般是缓慢变化的趋势线,谱峰绝对值和相对值较红外光谱和拉曼光谱小,峰宽较大。这是因为红外光谱和拉曼光谱与化学键振动能级跃迁关联性更强,太赫兹光谱则包含大量转动能级跃迁和电子弛豫等因素。

除了在实验室进行物质的定性定量分析,还可以利用太赫兹波实现气体云团遥测。然而,除了大气衰减,利用太赫兹光谱技术实现气体云团遥测时,还面临另外一个难题——压力展宽效应。由于大气压力的存在,遥测得到的太赫兹光谱会发生扭曲变形,导致气体云团的光谱特征畸变甚至消失,图13-3展示了10m和100m距离遥测光谱相对标准反射光谱的展宽效应。

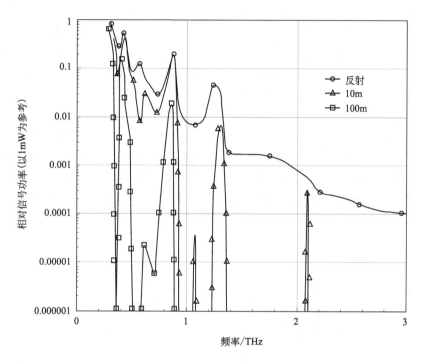

图 13-3　大气对太赫兹遥测光谱的展宽效应

13.2　太赫兹辐射源

13.2.1　太赫兹辐射源的发展

构成太赫兹光谱系统的主要器件包括太赫兹辐射源、检测器、接收器、控制器等,其中太赫兹辐射源是最为关键的器件,也是限制太赫兹技术向前发展的最大障碍。

人类认识太赫兹辐射是从红外线和微波开始的,自然而然地会将太赫兹辐射看作二者的延续。因此,在研制太赫兹辐射源的早期阶段,从红外器件和微波器件中寻找灵感顺理成章。实际上,电子类和激光类(或光子类)太赫兹辐射源可以分别看作微波器件和红外器件的延伸。随着光电效应器件的不断发展和进步,以光电导天线为代表的太赫兹辐射源成为主流。

某些特定应用场景中,太赫兹辐射源的单色性、可调谐性或带宽是需要优先考虑的性能参数。然而，现场使用的太赫兹光谱系统面临的最大问题是太赫兹辐射源强度和体积重量间的巨大矛盾，足够紧凑小巧的太赫兹辐射源，其强度尚不足以克服大气衰减造成的检测困难。对于紧凑型太赫兹辐射源而言，如何在减小体积重量的同时提高平均功率和能量转换效率，是面临的核心技术难题。

13.2.2 太赫兹辐射源分类与原理

根据产生太赫兹波原理的不同，太赫兹源可分为电子类、激光类（或光子类）与光电类。其中，电子类太赫兹辐射源从传统微波器件出发向太赫兹波段延伸，可分为真空类与固态类，真空类包括返波振荡器、速调管、光栅真空器件、行波管和回旋管等，固态类包括谐波频率倍增器、晶体管和单片微波集成电路等；激光类太赫兹辐射源从波长较短的红外波段向太赫兹波段演进，包括量子级联激光器、光泵浦分子激光器等；光电类包括表面辐射太赫兹源、光电导天线、光整流太赫兹辐射源和光混频器等。光电类太赫兹辐射源是近年来的研究热点，进展较快，应用也最为广泛。由于太赫兹辐射源种类众多，下面选择三种具有代表性的器件进行介绍。

半导体表面辐射太赫兹源（图 13-4）通过光子能量大于半导体禁带宽度的超短脉冲照射半导体表面，价电子摆脱束缚从价带跃迁到导带，产生的载流子经复合与表面耗尽电场加速形成瞬时电流，并向外界空间辐射太赫兹波，激发脉冲相对半导体材料入射角的改变，能够调整太赫兹波的性质。半导体表面辐射技术能量转换效率较高，不需要天线和偏置电场，同时由于激发与辐射间的能量守恒，无辐射损伤现象。

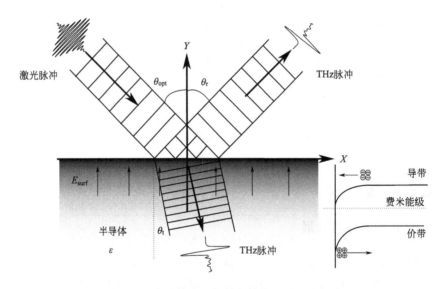

图 13-4　半导体表面辐射太赫兹源原理示意图

光电导天线以半导体为基底，在基底上集成一对具有一定间距的金属电极，形成偶极子天线，电极间存在偏置电压。利用光子能量大于半导体禁带宽度的超快脉冲激光照射材料表面，形成载流子脉冲，载流子经电场加速并产生周期性瞬时电流，驱动偶极子天线向外辐射太赫兹脉冲。改变半导体材料载流子寿命和激光脉冲宽度，能够获得不同频率成分和频谱宽度的太赫兹波；载流子迁移率、偏置电压和偶极子天线结构影响太赫兹辐射功率。光电导天线是目前应用最为广泛的一种太赫兹辐射源（图 13-5）。

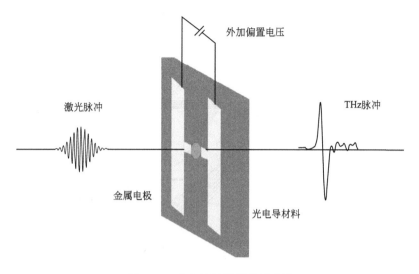

图 13-5 光电导天线原理示意图

在非线性介质中，光的单色分量不再独立传播，不同频率的分量之间会发生混合。两种频率不同的光通过非线性材料时，会因和频与差频产生新的频率。脉冲激光与非线性材料相互作用中的差频效应，可在材料内部产生一个低频电极化场，这一现象被称作光整流效应。低频电极化场能够向外辐射太赫兹脉冲，光整流太赫兹辐射源就是根据这一原理实现的。光整流太赫兹辐射源的功率较光电导天线低，但频带宽度较大，可到 50THz 以上（图 13-6）。

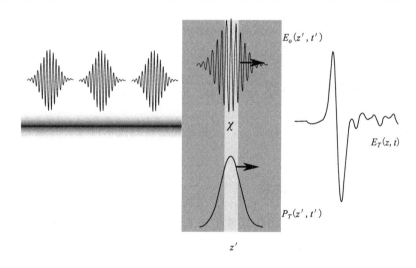

图 13-6 光整流太赫兹辐射源原理示意图

总体来看，真空类和激光类太赫兹辐射源平均功率最高，固态类次之，光电类平均功率最低。但不管是哪一类太赫兹源，其能量转换效率都相当低，大约处在 1% 量级。作为参照，二极管激光器能量转换效率可达 30% 以上，射频功率放大器能量效率可达 50%，由此可见，太赫兹源在技术层面还处于比较早期的阶段，不同类型太赫兹源的平均功率如图 13-7所示。

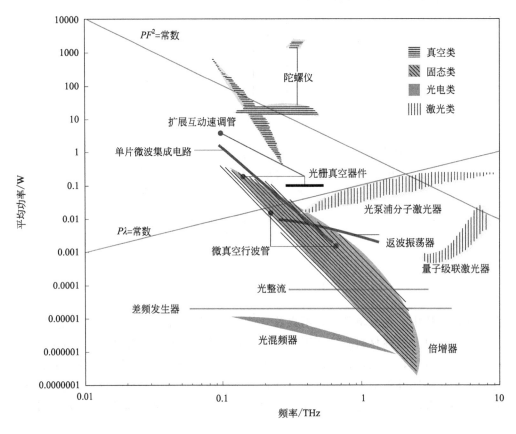

图 13-7　不同类型太赫兹辐射源的平均功率

13.3　太赫兹光谱检测技术

作为太赫兹科学发展的主要方向之一，太赫兹光谱检测技术可分为时域光谱检测与频域光谱检测两类。

13.3.1　太赫兹时域光谱检测技术

太赫兹时域光谱是太赫兹脉冲与样品发生相互作用后测量太赫兹电场强度随时间的变化曲线。对时域光谱进行傅里叶变换，能够计算出样品的频域强度及相位信息。太赫兹时域光谱检测的基本原理为：飞秒激光器产生的激光脉冲经过立体分光镜后被分为 2 束，一束为产生光，激发发射天线产生光生载流子，光生载流子在偏置电场加速下形成的瞬态光电流辐射出太赫兹波；另一束作为探测光，在探测天线上激发出光生载流子，光生载流子在太赫兹驱动电场的作用下形成正比于太赫兹电场的光电流。通过延迟装置改变探测光与产生光间的光程差，取样测量获得太赫兹脉冲电场强度的时间波形。对太赫兹时间波形进行傅里叶变换，得到有效光谱波段范围为太赫兹的振幅谱和相位谱，以及样品的吸收系数和折射率等信息。太赫兹时域光谱的光源为脉冲辐射源，其基本原理见图 13-8。

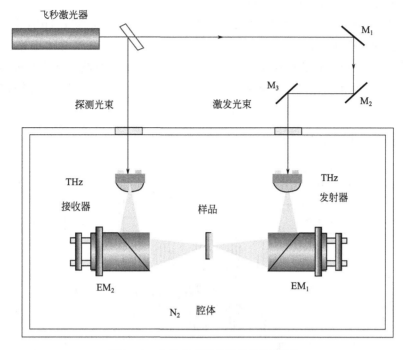

图 13-8 太赫兹时域光谱检测原理图

太赫兹时域光谱仪具有以下特点:

(1) 采用相干测量方式,一般测量两条线,因此能够获得所测电场的幅度和相位,从而方便提取样品的吸收系数、折射率、介电常数等光学参数;

(2) 具有大约 $0.1\sim10\mathrm{THz}$ 的宽带宽;

(3) 动态范围大,具有大于 10^5 的高信噪比,如此高的信噪比允许相对较少的扫描时间,从而提高了系统的稳定性;

(4) 具有瞬态性,太赫兹脉冲的典型脉宽在皮秒数量级,可以方便地对各种材料包括液体、高温超导体、铁磁体等进行时间分辨光谱的研究,而且通过取样测量技术,能够有效地抑制背景辐射噪声的干扰;

(5) 探测灵敏度高,可在室温下工作。

尽管太赫兹时域光谱仪有上述优势,但是仍然存在制约其应用的不能忽视的缺陷:

(1) 仪器中延迟线的存在,在根本上决定其频谱分辨率不高,通常在 $30\mathrm{GHz}$ 左右,这使得在使用过程中很多样品的太赫兹频谱信息表现得不够细致甚至缺失,严重干扰了实验结果的客观准确性;

(2) 光路中样品、探测器所处的光程复杂,相位敏感,极大地增加了实验操作的难度;

(3) 测得的数据是样品时域信息,若要获得频域谱,还需进行傅里叶变换等数据处理,这加大了仪器的系统误差,降低了实验结果的可靠性。

13.3.2 太赫兹频域光谱检测技术

太赫兹频域光谱检测技术的核心是利用频率可调谐的窄带、相干太赫兹辐射源完成频谱的扫描,用太赫兹波能量/功率计测量不同频率太赫兹波的能量或功率,直接获得样品在频域上的信息，进而计算获得相关的光学参数。

太赫兹频域光谱检测系统的基本原理见图 13-9。它主要由两个 DFB 半导体激光器、GaAs 混频器、锁相探测装置、加压装置等组成。来自两个 DFB 半导体激光器的光束先汇合再分束，其中一束辐射到加有偏压装置的混频器上产生太赫兹波，该波经过样品后到达作为探测器的混频器上与分束的另一束激光汇合，二者混频之后产生出可以探测的电流信号。由于是相干探测，能同时探测到样品太赫兹频谱的相位和幅度。

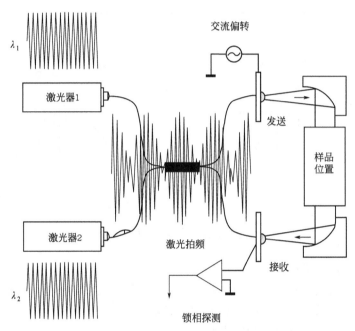

图 13-9　太赫兹频域光谱检测原理图

与时域光谱检测系统相比，频域光谱检测系统有着自己独特的优势：

（1）它可以测量样品对某一特定频率太赫兹波的响应时间或者其他物理量的连续变化曲线，进行定频测量，时域光谱检测系统不具备该能力；

（2）频域光谱检测系统的测量分辨率较高，一般在 MHz 水平，远高于时域光谱检测系统；

（3）频域光谱检测系统测量得到的样品信息直接在频域上呈现，不需要像时域光谱检测系统一样进行傅里叶变换等繁琐的数据处理，有效地减少了系统误差，提高了实验结果的可靠性。

13.3.3　太赫兹频域光谱与时域光谱的对比

表 13-1 给出了两种太赫兹光谱检测系统的性能比较。

表 13-1　两种太赫兹光谱检测系统的性能比较

性能参数	太赫兹频域光谱检测系统	太赫兹时域光谱检测系统
带宽	0.05～2.7THz(受激光限制)	0.1～5THz
峰值信噪比	>100dB	>100dB
频率分辨率	10MHz	10GHz

续表

性能参数	太赫兹频域光谱检测系统	太赫兹时域光谱检测系统
扫描时间 （一个周期）	数分钟到小时不等,取决于分辨率与锁定时间	数秒到一分钟不等,取决于延迟线与分辨率
光谱可选择性	可选择	不可选择
获得样品信息	频域信息	时域信息,需进行数据处理

13.4　太赫兹光谱检测技术的应用

13.4.1　气体检测领域的应用

气体分子吸收光子后，发生能级跃迁，产生转动光谱，所需要的能量很少，通常为 $41.81\sim418.4J/mol$。气体分子可以自由移动，因此可以直接测定其在太赫兹波段的转动吸收。许多极性气体分子存在转动能级跃迁，在太赫兹波段具有窄带的吸收，这一特性能够用于痕量气体检测。

2010 年，He Cai 等研究了污染气体 SO_2 和 H_2S 的太赫兹光谱特性，光谱范围为 $0.2\sim2.6THz$，同时还研究了压力对光谱的影响。2009 年日本 Shimizu 等报道了基于太赫兹波段进行远距离气体探测的相关研究，并采用 N_2O 进行了验证，结果显示可在 3.6m 处检测到 25% 的 N_2O 气体。2011 年日本 Shimizu 等报道了采用太赫兹光谱装置远距离探测火灾中的气体。2016 年 Hsieh 等报道了非同步光学采样太赫兹装置用于燃烧过程中气体的检测，该检测方法不受烟气中颗粒的影响，可用于火灾燃烧过程中目标气体的检测。

美国 Ohio 大学的 Ivan 等报道了利用太赫兹光谱系统测得了二氟甲烷、二硫化碳、氟甲烷、碘甲烷等气体的光谱，同时测定了混合物，结果表明可区分混合物中的多种物质。2015 年美国 Iowa 大学光学科学与技术研究中心的 Arnold 课题组通过比较乙醛、乙腈、乙醇、水、甲醇、氨、丙醛和丙腈 8 种气体在太赫兹（THz）和红外（IR）光学频率上的选择性，评估了太赫兹光谱技术的优势。选择性系数量化了每种测试气体相对于其他 7 种气体的光谱差异，光谱范围除了太赫兹 $(2\sim125cm^{-1})$ 外，还包括红外区域 $(600\sim1300cm^{-1}$、$1300\sim2000cm^{-1}$、$2600\sim3100cm^{-1}$、$3100\sim4000cm^{-1}$和$4000\sim6500cm^{-1})$。8 种测试气体中，6 种气体在太赫兹波段内具有最高选择性，其他 2 种气体（水和乙腈）在太赫兹波段的选择性系数虽非最高，但也是可接受的。

13.4.2　农药及抗生素检测领域的应用

太赫兹光谱检测技术在农药和抗生素检测方面已有许多报道，主要包括种类鉴别和残留检测等方面的研究。

2016 年，Baek 等报道了氨基甲酸类杀虫剂灭多威在 $0.1\sim3THz$ 范围的太赫兹光谱，样品基质为大米和小麦面粉，吸收峰位于 1.00THz、1.64THz 和 1.89THz，与基于密度泛函理论模拟计算的光谱吻合性较好。2016 年，Dong-Kyu Lee 等采用基于纳米天线阵列的太赫兹光谱系统检测了农药灭多威残留，即使在溶液中仍然可达到 ppm 级检测限，透射和反射光谱法都能得到同样的灵敏度和选择性。2017 年，浙江大学的 Wendao Xu 等采用超材料结合的折射 THz-TDS 系统实现了有机磷农药甲基毒死蜱检测,检测灵敏度可达到 0.204mg/L。2017 年,Binyi Qin 等报道采用 THz-TDS 光谱仪,使用主成分分析和新型聚类算法 PCA-CFSFDP 算法,实现了农药的快速检测与识别。Sun T 等采用太赫兹光谱系统测得了大米粉末中掺杂的农药西维因,结果表明在 3.2~5.2THz 有较强的吸收。

13.4.3 违禁药物和爆炸物检测领域的应用

太赫兹光谱技术已在违禁药物和爆炸物检测领域得到了很多应用。Davies 等报道了采用太赫兹时域光谱系统实现多种违禁滥用药物检测,采用聚四氟乙烯压片的样品制备方法,测试了 7 种药物和药物前驱体,如可卡因、盐酸可卡因、亚甲二氧甲基苯丙胺、硫酸苯丙胺、吗啡等。其中,可卡因在 1.54THz 有较强吸收;亚甲二氧甲基苯丙胺在 1.24THz、1.71THz 和 1.90THz 有较强吸收。该研究还测试了不同包装材料的光谱,可用于隐藏状态样品检测。

2009 年,Fusheng Deng 等测定了麻黄碱盐酸盐和罂粟碱盐酸盐的太赫兹光谱,并通过密度泛函模拟计算方法进行了验证。2010 年,Rui Pan 等采用太赫兹光谱仪和支持向量机,实现了违禁药物的检测。2015 年,Neumaier 报道了太赫兹光谱在药物和安全方面的应用研究。K. Kawase 等报道采用太赫兹时域光谱仪测得了可卡因、可待因等的透射光谱,得到了特征峰,并结合主成分分析算法实现了识别。和挺等报道建立了 38 种毒品的太赫兹光谱数据,包括吸收谱和折射率谱,比较了同一个样品在不同太赫兹时域光谱仪以及傅里叶红外光谱仪上进行测量的结果,采用神经网络方法得到较高的识别正确率。

13.5 发展趋势

太赫兹时域光谱与频域光谱凭借各自独特的性能特点,有着不同的应用方向。时域光谱适用于对传统的固体、液体样品进行光谱测量分析,获得其折射率、吸收率、反射率、介电常数等光学参数。并且由于时域光谱在使用时产生的太赫兹辐射为脉冲辐射,更侧重应用于物质在太赫兹波段的特征光谱以及基于特征光谱的物质识别及定量化研究中。而频域光谱则因为拥有较高的光谱分辨率,在检测气体样品时有着显著的应用优势。同时,频域光谱在使用中产生的太赫兹辐射为连续波,更适合应用于物质的太赫兹波成像技术研究中。如果能将二者紧密联系,充分发挥各自的性能优势,势必会使太赫兹技术在更多领域得到更好的应用与发展。

思考题

1. 时域太赫兹系统和频域太赫兹系统在原理上有何异同?
2. 典型时域太赫兹系统和频域太赫兹系统的基本组成是什么?
3. 时域太赫兹系统和频域太赫兹系统各有何优势?
4. 简述太赫兹光谱检测技术的主要应用领域和发展趋势。

◆ 参考文献 ◆

[1] Saeedkia D. Handbook of Terahertz Technology for Imaging, Sensing and Communications [M]. Boca Raton: CRC press, 2013.

[2] Ryan M, Arnold M A. Selectivity of Terahertz Gas-Phase Spectroscopy [J]. Analytical Chemistry, 2015, 87 (21): 10679-10683.

[3] Cuisset A, Smirnova I. Gas phase THz Spectroscopy of Toxic Agent Simulant Compounds Using the AILES Synchrotron Beamline [C]. 5th International Workshop on Infrated Microscopy and Spectroscithacceleator Based Sources, 2010.

[4] Gael M, Mickael G. Versatile Sub-THz Spectrometer for Trace GasAnalysis [J]. IEEE Sensors Journal, 2012, 13 (1): 133-138.

[5] Xu W D, Xie J. Terahertz Sensing of Chlorpyrifos-methyl Using Metamaterials [J]. Food Chemistry, 2017, 218 (1): 330-334.

[6] Miles R E, Zhang X C. Terahertz Frequency Detection and Identification of Materials and Objects [M]. Amsterdam: IOS Press, 2006.

[7] Woolard D, Kaul R. Terahertz Electronics for Chemical and Biological Warfare Agent Detection [J]. IEEE MTT-S Digest WELD, 1999, 1: 925-928.

第14章
生物传感器检测技术

本章提要：生物检测技术是由生物、化学、物理、医学、电子技术等多种学科互相融合成长起来的高新技术。具有选择性好、灵敏度高、分析速度快、成本低、在复杂体系中可在线连续监测等特点，可以研制高度自动化、微型化与集成化的生物检测仪器。

20世纪中叶以来，生物医学工程迅猛发展，作为检测生物体内化学成分的各种生物传感器不断出现。60年代中期起，首先利用酶的催化作用和催化专一性开发了酶传感器，并达到实用阶段。70年代又研制出微生物传感器、免疫传感器等。80年代以来，生物传感器的概念得到公认，作为传感器的一个分支，它从化学传感器中独立出来并且得到了发展，使生物工程与半导体技术相结合，进入了生物电子学传感器时代。

到目前为止，生物传感器大致经历了三个发展阶段：第一代生物传感器是由固定了生物组分的非活性基质膜（透析膜或反应膜）和电化学电极组成；第二代生物传感器是将生物组分直接吸附或共价结合到转换器的表面，无需非活性的基质膜，测定时不必向样品中加入其他试剂；第三代生物传感器是把生物组分直接固定在电子元件上，它们可以直接感知和放大界面物质的变化，从而把生物识别和信号的转换处理结合在一起。

当前，将生物工程技术与电子技术结合起来，利用生物体中的奇特功能，制造出类似于生物感觉器官功能的各种传感器，是国内外传感器技术研究的又一个新的研究课题，是传感器技术的新发展，具有重要的现实意义。

14.1 生物传感器及其分类

14.1.1 生物传感器的传感原理

生物传感器的结构一般有两个主要组成部分：其一是生物分子识别元件（感受器），是具有分子识别能力的生物活性物质（如组织切片、细胞、细胞器、细胞膜、酶、抗体、核酸、有机物分子等）；其二是信号转换器（换能器），主要有电化学电极（如电位、电流的测量）、光学检测元件、热敏电阻、场效应晶体管、压电石英晶体及表面等离子体共振器件等。当待测物与分子识别元件特异性结合后，所产生的复合物（或光、热等）通过信号转换器转变为可以输出的电信号、光信号等，从而达到分析检测的目的（图14-1）。

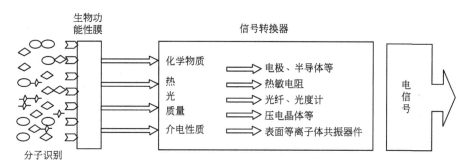

图 14-1　生物传感器传感原理

14.1.1.1　生物敏感膜与分子识别

生物分子识别是分子之间的一种独特功能，包括酶识别、基因识别、抗原识别、受体识别和蛋白质识别。具有识别能力的生物分子叫生物功能物质。例如：葡萄糖氧化酶能从多种糖分子的混合溶液中高选择性地识别出葡萄糖，并迅速氧化为葡萄糖酸内酯，葡萄糖氧化酶即为生物功能物质。具有识别能力的生物功能物质有酶、抗原、抗体、受体、结合蛋白质、植物凝血素和激素等。广义上讲，微生物也是一种生物功能物质，因为它们具有高选择性地同化（摄取）某些特定有机化合物的能力。如：芸苔丝孢酵母可同化乙酸，可以用来制备乙酸传感器。

生物敏感膜属于分子识别元件，是利用生物体内具有奇特功能的物质制成的膜，它与被测物质相接触时伴有物理、化学变化的生化反应，可以进行分子识别。生物敏感膜是生物传感器的关键元件，它直接决定着传感器的功能与质量。由于选材不同，可以制成酶膜、全细胞膜、组织膜、免疫功能膜、细胞器膜、复合膜等。各种膜的生物物质见表 14-1。

表 14-1　生物传感器的分子识别元件

分子识别元件	生物活性材料	分子识别元件	生物活性材料
酶膜	各种酶类	细胞器膜	线粒体、叶绿体
全细胞膜	细菌、真菌、动植物细胞	免疫功能膜	抗体、抗原、酶标抗原等
组织膜	动植物组织切片		

分子识别能力决定生物传感器的选择性，表 14-2 所列的生物物质都已通过载体结合形式用于分子识别。这些生物物质提供了一种特定的分子空间，它在大小和形状上都切合相应的待识别分子。例如，抗原分子就只限于被结合在相应抗体的分子识别空间内，抗体结合到抗原（半抗原）上的结合常数范围在 $10^8 \sim 10^{10}$ L/mol 之间。像抗生物素蛋白这样的黏合蛋白，其结合常数大（10^{15} L/mol）。生物物质的这些特性应在设计生物传感器的分子识别部位时予以考虑。

表 14-2　具有分子识别能力的生物物质

生物物质	识别对象	生物物质	识别对象
酶	底物、同类物、辅因子、抑制剂	黏合蛋白质	生物素、视黄醛
抗体	抗原、半抗原、补体	激素受体	激素
外源凝集素	糖类		

14.1.1.2 信号转换

（1）电化学型信号转换器

电化学电极（固体电极、离子选择性电极、气敏电极等）作为信号转换器已广泛用于酶传感器、微生物传感器及其他类型的生物传感器中。化学反应与电荷变化密切相关，将待测物质以适当形式置于电化学反应池，测量其电化学性质（如电位、电流和电容等）变化可实现物质含量的测定。

电化学电极及相关的电化学测试技术具有性能稳定、适用范围广、易微型化等特点，已在酶传感器、微生物传感器、免疫传感器、DNA 传感器中得到应用。目前，微电极技术也已应用于探讨细胞膜结构与功能、脑神经系统的在体研究（如多巴胺、去甲肾上腺素在体测量）等生物医学领域。

（2）离子敏场效应晶体管型信号转换器

场效应晶体管（FET）有 4 个末端，当栅极与基片（p-Si）短路时，源极与漏极之间的电流为漏电流。如果施加外电压，同时栅极电压对基片为正，电子便被吸引到栅极下面，促进了源极和漏极两个 n 区导通，因此栅极电压变化将控制沟道区导电性能-漏电流的相应变化（结构见图 14-2）。因此，只要设法利用生物反应过程所产生的物质来影响栅极电压，便可设计出半导体生物传感器。氢离子敏感的 FET 是常用的信号转换器。

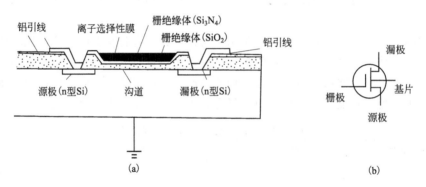

图 14-2　场效应晶体管结构（a）与符号（b）

将生物活性物质如酶固定在栅极氢离子敏感膜（SiO_2 水化层）表面，样品溶液中的待测底物扩散进入酶膜。假设是检测酶催化后的产物（反应速率取决于底物浓度），产物向离子选择性膜扩散的分子浓度不断积累增加，并在酶膜和离子选择性膜界面达到衡定。通常，酶-FET 传感器都含有双栅极，一个栅极涂有酶膜作为指示用 FET；另一个涂上非活性酶膜或血清蛋白膜作为参比 FET，两个 FET 制作在同一芯片上，对 pH 和温度以及外部溶液电场变化具有同样的敏感性，也就是说，如果两支 FET 漏电流出现了差值，那只能是酶-FET 中催化反应所致，而与环境温度、pH、加样体积和电场噪声等无关，故其差值与被测产物的浓度呈比例关系。

FET 具有以下特点：①构造简单、体积小、便于批量制作、成本低；②属于固态传感器、机械性能好、耐震动、寿命长；③输出阻抗低、与检测器的连接线甚至不用屏蔽，不受外来电场干扰，测试电路简化；④可在同一硅片上集成多种传感器，对样品中不同成分同时进行测量分析；⑤可作为酶（水解酶）、微生物传感器中的信号转换器。

（3）热敏电阻型信号转换器

在众多的热敏元件中，热敏电阻是一种十分有效的温度传感器。热敏电阻是由铁、镍、锰、钴、钛等金属氧化物构成的半导体。从外形上分类有珠型、片型、棒型、厚膜型、薄膜型与触点型等。凡有生物体反应的地方，大都可观察到放热或吸热反应的热量变化（焓变化）。热敏电阻生物传感器就是以测定生化反应焓（enthalpy）变化作为测定基础。若测量系统是一个绝热系统，借助于热敏电阻，可根据对系统温度变化的测量实现试样中待测成分的测定（图 14-3）。

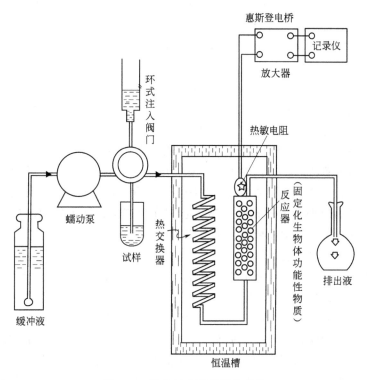

图 14-3　酶热敏电阻的测量系统

已开发的酶热敏电阻一般是用珠型的，由于制造厂家不同，在外表上多少有些差别，在室温条件下电阻值为 $10\sim100k\Omega$。温度变化可用带有载波放大器的惠斯登电桥来测量。如果用 Danielsson 等创造的电桥，记录纸满刻度有 $100mV$，温度测量可达到相当 $1.0\times10^{-3}K$ 的灵敏度。例如酶反应焓变化量在 $5\sim100kJ/mol$ 范围内，采用中等温度测量灵敏度为 $1.0\times10^{-2}K$，用它可测量低至 $0.5\times10^{-3}mol/L$ 的底物浓度。

作为温度传感器的热敏电阻具有如下几个特点：①灵敏度高，温度系数为 $4.5\%/K$，灵敏度约为金属的 10 倍；②因体积很小故热容量小、响应速度快；③稳定性好、使用方便、价格便宜。因为对于许多生物体反应都可观察到放热或吸热反应的热量变化（焓变化），所以酶热敏电阻生物传感器测量对象范围广泛，适用于的分子识别元件包括酶、抗原、抗体、细胞器、微生物、动物细胞、植物细胞、组织等。在检测时，由于识别元件的催化作用或因构造和物性变化引起焓变化，可借助热敏电阻把其变换为电信号输出。现已在医疗、发酵、食品、环境、分析测量等很多方面得到应用，如在发酵生化生产过程中，广泛用于测定青霉素、头孢菌素、酒精、糖类和苦杏仁苷等。

（4）压电晶体型信号转换器

压电晶体型信号转换器是基于石英晶体的压电效应。在一定方向上施加机械力时石英晶体产生变形，就会引起它们内部正负电荷中心相对位移而产生极化，从而导致其两个相对表面（极化面）上出现符号相反的束缚电荷，当外力消失后又恢复到不带电状态。当外力发生变化时表面电荷极性随之改变，这种现象在物理学中称为（顺）压电效应。若对石英晶体施加电场作用时，同样会引起内部正、负电荷中心的相对位移而导致石英晶体变形，且应变与外电场强度成正比；外电场方向改变，石英晶体形变方向也随之改变。当外加电场的振荡频率与石英晶体固有振动频率一致时，石英晶体处于谐振状态。通常使用的是 AT 切割型石英晶体（频率温度系数最小），并在其两面真空喷镀一层导电用的金属电极。

当石英晶体表面附着层的质量改变时其频率随之改变，通常可用 Sauerbrey 方程来描述。即

$$\Delta F = KF^2 \Delta m / A$$

式中，ΔF 为晶体吸附外来物质后振动频率的变化，Hz；K 为常数；A 为被吸附物所覆盖的面积；F 为压电晶体的基础频率，MHz；Δm 为附着层物质的质量变化。通常可检测低至 $10^{-10} \, \mathrm{g/cm^2}$ 级的痕量物质，因此常称之为石英晶体微天平。

压电石英晶体传感器的特点：①仪器装置简单、成本低廉；②灵敏度高、易自动化、使用范围广；③可发展一类非标记的亲和型生物传感检测方法。根据检测原理的不同，压电生物传感器分为质量响应型和非质量响应型，它们在免疫学、微生物学、基因检测、血液流变、药理研究以及环境等科学领域具有重要应用价值和开发前景。

（5）光纤光学型信号转换器

光纤生物传感信号转换器主要由光纤和生物敏感膜组成，分析测试时将传感端插入待测溶液中，当光通过光纤达到传感端时，由于传感膜中生物活性成分和待测组分之间的相互作用引起传感层光学性质变化。将酶、辅酶、生物的受体、抗原、抗体、核酸、动植物组织或细胞、微生物等敏感膜安装在光纤、平面波导或毛细管波导面上，对样品中的待测物质进行选择性的分子识别，再转换成各种光信息，如紫外光、可见光及红外光的吸收和反射，荧光、磷光、化学发光和生物发光、拉曼散射、光声和表面等离子体共振等信号输出。组成感受器和换能器的可以是同一物质或不同物质构成的单层膜，也可以是不同物质构成的双层膜（复膜）。大多数情况下，光纤只起光的传输作用，也有传感器是基于被测物质能直接影响光纤的波导性质（如张力或折射率的变化）来进行化学或生物传感的。

光纤生物传感器具有如下独特优点：①轻、细长、小，很细小的光纤探针可应用于生物体内研究；②抗电磁干扰强，适用于在强电磁干扰、高温高压、易燃易爆和强放射性等恶劣环境中应用，实现远距离遥测；③应用范围广，成本低且操作方便；④可应用于多波长和时间分辨测量技术，从而改进分析结果的重现性，大大提高方法的选择性。

由于光纤生物传感器具有低能量损耗的远距离传输能力、强的抗电磁干扰性能和对恶劣环境的适应性，目前光纤生物传感器已成功地用于生产过程和化学反应的自动控制，炸药和化学战剂的遥测分析，新型环境自动监测网络的建立，生命科学和临床化学中多种无机物、有机物、蛋白质、酶、核酸、DNA 及其他生物大分子和生物活性物质分析，活体成分分析和免疫分析，等。

（6）表面等离子体共振型信号转换器

在 1900 年，Wood 发现光波通过光栅后光频谱发生小区域损失，这是关于表面等离

子体共振（surface plasmon resonance，SPR）这一电磁场效应的最早记载。1958 年，Turbader首先对金属薄膜采用光的全反射激励的方法，观察 SPR 现象。1983 年，瑞典人 Liedberg 把它应用于 IgG 蛋白质与其抗原的相互反应的测定，并由 Biacore AB 公司开发出 SPR 仪器。此后 SPR 仪器的研究进入高峰期，目前 Quantech、Texas Intruments 和 EBI 等公司都研制出了自己的 SPR 仪器系统。在 SPR 中光入射在金属薄膜上产生衰减场，如果在金属薄膜一侧加上一层待测物质，试样与金属薄膜的偶联影响了结构的折射率，从而影响了反射光、衰减波以及等离子体共振。电磁场沿着金属表面传播，其衰减场按指数规律衰减。SPR 传感器的敏感机制有两种：①SPR 的电磁场效应；②生物大分子相互作用对介电性质的影响。

通常 SPR 传感系统需要光源、光路、光电耦合器件或光谱分析设备（图 14-4）。光源有 He-Ne 激光器、半导体激光器、发光二极管等；光电耦合器件主要有光电二极管、数码摄像（CCD）等；光路往往采用棱镜组或光纤构造。

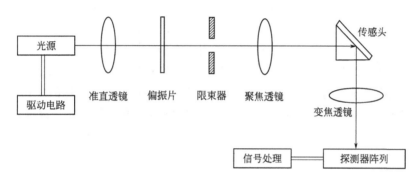

图 14-4　SPR 传感器检测系统

SPR 型生物传感信号转换器主要包括光波导器件、金属薄膜、生物分子膜 3 个部分。其中金属薄膜和生物分子膜的沉积是关键。金属薄膜通常采用银膜和金膜，制作方法通常是真空蒸镀、磁控溅射等，膜厚度通常为 60～90nm。生物分子膜的成膜方法包括：①金属膜直接吸附法，早期的 SPR 生物传感器都是采用这种方法，研究了许多种生物分子相互作用；②共价连接法，这种方法提高了单位面积的固定点，连接基体为多孔结构，增大表面积，提高了传感器的响应范围；③近年来，传感器敏感表面的微细工艺又出现了软光刻这一新技术（又称为分子印模技术），用于分子水平上构造敏感表面。加拿大卡尔顿大学把这一技术应用于 SPR 传感器研制中，并结合表面单分子自组织层技术，使得 SPR 的敏感表面的稳定性和灵敏度都有很大的提高，对 SPR 传感器结构也产生了内在的影响。目前，SPR 传感系统光波导耦合方式有棱镜型和衍射光栅型。根据光波导形式又可以分为圆柱形光波导（光纤）和平面型光波导。与平面型光波导相比，光纤结构的应用具有明显优势。因为光纤便宜，尺寸特点适宜于小区域测量，有利于微型化、遥感和多点测量且可以多波长测量。

SPR 传感系统适用面非常广，在微生物检测、药物筛选、血液分析、DNA 分析、抗原/抗体分析、有毒气体检测等方面都有不俗的表现，对于环境污染的控制、医学诊断、食品及药物检测、工业遥感等方面都将是有力的工具，对于生物大分子相互作用机制分析效果尤其显著。与 FET、热生物传感器、表面声波器件（SAW）和酶电极技术相比，SPR 以其高灵敏度、快速响应和操作简单而独树一帜。

14.1.2　生物传感器的分类

生物传感器的分类和命名方法较多且不尽统一，主要有两种分类，按所用生物活性物质（或称分子识别元件）和器件（信号转换器）分类方法，如表 14-3 所示。

按所用生物活性物质不同可以将生物传感器分为六大类，即酶传感器（enzyme sensor）、基因传感器（gene sensor）、微生物传感器（microbial sensor）、免疫传感器（immunol sensor）、组织传感器（tissue sensor）和细胞器传感器（organall sensor）。

按器件分类是依据所用信号转换器器件不同对生物传感器进行分类，即生物电极（bioelectroode）、半导体生物传感器（semiconduct biosensor）、光生物传感器（optical biosensor）、热生物传感器（calorimetric biosensor）、压电晶体生物传感器（piezoelectric biosensor）、表面等离子体共振生物传感器（surface plasmon resonance，SPR biosensor）。

随着生物传感器技术的发展和新型生物传感器的出现，近年来又出现新的分类方法，如直径在微米级甚至更小的生物传感器统称为微型生物传感器（microbiosensor）；凡是以分子之间特异识别并结合为基础的生物传感器统称为亲和生物传感器（affinity biosensor）；以酶压电传感器、免疫传感器为代表，能同时测定两种以上指标或综合指标的生物传感器称为多功能传感器（multifunctional biosensor），如滋味传感器、嗅觉传感器、鲜度传感器、血液成分传感器等；由两种以上不同的分子识别元件组成的生物传感器称为复合生物传感器（hybridized biosensor），如多酶传感器、酶-微生物复合传感器等。

表 14-3　生物传感器的分类

分类方式	分类依据	传感器名称
分子识别元件上的敏感物质	固定化酶	酶传感器
	固定化免疫物质	免疫传感器
	生物组织切片	组织传感器
	固定化细胞	细胞器传感器
	固定化微生物	微生物传感器
	核酸杂交	基因传感器
信号转换器	电化学电极	生物电极
	半导体换能器	半导体生物传感器
	光学换能器	光生物传感器
	介体传递系统	介体生物传感器
	热敏电阻	热生物传感器
	压电晶体	压电晶体生物传感器
	离子敏场效应（FET）晶体管	离子敏场效应生物传感器
	声学装置	声学生物传感器
	表面等离子体共振（SPR）	表面等离子体共振生物传感器

分类方式	分类依据	传感器名称
其他	被测物质与分子识别元件上敏感物质具有生物亲和作用	亲和生物传感器
	底物(被测物)与分子识别元件上的敏感物质相互作用并产生产物,信号换能器将底物的消耗或产物的增加转变为输出信号	催化型生物传感器
	能同时测定两种以上指标或综合指标的生物传感器	多功能生物传感器
	由两种以上不同的分子识别元件组成的生物传感器	复合生物传感器
	将纳米材料作为生物传感器换能器的介质,起到增敏、分离、催化等功能,实现生物传感器性能提升	纳米生物传感器

14.2 生物敏感材料的固定化技术

14.2.1 吸附法

（1）物理吸附法

酶或其他生物敏感组分在电极表面的物理吸附是一种较为简单的固定化技术,物理吸附法无需化学试剂、极少的活化和清洗步骤,同其他化学法相比,对生物分子活性影响较小。但对于溶液 pH 的变化、温度、离子强度和电极基底状况较为敏感,生物敏感组分易从电极表面脱落,而且同其他固定化技术相比,生物敏感组分的寿命较短,从而不被广泛采用。

此法主要通过极性键、氢键、疏水力或电子的相互作用,将生物敏感组分吸附在不溶的惰性载体上。常用的载体有多孔玻璃、活性炭、氧化铝、石英砂、纤维素膜、葡聚糖、琼脂糖、聚氯乙烯膜、聚苯乙烯膜等,已用此法固定的酶如脂肪酶、过氧化物酶等。

（2）离子交换吸附法

选用具有离子交换性质的载体,在适宜的 pH 值下,使生物分子与离子交换剂通过离子键结合起来,形成固定化层。常用的这类载体有二乙胺乙基纤维素、四乙胺乙基纤维素、氨乙基纤维素、羧甲基纤维素、阴离子交换树脂等。用此法制备的固定化酶有葡萄糖淀粉酶、D-葡萄糖异构酶、青霉素酰化酶、胆固醇氧化酶、肌酸激酶等。

14.2.2 包埋法

包埋法是将生物敏感组分包埋于高分子三维空间网状结构中形成稳定生物敏感膜。该技术的特点是:可采用温和的实验条件及多种凝胶聚合物;大多数生物敏感组分可很容易地掺入聚合物膜中,一般不产生化学修饰,对生物敏感组分的活性影响较小;膜的孔径和几何形状可任意控制;可固定高浓度的活性生物组分等。其局限性为必须控制很多实验因素;聚合物形成过程中产生的自由基对生物敏感组分可能产生去活化作用等。近来研究结果表明,采用溶胶-凝胶技术将生物分子固定于无机陶瓷或玻璃材料内,能明显改善活性的保持性。例如,选用二氧化硅作基底材料比使用有机聚合物材料具有良好的坚固性、抗磨性和化学惰性,低的体积变形性以及高的热稳定性和光化学稳定性。

（1）聚合物膜包埋法

将生物功能物质与合成高分子［如全氟磺酸离子交换树脂（Naflon）］或生物高分子

（如丝素蛋白）经溶剂混合而使酶包埋于其中，制备成具有酶活性的敏感膜，再把它覆盖到信号转换器的表面，构成生物传感器。其包埋方式有两种：将酶分子包埋在凝胶的细微格子里制成固定化酶，称为凝胶包埋法；或者将酶分子包埋在由半透膜构成的微型胶囊（或夹层中），酶分子限制在膜内，小分子的底物和产物能自由透过薄膜，称为胶囊包埋法。常用的膜材料有聚丙烯酰胺、淀粉、明胶、聚乙烯醇、硅树脂、纤维素膜、尼龙膜、火棉胶等。

（2）电聚合物膜包埋法

将聚合物单体和生物功能物质同时混合于电解液内，通电使单体在电极表面阳极氧化而聚合成聚合物膜，与此同时可以将酶包埋于聚合物膜内直接固定于电极表面构成生物传感器。常用的聚合物膜有导电型和非导电型两种。导电型聚合物主要有聚苯胺、聚吡咯、聚噻吩及聚吲哚等；非导电型聚合物有聚苯酚、聚邻苯二胺、聚邻氨基酚等。此法简单，聚合层厚度和酶的量易控制，修饰层重现性好，酶嵌入聚合物膜法已成为目前制备酶传感器的有效方法。其优点主要有以下几点：

① 方法简单。聚合物合成和酶的固定化可一步完成，并直接固定于电极表面。

② 聚合物膜的厚度和聚合物上修饰酶的量易于控制和调节，从而可能制备重现性好的传感器。

③ 聚合物膜严格地在电极的有限表面上形成，有利于在微电极和阵列电极上酶的固定化。

④ 不少高分子膜具有选择性透过某些物质的功能，从而可以降低干扰。

（3）溶胶-凝胶膜包埋法

溶胶-凝胶（sol-gel）技术是指有机或无机化合物经过溶液、溶胶、凝胶而固化，再经过热处理而制得氧化物或其他化合物固体的方法。近年来，溶胶-凝胶技术在薄膜、超细粉体、复合功能材料、纤维及高熔点玻璃制备等方面展示出了广阔的应用前景。溶胶-凝胶的应用价值在于它具有纯度高、均匀性强、处理温度低、反应条件易于控制等优势。溶胶-凝胶体制备方法有：

① 胶体溶液的凝胶化；

② 醇盐或硝酸盐前驱体的水解聚合，继之通过超临界干燥技术使之凝胶化；

③ 醇盐前驱体的水解聚合，再在适宜环境下干燥、老化。

通常的制备步骤为：

① 金属或半金属醇盐前驱体的水解反应，形成羟基化的产物和相应的醇，其中前驱体多选用低分子量的硅酸甲酯、硅酸乙酯、钛酸丁酯等；

② 未羟基化的烷氧基与羟基或两羟基间发生缩合形成胶体状的混合物，该状态下的溶液被称为溶胶；

③ 水解和缩合过程常是同时进行的，最后胶粒间发生聚合、交联，使溶胶黏度逐渐增大，酶或其他生物敏感组分捕获于干凝胶内。

然而，由于传统的溶胶-凝胶过程常需要在较强的酸性或碱性环境下进行，对生物敏感组分的活性和稳定性极为不利。为了实现溶胶-凝胶技术对生物敏感组分有效地固化，可对溶胶-凝胶过程的某些过程参数进行改良，例如尽量少使用有机溶剂，尽量降低酸度或碱度，或采取在加入生物敏感组分之前，使用缓冲液调整溶胶的 pH 值在中性附近。

因为网络结构中含有大量的孔隙水，使用溶胶-凝胶膜可为网络中生物分子提供一个水溶液的微环境。与其他固化方法相比，溶胶-凝胶膜包埋法的优势还表现在它可适用于任何种类生物敏感组分，可以较好地保持蛋白质表面微观结构的整体性和方向均一性，从而对组分的活性和稳定性的损伤较小。目前，溶胶-凝胶膜包埋法已用于固定的生物大分子，有金属铜-锌蛋白、超氧化物酶、肌红蛋白、细胞色素 C、BSA 等。酶、抗体及蛋白质等一些生物分子在溶胶-凝胶中成功地固定，为光学型生物传感器的发展奠定了基础。

溶胶-凝胶技术应用于生物传感器领域具有如下优点：

① 基质在可见光区是透明的，光学透过性强，且本身的荧光度低，适于光化学生物传感器的制作；

② 基质具有一定的刚性，提高了生物活性物质的热稳定性；

③ 基质的热稳定性好，并且呈化学惰性，对生物活性物质的失活作用很小，保持了活性；

④ 通过溶胶-凝胶制备条件的优化，可控制基质的孔径大小和分布，使酶分子有足够的自由活动空间，而又不至于从基质中流失，从而提高传感器的使用寿命；

⑤ 溶胶-凝胶材料还具有生物相容性，为微电极植入人体提供了新的可能性；

⑥ 可通过对先驱体的功能化赋予溶胶-凝胶新的性能；

⑦ 溶胶-凝胶的制备条件十分温和，生物分子可以在不同的制备阶段加入，并且可以制成不同大小与形状的修饰电极等。

14.2.3　共价键固定法

将生物敏感组分通过共价键与电极表面结合而固定的方法称共价键固定法，通常要求在低温（0℃）、低离子强度和生理 pH 值条件下进行。通常包括 3 个步骤：基底电极表面的活化、生物分子的偶联、剩余价键的封闭及除去键合的疏松组分。这些步骤中每一步合适的实验条件均取决于生物敏感组分及偶联试剂的特性。

信号转换器探头的基底材料多为金属（如铂、金、钛）、氧化物及石墨等，所以首先必须在基底表面引入可修饰的功能团，其主要方法有单层膜共价键固定法、聚合物膜共价键固定法和交联共聚法。

（1）单层膜共价键固定法

直接化学固定法将基体表面先经过化学处理或修饰，然后将生物功能物质以共价、离子或配位等方式结合固定于电极表面。对于石墨表面化学氧化引入氧基，或进而引入氨基及卤基；对于氧化物基体可用硅烷化方法或溴化氢进行活化。活性生物敏感组分（如酶、抗体）可直接结合在活化后的基体表面。

另外，对于金电极还可用蛋白 A 直接实现抗体的固定。蛋白 A 具有与抗体的 Fc 片段结合的特性，而抗原与抗体的结合点位于抗体的 Fab 片段。故蛋白 A 与抗体结合后不影响抗体与抗原的结合，且蛋白 A 与金的亲和常数大（10^8 L/mol），修饰层稳定，操作更为简单，无需引入中间物，因此有好的重现性及稳定性。浸入法优于涂覆法，前者自组装所形成的功能膜有序致密，且活性损失更小，而后者固定抗体增大了蛋白 A 非特异性吸附，重现性较差。虽然蛋白 A 被公认为是一种有效的固定方法，但是它只能用来固定抗体，而不能固定抗原或其他生物敏感组分。生物素/亲和素（biotin/avidin）体系很有用，4 个生物素分子与1 个亲和素蛋白分子强烈键合，可以形成分子夹心式组装。生物素的亲水链可以在碳纤维电极表面共价键合，最终借助该体系可以控制酶在电极表面的位置和覆盖量。

双功能团试剂偶联法是指金属或氧化物基体表面的活化，采用化学试剂如硅烷或氰尿酰氯来完成，然后用多功能的试剂，如戊二醛与蛋白质分子相互结合，起着桥梁的作用，从而使生物敏感组分固定于传感器表面。

自组装膜法是指有些分子通过化学键相互作用，能自发吸附在固/液或气/固界面，形成热力学稳定和能量最低的有序膜。目前已有多种类型的自组装膜，如有机硅烷在羟基化表面自组装膜；醇和胺在铂表面自组装膜；硫醇、二硫化物和硫化物在金银铜表面自组装膜；脂肪酸在金属氧化物表面自组装膜；磷酸在金属磷酸盐表面自组装膜等。其中长链硫醇进行自组装形成的单层修饰膜已在生物传感器等高科技领域得到应用。

（2）聚合物膜共价键固定法

与单分子层相比，聚合物膜可提供较多的活性修饰基团，具有稳定性好、简单易行、适用面广的特点。聚合物膜制备可直接由聚合物溶液通过滴涂法或旋转涂制法，也可由单体通过等离子体聚合法、辐射聚合法或电化学聚合法制备。其中活化载体的方法有戊二醛偶联法、重氮法、叠氮法、卤化氰法、缩合法、烷基化法等。

① 戊二醛偶联法。戊二醛是常用的双功能团试剂，可有效地活化含有氨基的聚合物膜。

② 重氮法。根据载体分为两种类型：含有苯氨基的不溶性载体，在亚硝酸和稀盐酸的作用下，生成重氮盐衍生物，重氮基再与酶分子中的—NH_2、—OH、—SH、咪唑基等发生重氮偶联反应，从而制成固定化酶；对纤维素等多糖类不溶性载体的活化，可利用 β-硫酸酯乙砜基苯胺（SESA），一端先与纤维素上的羟基进行醚化，另一端上的—NH_2 经 $NaNO_2$ 与 HCl 重氮化，重氮基再与酶偶联。重氮法所用的不溶性载体有对氨基苯甲基纤维素、氨基苯甲醚纤维素、氨基纤维素等。

③ 叠氮法。先将含羧基的不溶性载体（如羧甲基纤维素、胶原蛋白等）进行甲酯化，再形成肼和叠氮化合物，最后与酶上的—NH_2 偶联。

④ 卤化氰法。此法是将具有—OH 的不溶性载体，如纤维素、琼脂糖、葡聚糖等，首先用 CNBr 活化，使之形成具有活性的亚胺碳酸衍生物，然后再与酶上的—NH_2 偶联。

⑤ 缩合法。此法利用二环己基羰二亚胺为缩合剂，使酶分子的—NH_2 或—COOH 与载体的—COOH 或—NH_2 形成肽键，从而制得固定化酶。常用的载体有羧甲基纤维素、肠衣膜、胶原蛋白膜等。用肽键结合法制备的固定化酶有胰蛋白酶、木瓜蛋白酶、无花果蛋白酶、过氧化物歧化酶、黄嘌呤氧化酶等。

⑥ 烷基化法。此法可以使酶分子中—NH_2、—SH、酚基与不溶性载体上的卤素或乙烯磺酰基发生反应，制成固定化酶，也可以使聚酰胺类化合物先经硫酸二甲酯烷基化后，烷氧基再与酶分子中的—NH_2、—SH、酚基等作用，制备固定化酶。

（3）交联共聚法

此法借助于交联剂（具有两个或两个以上功能基的试剂）的作用，使酶分子间发生共价结合，形成不溶性网状结构的固相酶，也可将酶分子直接与载体共价交联。常用的载体如胶原蛋白膜、肠衣膜、尼龙布、透析膜等。常用的交联剂是戊二醛，其他还有双重氮联苯胺、单宁酸、N,N'-乙烯马来酰亚胺等。酶分子中参加交联反应的基团有—NH_2、—SH、酚基、咪唑基等。若酶量较少时，可加入惰性蛋白质，如牛血清白蛋白，以代替部分活性物质。惰性蛋白质浓度一般不宜过大，否则会使反应底物扩散阻力增大使响应变慢。戊二醛的浓度不宜过高，以防止酶活性基团失活。用交联共聚法固定化的酶如青霉素酰化酶、支链淀粉酶、脲酶、腺苷脱氨酶、过氧化物酶等。

14.2.4　LB膜法

LB膜法可把液面上有序排列的某些有机化合物逐层地转移到固定基片上，实现基片上特定分子的高度有序排列。该种膜层排列规则、均一性好，可以获得相当高的表面积/体积比，是制作仿生膜的有用技术。具有如下特点：

① 膜厚度可精确控制，精确度到纳米级；

② 膜内分子排列有序而致密；

③ 脂质双层膜同生物膜结构相似，是理想的仿生膜，具有极佳的生物相容性；

④ 把功能分子固定在LB膜的预定位置上，进行分子识别的组合设计，从而可制成具有特殊功能的生物传感器。

LB膜的制作过程是：两亲性的脂质分子和酶分子在洁净水表面形成液态单分子膜，横向压缩其表面使液态膜逐渐过渡为一个拟固态膜；通过马达微米位移系统将基体电极在单分子膜与界面间作升降运动，单分子膜便沉积在电极表面，若要沉积多层单分子膜，还需作多次重复操作。

14.2.5　半导体工艺固定化法

半导体生物传感器常常通过差分测量来对底物浓度定量，需要将一对传感器中的一只作为参比信号，参比传感器上的酶必须经过失活处理。采用集成电路工艺制膜技术可以达到这个目的。

（1）紫外光照射法

紫外线能使生物大分子变性，但紫外线透过物质的能力很差，采用遮掩法可以有目的地使部分酶膜失活。在一个芯片的两个极上涂有活性均一的酶膜，盖上光防护罩，保护需要保留酶活性的部位，在紫外线光照下其余部位的酶均被灭活。

（2）光平板印刷法

为了将酶膜精确地安装在芯片必需的部位，将含有酶和光致敏聚合物PVA溶液通过旋转镀膜法覆盖整个芯片表面制膜，用防光物覆盖芯片，在需要有酶活的部位开孔，然后把镀膜器件在丙酮溶液中经超声波处理除去多余的膜。这种方法称为光平板印刷法，可以用于集成生物传感器制膜。

（3）喷射

芯片在计算机的操作下在喷口与戊二醛蒸气室之间作往复运动，每次抵达喷口时将含BSA的酶溶液滴注到芯片的必需成膜部位，然后在戊二醛蒸气中轻度反应。如此重复数次，再将整个器件浸入戊二醛溶液，使之交联进一步巩固。该法适用于各种微型传感器的制作。

14.3　典型生物传感器

14.3.1　酶传感器

酶传感器是应用固定化酶作为敏感元件的生物传感器。依据信号转换器的类型，酶传感器大致可分为酶电极传感器、场效应晶体管酶传感器、热敏电阻酶传感器等（图14-5）。

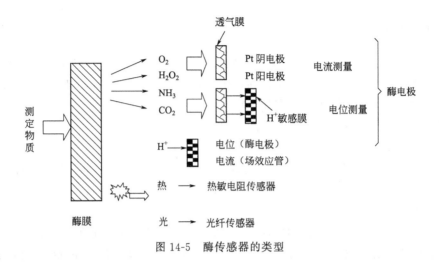

图 14-5 酶传感器的类型

（1）酶电极传感器

酶电极是由固定化酶与离子选择电极、气敏电极、氧化还原电极等电化学电极组合而成的生物传感器，因而具有酶的分子识别和选择催化功能，又有电化学电极响应快、操作简便的特点，能快速测定试液中某一给定化合物的浓度，且需很少量的样品。目前，酶电极用于糖类、醇类、有机酸、氨基酸、激素、三磷酸腺苷等成分的测定。根据电化学测量信号，酶电极主要分为电流型酶电极和电位型酶电极。

① 电流型酶电极

电流型酶电极是指酶促反应产生的物质在电极上发生氧化或还原反应产生电流信号，在一定条件下测得的电流信号与被测物浓度呈线性关系。其基础电极可采用氧、过氧化氢等电极，还可采用近年开发的介体修饰的碳、铂、钯和金等基础电极。

② 电位型酶电极

电位型酶电极是将酶促反应所引起的物质量的变化转变成电位信号输出，电位信号大小与底物浓度的对数值呈线性关系。所用的基础电极有 pH 电极、气敏电极（CO_2、NH_3）等，它影响着酶电极的响应时间、检测下限等许多性能。电位型酶电极的适用范围，不仅取决于底物的溶解度，更取决于基础电极的检测限，一般为 $10^{-4} \sim 10^{-2} \, \mathrm{mol/L}$，当基础电极等选择适宜时可达 $10^{-5} \sim 10^{-1} \, \mathrm{mol/L}$。

（2）FET-酶传感器

场效应晶体管酶传感器（FET-酶传感器）是利用酶膜复合场效应管的栅极进行测量，酶的催化作用使待测的有机分子反应生成场效应晶体管能够响应的离子。由于场效应晶体管栅极对表面电荷非常敏感，由此引起栅极的电位变化，这样就可对漏极电流进行调制，通过漏极电流的变化，获得所需信号。由于氢离子敏感的 FET 器件最为成熟，与 H^+ 变化有关的生化反应自然首先被用到 FET-酶传感器方面。

近年来，薄膜物理与固态物理学的发展，为 FET-酶传感器的微型化开拓了新的前景。离子敏场效应晶体管、气敏金属氧化物半导体电容器、薄膜电极等微型传感器都使用微电子生产工艺制造，有良好的重现性、可靠性和适用性。微型化的 FET-酶传感器与传统的电化学电极比较，具有输入阻抗小、响应时间短、线性好、体积小、样品用量少、信号倍增等特点，是酶传感器重要的发展方向，具有光明的发展前景。

（3）热敏电阻酶传感器

热敏电阻酶传感器是由固定化酶和热敏电阻组合而成。酶反应的焓变化量在 $5 \sim 100 kJ/mol$ 范围内，现在市售的酶已有 200 种以上，因此，在原理上至少可测量与此相对应的 200 种底物。对于酶促反应，反应焓变与参与酶促反应有关物质量相关。用酶热敏电阻测定待测物的含量是依据酶促反应产生热量的多少来进行的。若反应体系是绝热体系，则酶促反应产生的热会使体系温度升高，借测量体系的温度变化可推知待测物的含量。目前，热敏电阻可测定 $10^{-4} K$ 微小的温度变化，精度可达 1%。热敏电阻具有热容量小、响应快、稳定性好、使用方便、价格便宜的特点。因此该类传感器具有广泛的适用性，其测定对象可涉及医学、环境、食品等诸多方面。

该类传感器对酶的载体有特殊要求：不随温度变化而膨胀和收缩，热容量小；机械强度高，耐压性好，适合流动装置用；对酸、碱、有机溶剂等化学试剂和诸如细菌、霉菌等具生物学稳定性等。目前，载体除玻璃以外，还有使用多糖类凝胶或尼龙制的毛细管等。

热敏电阻酶传感器可直接把酶固定化在热敏电阻上或者将固定化物质膜装在热敏电阻上。这种密接型酶传感器具有响应速度快、灵敏度高、压耗小的特点。Tran-Minh 等使用这种类型的传感器测量了过氧化氢、葡萄糖和尿素。在常温（25℃）下电阻值为 $2 k\Omega$，温度系数为 $3.9 \%/K$ 的热敏电阻，以戊二醛作为交联剂，固定化各种酶和血清蛋白的混合物。该方法制备的酶传感器在 10s 内就能测定出结果，而且重复性好，精度在 3% 以内。也可采用另一种反应器型热敏电阻酶传感器。在反应器中充填过量的酶，可使响应范围更宽，且能长期保持一定水平生物活性。热敏电阻酶传感器在临床分析、发酵分析及过程控制等方面都得到满意的效果。

温度变化的测定方式有简单型、差动型和分流型（图 14-6）。

（4）光纤光学型酶传感器

光纤光学型酶传感器是利用酶的高选择性，待测物质（相应酶的底物）从样品溶液中扩散到生物催化层，在固定化酶的催化下生成一种待检测的物质；当底物扩散速度与催化产物生成速度达成平衡时，即可得到一个稳定的光信号，信号大小与底物浓度成正比。

利用固定化酯酶或脂肪酶做成生物催化层进行分子识别，再通过产物的光吸收对底物浓度进行传感，如下述反应：

$$对硝基苯磷酸酯 + H_2O \xrightarrow{\text{碱性磷酸酶}} 对硝基苯酚 + 磷酸$$

测量在 404nm 波长下光吸收的变化，即可确定对硝基苯磷酸酯的含量，线性范围为 $0 \sim 400 \mu mol/L$，生物体内许多酯类和脂肪类物质都可用类似传感器进行测定。

目前，研究和应用最多的当属检测 NADH 的光纤光学型酶传感器。这类传感器的探头是基于脱氢酶进行分子识别，例如：

$$乳酸 + NAD^+ \xrightarrow{\text{乳酸脱氢酶}} 丙酮酸 + NADH$$

此反应是可逆的，增高溶液 pH，有利于 NADH 的生成。在含有乳酸的试液中加入 NAD^+（氧化态辅酶 I），当 pH 为 8.6 时，在探头中固定化乳酸脱氢酶的催化作用下生成的 NADH，可用荧光法进行检测。激发波长为 350nm，荧光发射波长为 450nm，荧光强度与乳酸含量成正比例，测定范围为 $0 \sim 0.1 mmol/L$，检测下限为 $2 \mu mol/L$。当溶液 pH 为 7.4 时，上述反应逆向进行，在含有丙酮酸的试液中加入少量 NADH，则可根据生物催化层中荧光信号的降低，测定丙酮酸的含量。测定范围为 $0 \sim 1.1 mmol/L$，检测下限为

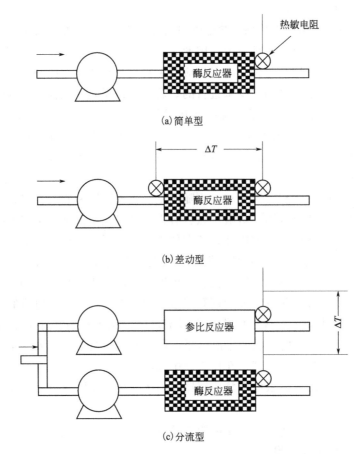

(a) 简单型

(b) 差动型

(c) 分流型

图 14-6　热敏电阻测定酶反应温度变化的方式

$1\mu mol/L$。

　　在生物催化层中生成的 NADH 也可利用偶合的黄素单核苷酸（FMN）生物发光反应，通过光导纤维进行传感。在此传感器中，用固定化谷氨酸脱氢酶、NADH、FMN 氧化还原酶和海生细菌荧光素酶制成混合生物催化层。某些生物催化反应所产生的物质不能直接给出光学信号，可在生物催化层和光测量之间引入一个起换能作用的化学反应，使其转变为能进行光检测的物质，形成复合光极。在酶的作用下，被测底物（如青霉素 G、胆固醇、L-苏氨酸、L-谷氨酸和尿酸等）的浓度是酶层微环境中 H^+、O_2、NH_3、CO_2 或 H_2O_2 浓度的函数，它们含量的变化可被光导纤维传感层中的相应 pH、O_2、NH_3、CO_2 或 H_2O_2 的光极所检测。这类传感器的设计已有 40 余种，有的已用于临床分析。

14.3.2　微生物传感器

　　在不损坏微生物机能的情况下，可将微生物固定在载体上制作出微生物敏感膜。微生物传感器与酶传感器相比，有以下特点：

　　① 微生物的菌株比分离提纯酶的价格低得多，因而制成的传感器便于推广普及；

　　② 微生物细胞内的酶在适当环境下活性不易降低，因此微生物传感器的寿命更长；

　　③ 即使微生物体内的酶的催化活性已经丧失，也还可以因细胞的增殖使之再生；

④ 对于需要辅助因子的复杂的连续反应，用微生物则更易于完成。

由于微生物传感器的上述优点，自 20 世纪 70 年代以来得以迅速发展，具有广阔的应用范围，在食品分析、环境监测、临床检验、发酵过程监测等领域都有应用。

微生物传感器从工作原理上可分为两种类型，即呼吸机能型微生物传感器和代谢机能型微生物传感器（见图 14-7）。

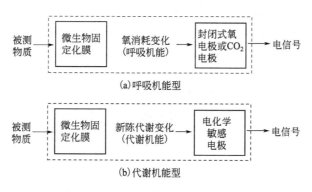

图 14-7　微生物传感器的工作原理

呼吸机能型微生物传感器是基于微生物呼吸量与有机物前后不同，通过测量 O_2 电极转变为扩散电流值从而间接测定有机物浓度；代谢机能型微生物传感器的原理是微生物使有机物分解而产生各种代谢成物，这些代谢物中含有电活性物质。

第一个微生物传感器是 1975 年由 Divies 研究的测定乙醇的传感器。之后的几十年，相继出现了许多种微生物传感器，现在已报道的有几十种，有些已商品化。

基于不同类型的信号转换器，常见的微生物传感器有电化学微生物传感器、光微生物传感器、热敏电阻型微生物传感器、压电高频阻抗型微生物传感器、燃料电池型微生物传感器等。

14.3.2.1　电化学微生物传感器

（1）电流型微生物传感器

电流型微生物传感器工作时，经其中微生物敏感膜与待测物发生一系列生化反应后，通过检测某一物质含量的变化，最终输出电流信号。电流型传感器常用的信号转换器件有氧电极、过氧化氢电极及燃料电池型电极等。其中应用最多的是氧电极，许多微生物传感器是利用微生物体内的酶，有不少酶特别是各种氧化酶在催化底物反应时要用溶解氧作为辅助试剂，反应中所消耗的氧量可用氧电极来测定。

电流型传感器与电位型传感器相比有以下优点：①传感器的输出信号直接和被测物的浓度呈线性关系，而电位型传感器和被测物浓度的对数呈线性关系；②传感器输出值的读数误差所对应的浓度相对误差比电位型传感器小；③传感器的灵敏度比电位型传感器高。

（2）电位型微生物传感器

电位型微生物传感器工作时，经其中的信号转换器件转换后输出的信号是电位。常用的转换器件有 pH 电极、氨电极、二氧化碳电极等，各种电位型传感器的电位值与被测离子活度有关，其关系符合能斯特方程。

用谷氨酸棒状杆菌为酶源，可以制备尿素传感器。将培养好的湿菌体放在玻璃片上，加海藻酸钠溶液，调制成浆状并铺成薄层，放入氯化钙溶液中固化成膜，把它夹在两片透析膜之间，紧贴于氨电极表面。根据电极电位响应便可对尿素含量进行测定。

14.3.2.2 压电高频阻抗型微生物传感器

高频振荡压电晶体频率不仅受表面质量负载影响，而且对溶液介质性质变化（如电导率）也具有灵敏响应。微生物在生长过程中能改变培养液的化学成分，从而导致培养液阻抗的变化，引起电导率和介电常数的改变。姚守拙等采用单脱开电极或串联电极压电传感器监测微生物的生长。当培养的微生物的数量超过某一阈值（例如，大肠杆菌为 2×10^6 个/mL），压电晶体振荡频率产生突跃。从接种微生物开始至达到阈值时，培养液性质参数出现突变并被压电传感器检出所需要的时间称为频率测出时间（FDT）。FDT 与原始接种的待测微生物浓度及其增代时间有关。当微生物增代时间固定时，FDT 与待测微生物数量之间有线性关系，故可通过测定 FDT 来测定微生物含量。此法的检测下限比基于质量效应的压电免疫传感器法要低，通常为 $10^1 \sim 10^2$ 个/mL，而且线性范围宽（$10^1 \sim 10^6$ 个/mL 或 $10^1 \sim 10^7$ 个/mL），测定时间在 $1 \sim 10h$ 之间。

14.3.2.3 燃料电池型微生物传感器

在微生物传感器的发展初期，微生物细胞在传感器上的应用一直被限定于一个间接的方式，即微生物作为生物催化剂起到一个敏感"元件"的作用，再与信号转换器（pH 电极或氧电极等）相结合，成为完整的微生物传感器。而燃料电池型微生物传感器能直接给出电信号。微生物在呼吸代谢过程中可产生电子，直接在阳极上放电产生电信号。但是微生物在电极上放电的能力很弱，往往需要加入电子传递的媒介物——介体，起到增大电流的作用。微生物燃料电池产生信号的机理见图 14-8。

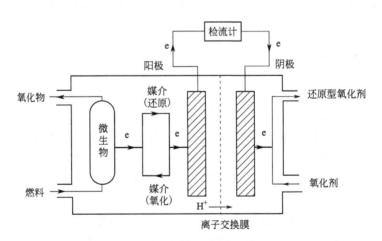

图 14-8　燃料电池型微生物传感器信号产生机理

微生物可作为燃料电池中的生物催化剂，它在对有机物发生同化作用的同时，呼吸代谢作用增强并产生电子，通过介体放大电流。作为介体的氧化-还原电对试剂可以把微生物的呼吸过程直接有效地同电极联系起来。电化学氧化过程产生的流动电子，用电流或其他方法进行测量，在适当条件下这个信号即成为检测底物的依据。

燃料电池型微生物传感器是生物传感器新技术，这种新技术响应时间较短，其敏感机理是信号的传递，即电信号与微生物分解代谢的早期步骤相联系，这就可以避免在间接法中对分析物响应过程微生物要求达到传代稳定状态。

14.3.2.4　其他类型的微生物传感器

（1）光微生物传感器

光微生物传感器的出现为传感器的发展开辟了新的途径。有些微生物具有光合作用能力，在光照作用下能将待测物转变成电极敏感物质或其本身能释放氧，将这类微生物固定化并与氧电极、氢电极等结合即制得光微生物传感器。如利用光微生物传感器可实现对磷酸盐的快速测定。将固定化的海藻（*Chlorella vulgaris*）膜安装在氧电极上，在没有磷酸盐样品进入测量系统时，海藻光微生物传感器的电流是恒定的。当磷酸盐样品在光照下进入测量系统时，固定化 C. vulgaris 释放的氧就增加，进而使氧电极附近的氧浓度增大，结果电流增大直至达到稳定，在 1min 内即可达到电流最大值。

测定硫化物的光微生物传感器，所用微生物是 *Chromatium* sp。通过抽滤将细胞固定在聚碳酸酯膜上，固定化微生物与 Clark 型氢电极连接。当硫化物样品在光照下进入测量系统时，氢电极的电流增大直至达到稳定，说明在光照下微生物作用于扩散的硫化物会产生氢，电流的大小取决于硫化物的浓度。

（2）酶-微生物混合型传感器

敏感材料由酶和微生物混合构成，这样可使敏感膜的性能更加完善。例如把肌酸固定化酶膜与能使 NH_3 和 NO_2 氧化的微生物固定化层一起装在氧电极上，可制得肌酸电极。

（3）利用细胞表层物质的传感器

细菌细胞的表层有细胞膜和细胞壁，它们都具有复杂的结构，随细胞种类不同，结构也不同。在细胞表层上的糖原、膜结合蛋白等物质对抗体、离子、糖等有选择性识别作用。将这些识别元件和细胞的电极反应相结合，可研制出新型的微生物传感器。例如已报道的有变异反应传感器以及识别革兰阴性菌和革兰阳性菌的传感器等。

（4）利用嗜热菌的传感器

微生物传感器所用的微生物绝大多数是常温菌，只能在 25~30℃ 使用，若被测物的温度较高或样品呈酸、碱性，则常温菌构成的传感器容易失效。为此，近两年人们又研究了用嗜热菌作为微生物传感器的敏感材料，嗜热菌除可在较高温度下使用外同时还具有抗酸、碱的能力，可克服上述不足。

传感器选择性的好坏是至关重要的，由于微生物细胞中常含有多种酶，使得选择性不够好，故在选择性问题上有许多工作可做。已有报道称加入专门抑制剂可以解决微生物传感器的选择性差的问题。

14.3.3　免疫传感器

免疫传感器具有三元复合物的结构，即感受器、转换器和电子放大器。在感受器单元中抗体与抗原选择性结合产生的信号被敏感地传送给感受器，抗体与被分析物的亲和性结合具有高度的特异性。免疫传感器的优劣取决于抗体与待测物结合的选择性和亲和力。检测抗体的结合反应有两种基本方法。

（1）标记法

标记法采用酶、荧光物质、电活性化合物等进行标记，抗体与抗原反应过程通过电化学、光学等手段进行检测，同时对浓度信息加以化学放大（如酶标记），从而实现高灵敏检测目标物。该类传感器的原理主要有夹心法和竞争法，其原理参见图 14-9。前者是在样品中的抗原与传感界面上的抗体结合后，再加标记的抗体与样品中的抗原结合，形成夹心结构 ［图 14-9(a)］；后者则是用标记的抗原与样品中的抗原竞争结合传感界面的抗体 ［图 14-9(b)］。

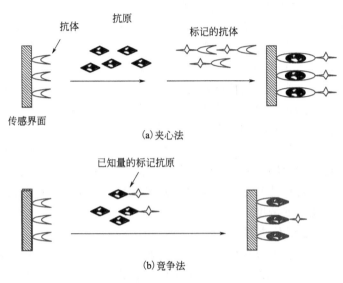

图 14-9　标记法免疫传感器原理

（2）非标记法

其原理参见图 14-10。在抗体与其相应抗原识别结合时直接转变成可测信号。这类传感器在结构上可进一步分为结合型和分离型两种。前者是将抗体或抗原直接固定在传感器表面上，传感器与相应的抗体或抗原发生结合的同时产生可测信号；后者是用抗体或抗原制作抗体膜或抗原膜，当其与相应的配基反应时，膜电位（或其他物理参数）发生变化，测定膜电位的电极与膜是分开的。

对生物样品中的低浓度成分进行选择分析有两个基本要求：高灵敏度和高选择性。免疫传感器由于利用了抗体-抗原反应的高亲和性和分子识别的特点，而在这一方面显示了突出的优越性。在免疫传感器的研制过程中有两点特别值得注意：如何保持传感器中生物活性单元对于目标物的识别活性；如何将识别过程转化为一种可检测的连续信号。

根据使用的信号转换器，有电化学免疫传感器、光学免疫传感器、压电免疫传感器及表面等离子体共振型免疫传感器。

14.3.3.1　电化学免疫传感器

电位、电流、电容测量已作为电化学免疫传感器的测量信号。

（1）电位型免疫传感器

电位型免疫传感器在商业上取得成功的是离子选择性电极的免疫传感器，其原理是先将抗原共价结合于离子载体，然后固定在电极表面膜内，当样品中的抗体选择性地与固定抗原结合时，膜内离子载体性质发生改变而导致电极上电位的变化，便可测得抗体浓度。

离子选择性电极的免疫传感器也被用来检测前列腺素、皮质醇抗体和地高辛抗体等。电

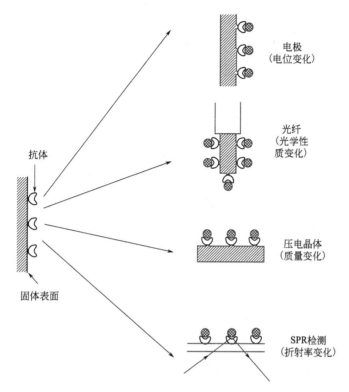

图 14-10 非标记法免疫传感器原理

位测量式免疫传感器存在的问题是信噪比低，因为大多数生物分子上的电荷密度相对于背景干扰（如离子）来说较低；另外信号响应对 pH 和离子强度等条件有明显依赖性，影响测量重现性。

（2）电流型免疫传感器

该类传感器的原理主要有竞争法和夹心法两种（图 14-11）。前者是用酶标记抗原与样品中的抗原竞争结合氧电极上的抗体，催化氧化还原反应产生电活性物质而引起电流变化，从而可测得样品中抗原浓度。后者则是在样品中的抗原与氧电极上的抗体结合后，再加酶标记抗体与样品中的抗原结合形成夹心结构，从而催化氧化还原反应产生电流值变化。

用酶联免疫吸附试验及多功能电流免疫传感器先后检测了茶碱、载脂蛋白 E、促卵泡激素与黄体生成激素等人体血清中的生物活性物质，为该类传感器在医学等领域里的应用进一步拓宽了道路。

14.3.3.2 光学免疫传感器

在光学免疫传感器中，光学信号的获得既可以用标记法也可以不用。不需要标记的光学传感器（直接光学传感器）占目前使用的光学免疫传感器中相当大的一部分，包括衰减式全内反射、椭圆率测量法、表面等离子体共振（SPR）、光纤波导、干涉仪和光栅耦合器等。

（1）标记型光学免疫传感器

酶可用来做标记物催化生成一系列产物，这些产物能吸收光线，发出荧光或磷光，其中磷光具有特别高的灵敏度。荧光团也可做标记物，它在被消失波等激发后可直接发出荧光而

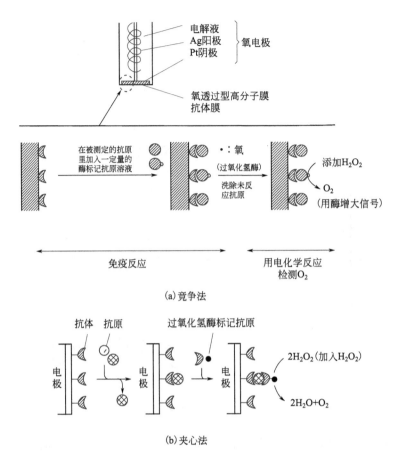

(a)竞争法

(b)夹心法

图 14-11　电流型免疫传感器

被监测。因此这类光学传感器不需光源，大大简化了设计，但因为受检测的光强度很低，所以需要复杂的检测仪器。为使传感器体积变小，光学纤维便被引入进来；借助于化学发光的光纤免疫传感器已用于许多抗原和抗体的测定，如雌二醇、α-干扰素、总 IgG 和抗流感病毒抗体。

（2）非标记型光学免疫传感器

非标记型光学传感技术即利用光学技术直接监测传感器表面的光线吸收、荧光、光线散射或折射率（RI）的微小变化，在免疫传感器技术中是一项有前景的领域。非标记光学传感器的原理是基于内反射光谱学，它由两种不同 RI 的介质组成，高 RI 介质通常为玻璃棱镜，低 RI 介质表面固定有抗原或抗体，低 RI 介质与高 RI 介质紧密相接。当一条入射光束穿过高 RI 介质射向两介质界面时，会折射入低 RI 介质。如果入射光角度超过一定角度（临界角度），光线就会在两介质界面处全部内反射回来，同时在低 RI 介质中产生一高频电磁场，称消失波（或损耗波）。该波沿垂直于两介质界面的方向行进很短的距离（小于等于单波长），其场强以指数形式衰减。样品中存在的抗体或抗原若能与低 RI 介质上的固定抗原或抗体结合，便会改变介质表面的原有结构，而与消失波相互作用使反射光强度减小，因此光强度的减小反映了界面上出现的任何 RI 变化，且与样品中抗体或抗原的质量成正相关。除了光线强度外，还可监测从传感层中射出的极化光相位的变化。直接光学传感器相对于间接技术有一个优点，即光线检测所需的测试仪器更为简单，但遇到的问题是小分子的非特异性结合和低灵敏度。因此在一些情况下，人们把两种技术的最佳特性结合起来提高灵敏度，如使用荧光标记的 SPR 和使用胶乳颗粒的 SPR。

（3）电化学发光免疫传感器

电化学发光分析是对电极施加一定的电压进行电化学反应，反应的产物之间或与体系中某种组分发生化学发光，用光学手段测量发光光谱和强度从而对物质进行痕量分析的一种方法。与其他检测方法相比，它具有一些明显的优势：标记物的检出限低（200 fmol/L）；标记物比大多数化学发光标记物稳定；由于是电促发光，只有靠近电极表面的带有标记物的部分才能被检测到，所以分离或非分离体系均可应用此方法。电化学发光常用的标记试剂分子是联吡啶钌 $[Ru(bpy)_3^{2+}]$。$[Ru(bpy)_3^{2+}]$ 在三丙胺阳离子自由基（TPA^{+*}）的催化及电压的激发下，可产生高效、稳定的连续发光，同时由于 $[Ru(bpy)_3^{2+}]$ 在发光反应中的再循环利用使发光得以增强、稳定。近年来国外已出现一些应用电化学发光分析的报道。甲磺隆是一种在农业中广泛使用的高效广谱除草剂，研究以它为样品的传感器检测法具有普遍意义。采用联吡啶钌为标记物，借助电化学发光技术定量测定半抗原甲磺隆，获得了满意的结果。

14.3.3.3　压电晶体免疫传感器

压电晶体免疫传感器是最常见的一种质量测量式免疫传感器，它的原理是石英晶片在振荡电路中振荡时有个基础频率，当样品中的抗原或抗体与包被在晶片上的抗体或抗原结合时，由于负载的增加，晶片的振荡频率会相应减少，其减少值与吸附上去的质量有相关性。分为气相压电免疫传感器和液相压电免疫传感器两类。气相压电免疫传感技术一般是将修饰了抗体或抗原的石英晶体浸入待测溶液中温育反应一段时间，使待测物质与石英晶体表面修饰的抗体（抗原）充分结合，洗涤干燥后测量免疫反应前后石英晶体的谐振频率的变化，即液相反应，气相测定。这种方法能定量测出固定抗体（抗原）和反应结合的待测物质的量，因而该方法除了能测量待测物浓度、活性外，还可用于免疫反应热力学常数的测量；液相压电免疫传感技术是基于固定在晶片上的抗体/抗原对溶液中的抗原/抗体，或带有抗原的细菌和细胞等的特异性吸附所引起的频移响应，可实时、连续监测抗原抗体免疫反应。这一点弥补了气相压电免疫分析技术的不足，在定量免疫分析以及免疫反应的动力学分析和有关理论研究等方面得到了较多的应用。压电免疫传感器具有实时分析检测的优点，目前成为生物传感器的研究热点之一。在生物化学、临床诊断、食品安全检验以及环境监测的研究中得到了日益广泛的应用，包括应用于蛋白质、微生物及病毒（如：白色念珠菌、肠道细菌、霍乱弧菌、HIV 等）等的检测。

14.3.3.4　表面等离子体共振型免疫传感器

表面等离子体共振技术（SPR）是目前免疫传感器中适用范围最广的一种换能器。具体的做法是：在等离子体共振装置表面上修饰一层抗体，当抗原-抗体识别反应发生时等离子体共振装置的折射率就会发生位移，位移的大小和位置与反应的特性有关。等离子体共振装置的主体可以是一块棱镜，也可以是一块镀了金属膜的透镜。

用 SPR 技术进行免疫分析，可以识别抗原的种类，测定抗原的浓度，获得抗原-抗体结合的动力学常数。测定抗原抗体亲和力和结合过程中的动态参数，不仅可以研究结构与功能的关系，而且对选择不同抗体用于治疗、检测、诊断等都具有非常实用的价值。SPR 还可用于蛋白质分子之间的相互作用研究，如研究蛋白质的配体-受体相互作用。

14.3.3.5 压阻微悬臂梁免疫传感器

压阻微悬臂梁免疫传感器利用半导体的压阻效应和抗原-抗体的特异结合实现目标分子的检测。所谓压阻效应，是指当半导体受到应力作用时，由于载流子迁移率的变化，使其电阻率发生变化的现象。在微悬臂梁的合适区域掺杂半导体材料（如掺杂的单晶硅，聚合物 SU-8 等），当微悬臂梁表面由于抗体捕获抗原而受力时，会引起掺杂区的电阻变化，电阻变化大小可用惠斯通电桥检测，从而测得微悬臂梁表面受力大小，实现特定目标分子的检测。

采用集成电路工艺制造的压阻微悬臂梁，具有体积小、精度高、反应快等特点，其信号读出电路可以和 CMOS（互补金属氧化物半导体）工艺兼容，便于信号传输及制作阵列式传感器，因此压阻微悬臂梁免疫传感器在现场检测中具有很好的应用前景。

14.3.3.6 磁敏免疫传感器

磁敏免疫传感器是一种利用磁与电之间的关系，对磁标记待测生物分子敏感，并将其磁信号转换为可用输出信号实现生物分子检测的新技术。其检测原理是在磁敏传感元件或侧流层析膜上固定上能与目标分子特异结合的生物识别分子，与待测物、超顺磁颗粒或超顺磁颗粒标记生物识别分子等磁标记发生特异性结合形成磁标记复合物；通过施加激励磁场将磁标记磁化，采用施加垂直于传感元件表面的梯度磁场将未结合磁性标记探针分离，以减小检测背景噪声；将磁标记引起传感器磁通，感生电动势、电阻或电感等变化转换成电压或频率模式信号输出，从而实现目标分子的定量检测。

近年来，磁敏免疫传感器及其与侧流免疫层析、磁弛豫分析等技术相结合，应用于生物检测领域展现了广阔的应用前景，目前已实现了包括多种病原菌、肿瘤标志物、细胞、核酸及蛋白分子等生物分子的检测。

14.3.4 半导体生物传感器

半导体生物传感器（semiconductive biosensor）由半导体传感器与生物分子识别器件组成。通常用的半导体器件是场效应晶体管（field-effect transistor，FET），因此半导体生物传感器又称生物场效应晶体管（BioFET），BioFET 源于两种成熟技术：固态集成电路和离子选择性电极（ISE）。20 世纪 70 年代初开始将绝缘栅场效应晶体管（insulate gate field-effect transistor，IGFET）用于氢的检测。ISE 技术中的关键部分——离子选择性膜直接与 FET 相结合，出现了所谓离子敏感场效应晶体管（ion-selective field effect transistor，IS-FET），很自然地，就像酶电极起源于离子选择性电极，催化蛋白质便被引到 FET 的栅极成为所谓 BioFET。

最早的 BioFET 是 Janata 提出的设计方案，在他的专利中将固定化酶与 ISFET 结合，称为酶 FET（EnFET）。由于氢离子敏的 FET 器件最为成熟，与 H^+ 变化有关的生化反应自然首先被用到 BioFET 方面，随后出现免疫 FET 和细菌 FET。

利用 FET 制作生物传感器有如下特点：

① 构造简单，便于批量制作，成本低；

② 属于固态传感器，机械性能好，耐震动，寿命长；

③ 输出阻抗低，与检测器的连接线甚至不用屏蔽，不受外来电场干扰，测试电路简化；

④ 体积小，可制成微型 BioFET，适合微量样品分析和活体内测定；

⑤ 可在同一硅片上集成多种传感器，对样品中不同成分同时进行测量分析得出综合信息；

⑥ 可能直接整合到电路中进行信号处理，是研制生物芯片和生物计算机的基础。

根据生物功能材料与 MOS（金属-氧化物-半导体，metal oxide-semiconductor）器件结合方式的不同，半导体生物传感器可以有分离型和结合型（图 14-12）。

14.3.4.1 分离型半导体生物传感器

在分离型 BioFET 中，生物反应系统（如酶柱）与 MOS-FET 各为独立组件，这种传感系统常用于检测产气生物催化反应。分离型 BioFET 测定系统一般为流动注射式，图 14-13 为氢敏测定系统。

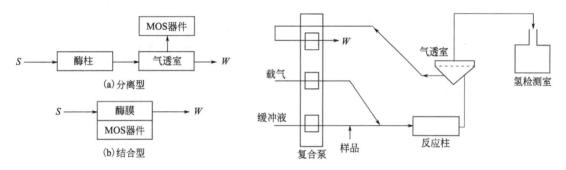

图 14-12 半导体生物传感器   图 14-13 氢敏 PdMOSFET 测定系统

分离型半导体生物传感器常应用于 NAD^+-NADH、尿素、肌酸及其他与氨有关底物的测定。

14.3.4.2 结合型半导体生物传感器

将场效应晶体管的金属栅去掉，用生物功能材料直接取代便构成结合型 BioFET。BioFET 与 MOSFET 有四点主要区别：提供电压的金属栅极为参比电极（常为 Ag/AgCl 电极）取代；生物催化剂直接涂在绝缘栅上而不是与 FET 分离；可直接插入液体样品进行测定；常温操作。

如果将酶膜生长在绝缘栅表面便构成酶 FET(EnFET)，若固定的是抗原或抗体膜则称为免疫 FET(immuno FET)，如此等等。

（1）酶 FET

图 14-14 是 EnFET 模式图。基片是用电阻率为 $3\sim7\Omega\cdot cm$ 的 P 型硅片。图中的斜线部分是源极和漏极的扩散区，芯片顶部的源极和漏极间形成沟道。此沟道上的绝缘物形成栅极，对溶液中的氢离子产生响应。沟道宽 $30\mu m$，沟道长 $1.2mm$，沟外部分有一 p^+ 层形成沟道截断环，防止漏极电流流通。栅极的绝缘物由 100nm 厚的 SiO_2 层和在其上用 CVD 法形成的 100nm 厚的 Si_3N_4 层所形成。酶被固定在离子选择性膜表面，样品溶液中的待测底物扩散进入酶膜，并在膜中形成浓度梯度，可以通过 ISFET 检测底物或产物。假设是

检测产物，产物在胶层中向膜内外扩散，向离子选择性膜扩散的产物分子浓度不断积累增加，并在酶膜和离子选择性界面达到恒定，因反应速率基于底物浓度，该稳态浓度取决于底物浓度。实际上 EnFETs 都含有双栅极，一只栅极涂有酶膜，作为指示 EnFET，另一只涂上灭活的酶膜或血清蛋白膜作为参比 ISFET，两只 FET 制作在同一芯片上，对 pH 和温度以及外部溶液电场变化具有同样的敏感性，也就是说，如果两只 FET 漏极电流出现了差值，那只能是 EnFET 中酶促反应所致，而与环境温度、pH、加样体积和电场噪声等无关。

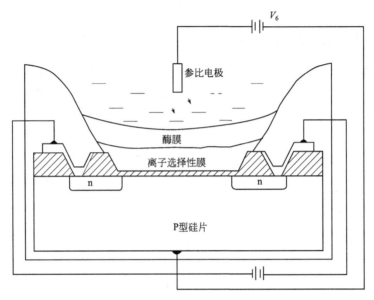

图 14-14 典型的 EnFET

EnFET 包括 FET-尿酶、FET-葡萄糖、FET-青霉素、FET-谷氨酶传感器等，它们都是依据酶促反应 pH 变化，通过场效应晶体管转换成电信号进行检测。

EnFET 主要应用于青霉素、有机磷农药、葡萄糖和尿素等测定。

（2）免疫 FET

FET 基本上是一种测量带电的装置，任何在外层绝缘体表面界面电荷的增加将引起 FET 反向层同等的电荷改变，若 FET 的溶液-膜界面极化得很理想，电荷不能跨过界面，FET 便可测定界面吸附的带电物质。由于蛋白质分子通常带负电荷，一只极化的 FET 能在溶液-绝缘膜界面进行非特异性吸附，如果将某种抗体或抗原固定到 FET 的表面便能对相应的抗原或抗体产生特异性结合，这种 FET 称为免疫 FET。

14.3.4.3　酶光敏二极管

酶光敏二极管是一种新型的光生物传感器。它由催化发光反应的酶和光敏二极管（或晶体管）半导体器件构成。在硅光敏二极管的表面透镜上涂上一层过氧化酶膜，即构成了检测过氧化氢（H_2O_2）的酶光敏二极管。当二极管表面接触到过氧化氢时，由于过氧化氢酶的催化作用，加速发光反应，产生的光子照射至硅光敏二极管的 pn 结点，改变了二极管的导通状态，即将发光效应转换成光敏二极管的光电流，从而检测出过氧化氢及其浓度大小。

14.3.5　多功能生物传感器

生物学过程受多种因素影响，在许多场合下希望能了解多种感兴趣物质的存在状态。例如，在生物反应器中需要控制的参数包括 O_2、pH 底物和产物等；肝功能常规检查包括3项指标（GPT、TT、ZnT），全面检查则至少为 8 种指标；再者，如嗅觉、鲜度、滋味、气味等是复杂的微量成分的混合物等等。为了同时准确全面地认识多种感兴趣的物质，往往需要同时测量多个指标，因此希望尽可能把几种敏感元件制作在一起，使一个传感器能同时测量几个参数，具有多种功能，于是提出了所谓多功能传感器（multifunctional biosensors，UFB）。这种多功能传感器不但体积小，而且功能强，采集的信息集中，便于进行信息处理。

UFB 分为两种类型：一种是以获得综合性指标为目的，将相关能测定不同对象的传感器组合到一个传感系统中，用数学方法处理个别测试数据，得出综合性指标，诸如味觉、嗅觉传感器等均属这一类；另一种用一个传感器同时测定多种参数，如血液中糖和尿素的同时分析，两种类型的共同特征是不止一种分子识别元件参与了传感过程。

多功能传感器是传感器技术中的一个新的发展方向。现在一般的单一传感器只能测量一个指标。传感器的多种功能可以由一个敏感元件的不同物理（或化学）效应及其不同的特性来实现。随着传感器及微加工技术的发展，人们可以在同一材料或硅片上制作几种敏感元件，制成集成化多功能传感器。多功能传感器主要有以下几种不同的实现原理及结构形式：

（1）几种不同的敏感元件组合在一起形成一个传感器，可以同时测量几个参数，各敏感元件是独立的。例如把测温度和测湿度敏感元件组合在一起，可以同时测量温度和湿度。

（2）几种不同的敏感元件制作在同一个硅片上，制成集成化多功能传感器。这种传感器的集成度高、体积小。由于集成在一个芯片上，各个敏感元件的工作条件相同，容易实现补偿和校正，这是多功能传感器的发展方向。

（3）利用同一个敏感元件的不同效应得到不同的信息。如用线圈作为敏感元件，在具有不同磁导率或介电常数物质的作用下，表现出不同的电容和电感。

（4）同一个敏感元件在不同激励下表现出不同特性，例如传感器施加不同的激励电压、电流，或工作在不同的温度下其特性不同，有时可相当于几个不同的传感器。有的多功能传感器检测出的几个信息混在一起，需要用信号处理的方法将各种信息进行分离。

目前已经商品化的多功能生物传感器包括鱼肉鲜度传感器和滋味传感器两种。

14.3.6　基因传感器与基因芯片

14.3.6.1　基因传感器

基因传感器是近几年发展起来的一种新型生物传感器，为核酸杂交快速检测提供了一个新途径，它是以杂交过程高特异性为基础的快速传感检测技术。每个种属生物体内都含有其独特的核酸序列，核酸检测关键是设计一段寡核苷酸探针。基因传感器一般有 $10\sim30$ 个核苷酸的单链核酸分子，能够专一地与特定靶序列进行杂交从而检测出特定的目标核酸分子。

由于感受器和信号转换器种类不同，可以构成基因传感器的类型也不同。根据检测对象的不同可分为DNA生物传感器（包括核内DNA、核外DNA、cDNA、外源DNA等）和RNA生物传感器（包括mRNA、tRNA、rRNA、外源RNA等）两大类。目前研究的基因传感器主要为DNA生物传感器。根据转换器种类可分为电化学型、光学型和质量型DNA传感器等。

DNA传感器主要应用于以下几个方面：特定序列DNA（目的基因等）的检测，一般要借助于DNA分子杂交方法；DNA的非特异性检测，如DNA存在与否、含量多少及片段大小等；利用传感器原理研究DNA分子的理化特性；利用传感器原理研究某些药物（如抗癌药物、致癌剂等）与DNA的相互作用，或是用于诱变剂的筛选与检测等。

（1）电化学DNA传感器

① 电流型DNA传感器。电流型DNA传感器主要由固定了单链DNA的电极和电化学活性识别元素构成。为了提高杂交的专一性，ssDNA（单链DNA）片段长度范围一般从十几个碱基到几十个碱基，通常采用人工合成的短链寡聚脱氧核苷酸，其碱基序列与样品中的靶序列互补。在适当的温度、pH和离子强度条件下，固定在电极上的ssDNA与杂交缓冲溶液中的靶基因发生选择性杂交反应。如果样品中含有完全互补DNA片段则在电极表面形成dsDNA（双链DNA），从而导致电极表面结构的变化，然后通过检测电极表面的电活性识别元素的电信号，达到识别和测定靶基因的目的。

电流型DNA传感器所使用的基底电极有玻炭电极、金电极、炭糊电极和裂解石墨电极等。目前DNA固定方法主要有化学吸附法、自组装膜法和共价键固定法。

② 基于DNA电导测量的传感器。微型、纳米化是生物传感器的研究热点之一，DNA是构筑纳米尺度结构的理想材料。近年来，科学家通过在DNA表面覆盖金属原子的培植方法，合成了导电的DNA链。然而DNA完全被金属覆盖仅起一种支架的作用，不再具备选择性结合其他生物分子这一很有价值的特性。最近Saskatchewan大学的研究者逐渐发现了将DNA发展成新一代生物传感器和半导体导线的有效途径。把锌、镍、钴等离子引入DNA的双螺旋中心，在高pH值等基本条件下，使得含有金属离子的DNA处于稳定状态，获得了新的DNA导电体。并且此类金属DNA仍然保持选择性结合其他分子的能力。正在开发的应用之一是遗传畸变探测生物传感器。类似于其他的DNA探测，在此传感器上装配上所要探测的特别DNA序列。由于DNA链是导电的，杂交DNA过程所引起的链删除或变化，均起阻碍电流的作用，计算机能够简单地通过测量电导的变化，来识别DNA的异常。

③ 基于电致化学发光的传感器。电致化学发光是通过对电极施加一定的电压而促使反应产物之间或体系中某种组分进行化学发光反应，通过测量发光光谱和强度来测定物质的含量。现已发展了定量测定DNA的聚合酶链反应扩增产物的商业化传感器（QPCR500系统，PE公司）。通过生物素-亲和素体系使含Ru(bpy)$_3^{2+}$标识的DNA探针固定，在三丙胺存在下，通过每毫秒几十万次的电化学发光循环，大大提高了分析灵敏度，检出限达10^{-15} mol/L。Bard等人通过Al^{3+}-PO^{-2}与静电吸引自组装法将DNA固定，以Ru(phen)$_3^{2+}$为嵌入剂，在ATP存在下，通过检测其电化学氧化所产生的发光信号进行DNA的识别。

（2）光学光纤DNA传感器

采用石英光纤作为光学元件，将杂交分子中的探针标记物经生化反应产生的特征光学信号（荧光、颜色变化等），通过光纤探头传递至光检测器，经光电转换进而测定出杂交分子（含目的基因）的量。光纤 DNA 生物传感器的构建与检测过程的一般步骤是：光纤表面的功能化，通过化学反应使光纤表面适合于连接上敏感膜材料；体膜与 DNA 探针的固定、DNA 探针活化；杂交与检测；敏感膜的再生，即利用化学试剂或升高温度，使光纤表面已杂交的双链 DNA 分子变性解旋恢复为单链可重新使用。

① 消失波型光纤 DNA 生物传感器。消失波型光纤 DNA 生物传感器是近年来发展很快的一种光纤 DNA 生物传感器。当一束光线以适当的角度进入光纤时，它会以全反射方式在光纤中传播，产生一种横贯光纤的波，通过光纤与其他介质的交接处传出光纤，这种波随传播距离快速衰减，称之为消失波。消失波光纤 DNA 传感器利用这种性质，在消失波的波导表面上，加上生物敏感膜（ssDNA 探针），当消失波穿过生物敏感膜时，或产生光信号，或导致消失波与光纤内传播光线的强度、相位或频率的改变，测量这些变化，即可获得生物敏感膜上变化的信息。光源一般为激光器，检测系统有多种形式。消失波型光纤 DNA 生物传感器示意图如图 14-15 所示。

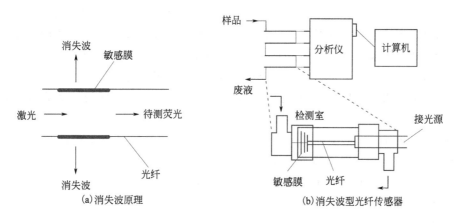

(a)消失波原理　　　(b)消失波型光纤传感器

图 14-15　消失波型光纤 DNA 生物传感器示意图

消失波型光纤 DNA 生物传感器检测范围一般在 1～10nmol/L，也有资料报道为飞摩尔每升量级检测限。利用聚合酶链反应（polymerase chain reaction，PCR）与消失波型光纤 DNA 生物传感器的偶联，纳摩尔每升量级的检测限适用于大多数体外样品的分析。响应时间基本上由杂交时间来决定，一般在 1～10min 以内。

② 光反射型光纤 DNA 传感器。光纤头经过活化后，在其表面连接上长链脂肪酸分子，其末端可连接上脱氧胸腺嘧啶衍生物，随后将光纤置入 DNA 合成仪中，在光纤表面脂肪酸分子末端的胸腺嘧啶基础上直接合成含有 20 个胸腺嘧啶的寡核苷酸（dT20）。这样探针就被直接固定在光纤表面，随后将光纤置于杂交液中，与其互补序列（含有 20 个腺嘌呤的寡核苷酸 dA20）进行杂交。完毕后注入溴化乙啶（EB）染色，再用 Ar^+ 激光器照射，激发荧光用摄像器材和微机进行分析。此法能够检测出 $86\mu g/L$ 的核酸，杂交过程大约需要 46min，贮存一年后光纤仍可使用。

Pilevar 研究了基于全内反射荧光技术的光纤荧光 DNA 生物传感器，13 个碱基的寡核苷酸片段直接偶联到活化的光纤表面或用亲和素-生物素桥固定在光纤表面，在与互补的靶序列杂交后用荧光染料检测。用这种方法可检出靶序列中的单碱基错配。对于互补靶序列而言，传感器的检出限为 30fmol/L。

③ 其他光学型 DNA 传感器。包括近红外光型、化学发光型、拉曼光谱型、共振镜型等，由于所需设备较复杂，使用不太普遍。

（3）表面等离子体共振 DNA 传感器

表面等离子体共振 DNA 传感器通常是在几十纳米厚的金属（金、银等）表面固定一段靶 DNA，当待测液中存在其配体（待测物）时二者就发生结合，这将导致金属表面对入射单色光的反射率发生改变，进而引起单色光在液面与波导界面上折射率的改变。用光波导将折射率的变化传输给检测器而达到检测待测物的目的。由于该技术的灵敏性高，不需对探针或样品进行事先标记，成本低、操作简单，已成为目前研究的热点。表面等离子体共振 DNA 传感器可用于实时追踪核酸反应的全过程，包括基因装配、DNA 合成延伸、内切酶对双链 DNA 的特异切割。

将光波与表面等离子体耦合并使其发生共振必须使用耦合器件。常用的耦合器件有棱镜型（Otto 型和 Kretschman 型）、光纤型和光栅型。

SPR 型光纤 DNA 生物传感器有两种类型：一种是在线传输式，另一种是终端反射式。在线传输式 SPR 型光纤 DNA 生物传感器是将一段光纤中的一部分外包层剥去，在光纤芯核上沉积一层高反射率金膜。光线在光纤纤芯与包层的界面上发生全内反射，渗透过界面的消失波将在金膜中引发表面等离子体，并在一定条件下产生共振。在光纤的出口端检测输出光强度与波长分布的关系，可进行定量分析。此种传感器结构示意图见图 14-16。

终端反射式 SPR 光纤 DNA 生物传感器的构造方法是：在光纤的一个端面上沉积一层银膜，厚度达 300nm，制成微反射镜。将此端一段长 5～15mm 的光纤包层剥去，并在光纤纤芯上沉积 50nm 左右的金属膜。在光线传输过程中，当满足一定条件时将会产生表面等离子体共振。共振光传输至端面处沿来路被反射回去。光线经过第二次共振后，传输到光纤光谱仪进行检测。其结构示意图如图 14-17 所示。该方式省略了流通池，可用于远距离测试。

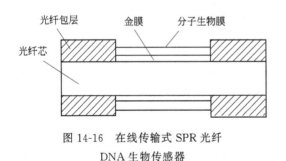

图 14-16　在线传输式 SPR 光纤
DNA 生物传感器

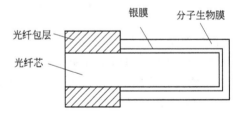

图 14-17　终端反射式 SPR 光纤
DNA 生物传感器

采用棱镜型耦合器件，Jordan 等人用 SPR 技术研究了金膜表面 DNA 的杂交吸附及 DNA 表面上链亲和素的固定，实时监测了单链 DNA 和生物素标记的寡核苷酸互补序列的杂交反应。

目前，纳米技术也被应用到 SPR 传感器中。首先将单链 DNA 固定在金膜表面，然后将胶体金纳米粒子粘接在单链 DNA 上，并将其引入样品池与互补 DNA 相接触发生杂交反应，通过金膜和金纳米粒子的电场耦合放大作用，极大地提高了测定 DNA 的灵敏度。

（4）压电晶体 DNA 传感器

将寡核苷酸固化在压电晶体表面，然后暴露在单链互补序列中，一段充裕时间的杂交后检测其共振频率，反应前后振荡频率发生变化。压电生物传感器以操作简便快速、成本低、体积小、易于携带等特点，在分子生物学、疾病诊断和治疗、新药开发、司法鉴定等领域具有很大潜力。

14.3.6.2　基因芯片

基因芯片又称为寡核苷酸探针微阵列。它是借助定点固相合成技术或探针固定化技术，将一系列不同序列的寡核苷酸按阵列形式分别固定在固相载体上。载体可以是硅片、尼龙膜、玻璃片等。基因芯片的主要特点是一块芯片可以完成数百次常规测试，大大简化了测试过程，能在短时间内采集到大量信息。基因芯片分析的实质是，利用 DNA 双链的互补碱基之间的氢键作用，让芯片上的探针分子与样品中的靶标核酸分子在相同条件下进行杂交反应，反应结果用化学荧光法、同位素法、化学发光法或酶标法显示，然后用精密的扫描仪或摄像技术记录，通过计算机软件分析处理，得到有价值的生物信息。

目前基因芯片主要有两种制备方法。一种是原位合成法。该技术是由美国 Affymetrix 公司发明的。它是将半导体工业中的微光刻技术和 DNA 的化学合成方法结合起来，把用光不稳定保护基团保护的 4 种 DNA 模块固定在载体（如玻片）上。通过光脱保护，按照特定的序列进行 DNA 的定位合成或延伸。该技术具有合成速度快、步骤少、集成度高的特点，缺点是需花大量的时间去设计和制造价格昂贵的照相掩蔽网。另一种是显微打印法，这一技术是由美国斯坦福大学 Cornell 研究所发明的。首先用通常的分子生物学技术（如 PCR 扩增法、分子克隆技术、化学合成 DNA 片段等）制备探针，然后通过点样机将预先合成的 DNA 有序地固定在硅芯片或普通玻璃片上。该技术具有成本低的特点，不足之处是每个样品都必须是合成好且经过纯化的。

基因芯片是生物芯片研究中最先实现商品化的产品，目前市场出现的生物芯片大多数是基因芯片，比较成熟的产品有检测基因突变和细胞内基因表达水平的 DNA 微阵列芯片。

14.3.7　纳米生物传感器

近年来，纳米技术被引入生物传感器领域，借由纳米材料的特殊性质以提高生物传感器的检测性能，并促进发展了新型的纳米生物传感器。其中纳米材料在传感器设计中发挥了多种作用，如作为生物分子载体增强探针的比表面积，同时纳米粒子作为基底支持物可以捕获大量靶分子或信号分子。纳米生物传感器是将纳米材料作为生物传感器换能器的介质，起到增敏、分离、催化等功能，实现生物传感器速度快、稳定性好、小型化等性能的提升。

目前，应用于生物传感器领域的纳米材料主要有碳纳米材料、金属和金属氧化物纳米材料、硅纳米材料等，碳纳米材料主要有碳纳米管（carbon nanotubes，CNTs）、石墨烯、碳量子点等，具有导电性突出、机械性能和生物相容性能好等优点，同时碳纳米材料带有多种基团且又具有较大的比表面积，可作为生物分子载体，能促进生物识别分子与碳纳米材料的结合，在免疫生物传感器领域具有良好应用价值。Bai 等利用氧化石墨烯（GO）独特的吸附作用和适配体的特异性结合能力对三磷酸腺苷（ATP）进行定量检测（图 14-18）。首先 ATP 适配体被分解成两段单链 DNA 片段 ABA1 和 ABA2，基于核酸碱基对和氧化石墨烯晶格之间的 π-π 堆积作用，FAM 标记的 ABA1 将特异性吸附在 GO 表面并产生长程能量转移，使得体系荧光猝灭。当靶分子 ATP 不存在时，单链 ABA2 不会与 FAM-ABA1 反应生成稳定的双链，相反会被吸附在 GO 表面。反之逐渐加入 ATP 后，适配体的两个单链将和 ATP 特异性杂交得到远离 GO 表面的 FAM-ABA1/ATP/ABA2 复合物, 反应体系的荧光信号明显增强从而达到对 ATP 定量分析的目的。

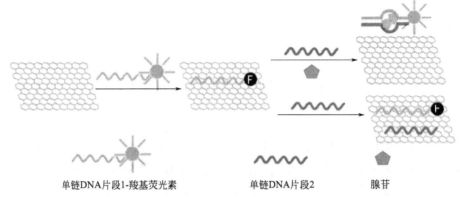

单链DNA片段1-羧基荧光素   单链DNA片段2   腺苷

图 14-18　基于氧化石墨烯和适配体的荧光增强型生物传感器用于 ATP 的检测

金属和金属氧化物纳米材料主要有金纳米颗粒、纳米二氧化钛、复合型金属纳米粒子、多孔纳米金颗粒等。由于具有体积小、比表面积大、生物相容性好等优点, 金属和金属氧化物纳米材料经常被用作生物分子和信号分子载体。金纳米颗粒是较早被研究用于生物传感器的纳米材料, 主要有球形金纳米颗粒、金纳米花、金纳米棒、空心金纳米球等。金纳米颗粒与特异性识别分子结合后与各类检测技术如电化学、表面等离子体共振、免疫层析等技术结合, 能够实现对分子靶的特异性灵敏检测。Yang 等使用金纳米颗粒（AuNPs）制备得到了可对青霉素结合蛋白 2a(PbP2a) 进行免疫分析的纳米生物传感器（图 14-19）。该课题组合成了具有信号放大功能的复合石墨化介孔碳纳米颗粒（GMCs@AuNPs）生物复合材料, 然后将 PAMAM 树状大分子首先修饰到金电极上, 以负载大量的 GMCs@AuNPs。电化学信号分子阿霉素（doxorubicin, Dox）被封装在空心金纳米球（HGNPs）内, 随后进一步加载检测抗体（Ab2）以形成 HGNPs@Dox@Ab2 生物缀合物。在免疫传感检测中使用差分脉冲伏安法, 对 PbP2a 进行夹心免疫分析, 可以检测到 Dox 的峰值电流随着 PbP2a 浓度的增加而增大。该研究中 HGNPs 不仅作为 Dox 的载体, 同时也是二抗的载体, 基于纳米材料的共同作用有效实现了电化学信号的放大, 检测限低至 0.65 pg/mL（信噪比为 3）。

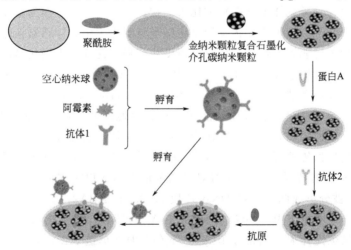

图 14-19　PbP2a 生物传感器制备过程

四氧化三铁磁性纳米粒子（MNPs）粒径小、灵敏度高、毒性低、性能稳定、原材料易得，同时还具有优越的超顺磁性。在生物传感器领域中 MNPs 具有两大优势：一是优异的纳米性能，其具有大的比表面积，作为纳米载体可提供大的负载量，显著提高了生物传感器的检测灵敏度；二是基于磁分离技术可以实现目标物的快速分离与富集，为生物传感器的应用进一步开辟出广阔的发展前景。例如，Zhang 等制备了一种由磁珠（MBs）内芯和六氰合铁酸锆（II）（ZrHCF）外壳组成的新型多功能磁性六氰合铁酸锆纳米颗粒（ZrHCF MNPs），该纳米颗粒与饱和甘汞电极（SCE）相比具有显著的电催化性能（图 14-20）。通过磁分离简单地获得的 DNA 接枝 ZrHCF MNP 作为信号纳米探针，用于超灵敏电化学 DNA 分析。该生物传感器对目标 DNA 的检测具有灵敏度高、选择性强、稳定性好的优点，检测下限为 0.43fmol/L。

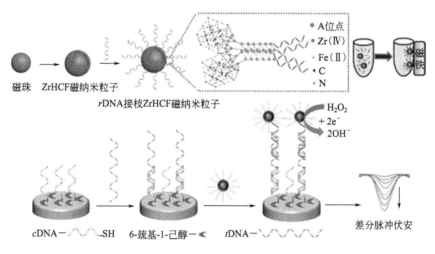

图 14-20　基于 ZrHCF MNP 信号纳米探针的电化学传感器检测 DNA

硅纳米线（SiNW）是一维纳米材料，其比表面积大、表面易修饰生物基团、易实现大规模制造，硅纳米线场效应管生物传感器是以场效应晶体管（FET）为基础的装置，典型的 SiNW FET 传感器结构如图 14-21(a) 所示，由衬底、绝缘的氧化层、栅极、源极和漏极组成，SiNW 连接源极和漏极。具有灵敏度高、无标记、快速实时检测等优异特性，在生物传

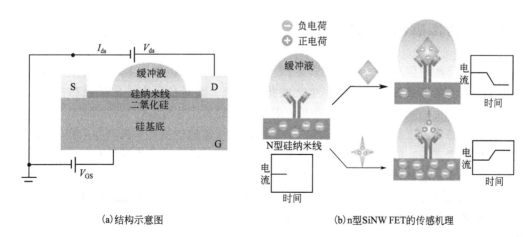

(a)结构示意图　　　　　　　(b)n型SiNW FET的传感机理

图 14-21　SiNW FET 生物传感器工作原理

感方面得到了巨大的应用和发展。利用 SiNW FET 传感器检测靶分子过程如下：SiNW 与漏极和源极相连，构成传感器的感应原件，SiNW 具有较大的比表面积，其表面修饰探针分子如抗体、适配体等，高选择性地在待测样品中检测靶分子蛋白，栅极通过靶分子的特异性识别来调节导电性能，从而改变 SiNW 的电导或电流，实现实时检测。SiNW FET 生物传感器的信号变化取决于化学栅控效应，纳米器件表面修饰探针分子后，将溶液中的目标物分子特异性捕获，等效于栅极充电，从而改变硅纳米线的电流或电导。

光子晶体是指折光指数呈周期性分布的复合材料或结构，其介电常数呈周期性变化排布。目前，研究较多的是 SiO_2 光子晶体，其易获取、生物相容性好、易修饰。Liu 等研究了一种由核-壳表面增强拉曼散射（surface enhanced raman scattering，SERS）纳米材料作为标签，光子晶体珠（photonic crystal beads，PCBs）作为载体的超灵敏检测 C 反应蛋白（CRP）的生物传感器（图 14-22）。在实际应用中，拉曼染料被嵌入到双金属纳米粒子的金核和银壳界面上，形成 SERS 纳米标签。结果表明，核壳结构的耦合增强了拉曼信号，提高了灵敏度。同时由于 PCBs 的高表面积体积比，线性动态范围也得到了扩展。该传感器具有良好的稳定性和较低的背景值，在蛋白质生物标志物的检测中具有很大的应用潜力。

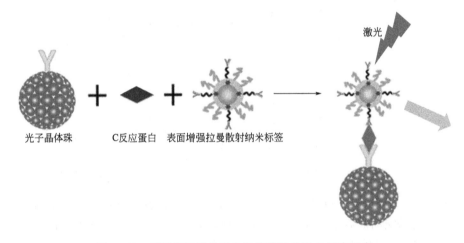

激光

光子晶体珠　　　C反应蛋白　　表面增强拉曼散射纳米标签

图 14-22　基于光子晶体的生物传感器检测 C 反应蛋白

14.4　生物传感器的军事应用

未来战争将面临信息化条件下的多维战争，通常是在核、化、生武器威胁下以及次生核、化学、生物危害条件下进行的。生化威胁的检验、监测和鉴定是部队顺利实施生化防护，削弱化学、生物武器的杀伤破坏作用，避免或减轻次生化危害，保持持续战斗力的重要前提。生物传感器由于具有高度特异性、灵敏性，能快速地检测化学战剂和生物战剂（包括病毒、细菌和毒素等）的种类和浓度，具有经济、简便、迅速、灵敏的特点，是最重要的一类化学战剂和生物战剂侦检器材，在未来战争中具有广阔的军事应用前景。随着新型生物识别分子的出现及其与微电子学的交叉发展，使发展众多的小型、超敏感生物传感器成为可能，其中酶传感器和免疫传感器被广泛应用于军事上，成功实现了化学战剂和生物战剂的快速检测。

14.4.1　酶法报警技术

酶传感器在军事上的典型应用是利用酶分析法研制的含磷毒剂报警器,用于鉴定空气中的神经性毒剂。该类毒剂能抑制胆碱酯酶生物活性,导致酶水解底物的速率发生变化,引起化学显色剂、荧光剂、电流电位值或溶液酸碱度等发生变化,经适当变换器转变后给予显示。主要有20世纪70年代美国利用生化反应与恒电流电解法原理研制的IEA固定化酶报警器;20世纪80年代荷兰根据生化反应与比色法原理研制的ACAL固定化酶报警器;英国根据生化反应与电流转换原理研制的神经性毒剂固定化酶报警器。

14.4.2　免疫传感检测技术

免疫传感器主要由免疫抗体材料与传感器件组成,可用于检测毒素、细菌、病毒、生物调节剂及化学毒剂。免疫传感器是应用范围最广的一类生物传感器,主要利用待测物-抗体分子间结合的特异性与免疫化学反应的速度,加之敏感的信号转换器性能,并与现代微电子技术结合,可以衍生出一系列有军事应用价值的免疫传感器。美国、加拿大、英国、德国等西方国家,利用免疫测定与光敏、压电、表面等离子体共振、拉曼等检测技术相结合,研制出了一系列基于免疫检测原理的生物现场检测军用装备及商业化产品,均能够快速检测蓖麻毒素、相思子毒素、葡萄球菌肠毒素B、肉毒毒素、T2毒素等生物毒素和数十种细菌、病毒等生物战剂。包括美军装备的JBPDS联合生物点源探测系统(美国Chemring公司研制)、BIDS生物综合探测系统(美国TSI公司和Colter公司研制)、IBADS间歇式生物战剂探测系统、加拿大国防部的CIBADS/4WARN综合生物战剂探测系统(加拿大通用动力公司和美国TSI公司研制)、美国劳伦斯利弗莫尔国家实验室研制的APDS自动化病原体探测系统、美国Positive ID公司研制的M-BAND微流体生物战剂自主网络检测仪、美国Battelle研究所研制的REBS生物识别系统等商业化生物检测产品等。

14.4.3　生物远程检测技术

与生物传感器的现场检测相比较,远程检测同样十分重要,多数远程检测主要监控各种可能含有生化毒剂的气溶胶云团。即通过无线电波和雷达监测云团的形状、大小、方向和速度。LIDAR(light detection and ranging)探测技术(见第11章),是一种与雷达功能相似的激光识别和探测技术,通过激光生成红外、紫外以及可见光电磁波照射云团,分析反射光获取相关信息。美国军方研制的远程生物检测系统(LR-BSDS)就采用了此种技术。与之相配合的短程生物检测系统(SR-BSDS)则综合了红外LIDAR与紫外反射技术,通过生物发光检测云团中是否含有生物来源的可疑毒剂。在中远程监测过程中,激光应用非常频繁,激光诱导裂解光谱技术(LIBS)能够检测分布在气溶胶中或土壤、石块表面的微生物及毒素,而且它还能够识别具体的细菌种类和来自花粉、霉菌等可能生物的干扰。

无人机能够进入更远的距离进行远程监测,美国军方开发LIDAR传感器并装备到无人机(UAV)上,首先通过激光散在近红外区监测气溶胶空间分布,然后监测气溶胶浓度,最后在紫外区通过荧光散射检测生物。

国外典型生物传感检测装备见表14-4。

表 14-4　国外典型生物传感检测装备

装备名称	使用方式	检测对象	功能	系统组成
美国 BCD	车载、固定地点	毒素、细菌类生物毒剂	可执行气溶胶采样、生物检测等多种功能,但不能连续监测气溶胶动态变化	① 气溶胶采样设备; ② 鉴别设备(光寻址传感器)
美国 JBPDS	可集成于各军种指定平台,包括舰船、拖挂车等	毒素、细菌类生物毒剂	连续探测与识别 10 种生物毒剂,识别时间不大于 15min;能够对可疑样品进行采集和隔离	① 气溶胶报警与探测设备(紫外激光探测器); ② 样品富集采样设备; ③ 鉴别设备(免疫色谱法)
美国海军 IBADS	半自动,用于舰载点源探测	毒素、细菌类生物毒剂	可执行生物毒剂的样品收集、探测与鉴别等多种功能,能识别 10 种不同生物毒剂和 4 种模拟剂	① 气溶胶报警-探测设备(粒子计数器); ② 样品收集设备(旋风式采样器); ③ 鉴别设备(便携式免疫色谱法)
美国 BIDS	车载使用	毒素、细菌类生物毒剂	可执行生物毒剂的样品收集、自动化探测与鉴别等多种功能	① 气溶胶报警设备(空气动力学粒谱仪,APS); ② 样品收集设备(XM2 生物取样器); ③ 探测设备(生物光度计和流式细胞仪); ④ 鉴别设备(免疫试纸条和阈值检测设备)
加拿大 CIBADS	固定地点、车载和舰船的点源探测	毒素、细菌类生物毒剂	能对生物气溶胶实时探测、报警和采样,判明其种类	① 气溶胶报警-探测设备(荧光空气动力学粒谱仪,FLAPS); ② 样品收集设备; ③ 鉴别设备:免疫检测片及自动阅读仪
加拿大 4WARN	固定地点、车载和舰船的点源探测	细菌类生物毒剂	能对生物气溶胶实时探测、报警和采样,判明其种类	① 气溶胶报警-探测设备(荧光空气动力学粒谱仪,FLAPS); ② 样品收集设备; ③ 鉴别设备:多聚合酶链反应(PCR)

近年来,随着我国经济技术水平的不断提升,面临的生物威胁形势日益严峻。相关科研单位将免疫检测技术与纳米金、上转换发光、磁敏、电化学发光、压电、微悬臂梁等技术相结合,相继研制出了一系列生物免疫传感器产品,能够实现数十种毒素、病菌的现场快速检测和痕量分析。

14.5　发展趋势

发展生物传感器最初的目的是利用生化反应的专一性,高选择性地分析目标物。但是,由于生物单元的引入,生物结构固有的不稳定性、易变性以及生物传感器实用化还存在着不少问题。因此,人们做出了一些努力与设想来提高生物传感器的性能。

① 选择性。主要可从两方面提高生物传感器的选择性:改善生物单元与信号转换器之间的联系以减少干扰;选择、设计新的活性单元以增加其对目标分子的亲和力。如在酶电极中加入介体或对酶进行化学修饰可以提高这类电极的选择性,其中介体或用于修饰的物质大都具有一定的电子运载能力。在此启发下,一些研究者设想将酶活性中心与换能器之间用一

些分子导线通过自组装技术连接起来以消除电化学干扰。目前，杂环芳烃的低聚物是研究的热点，它们极有可能成为这一设想的突破口。另外，随着计算化学的发展，更精确地模拟、计算生物分子之间的结合作用已经成为可能。在此基础上就可根据目标分子的结构特点设计、筛选出选择性和活性更高的敏感基元。

② 稳定性。为了克服生物单元结构的易变性，增加其稳定性，最常用的手段是采用对生物单元具有稳定作用的介质、固定剂。研究表明用合适的溶胶-凝胶作为生物单元的固定剂应用于酶电极，可以大大提高生物单元的稳定性。但就目前的技术水平而言，很多生物单元的稳定性远远不能满足实际应用的需要。这种情况下寻求生物酶模拟技术的帮助是一种值得尝试的途径。Turner 等人就曾成功地将人工酶（一种金属卟啉化合物类催化剂）应用于卤代烷的电化学分析。

③ 灵敏度。对于一些特定的分析对象已发展了一些能大幅度降低检测限的技术，如基于酚-醌氧化还原电对进行循环氧化还原来放大信号而将苯酚的检测限降至 10^{-9} 数量级的气相微型生物传感器。另外，Turner 等人研制的一种以 DNA 为敏感源的传感器，利用液晶分散技术将 DNA 聚阳离子配合物固定在换能器上，所有能影响 DNA 分子间交联度的化学和物理因素均能被灵敏地捕获，并反映为一个强的、具有"指纹"结构的圆二色谱吸收峰。在用 DNA-鱼精蛋白配合物测量胰蛋白时检测限低至 $10^{-14}\,mol/L$。

随着生物传感器在食品、医药、环境和过程监控等方面应用范围的扩大，对生物传感器提出了更高的要求。为了获得高灵敏度、高稳定性、低成本的生物传感器，人们已着力于下面的研究与开发。

① 开发新材料。功能材料是发展传感器技术的重要基础。由于材料科学的进步，人们可以控制材料的成分，从而可以设计与制造出各种用于传感器的功能材料。

② 采用新工艺。传感器的敏感元件性能除了由其功能材料决定外，还与其加工工艺有关，集成加工技术、微细加工技术、薄膜技术等的引入有助于制造出性能稳定、可靠性高、体积小、重量轻的敏感元件。

③ 研究多功能集成传感器。对于复杂体系中多种组分的同时测定，生物传感器阵列提供了一种直接、简便的解决方法，人们正尝试用干涉、三维高速立体喷墨、光刻、自组装和激光解吸等技术发展多功能集成传感器，在尽可能小的面积上排列尽可能多的传感器。目前，国外市场上已有可同时测定血液中 6 种组分的便携式分析仪和可测定 16 种组分的固定式分析仪。

④ 研究智能式传感器。一种带微型计算机兼有检测、判断、信息处理等功能的传感器已被开发出来。例如美国科学家已初步研制成功的一种平板式的集成组件，它由 DNA 传感器阵列、特定的基因序列和生物电信号处理芯片三部分构成，完成信号采集、数据分析与管理复杂基因信息。

⑤ 研究仿生传感器。仿生传感器就是模仿人感觉器官的传感器。目前，只有视觉传感器与触觉传感器解决得比较好。真正能代替人的感觉器官功能的传感器还有待研制。

思考题

1. 什么是生物传感器？生物传感器可分为哪些类型？

2. 什么是分子识别？具有分子识别的生物功能物质有哪些？各有什么优缺点？

3. 简要概述生物传感器中的信号换能器有几种类型，各有什么特点。

4. 生物敏感材料的固定化方法主要有哪些？简要分析其优缺点。

5. 根据分子识别物质的不同选择两种生物传感器，分别列举其两种不同的换能器，简述其工作原理。

6. 简述生物传感器有哪些应用前景，未来生物传感器的发展趋势有哪些。

◆ **参考文献** ◆

[1] 张先恩. 生物传感技术原理与应用 [M]. 长春：吉林科学技术出版社，1990.
[2] 于兆林. 生物传感器 [M]. 上海：上海远东出版社，1992.
[3] 汪尔康. 21 世纪的分析化学 [M]. 北京：科学出版社，1999.
[4] 陈忠斌. 生物芯片技术 [M]. 北京：化学工业出版社，2005.
[5] 谢纳. 蛋白质芯片 [M]. 北京：科学出版社，2005.
[6] 刘亮. 先进传感器及其应用 [M]. 北京：化学工业出版社，2005.
[7] Eggins B R. 化学传感器与生物传感器 [M]. 罗瑞贤，陈亮赛，陈霭珊，译. 北京：化学工业出版社，2005.
[8] 缪煜清. 生物传感器及其军事应用 [M]. 北京：国防工业出版社，2005.
[9] 黄启斌. 现代化学侦察技术 [M]. 北京：国防工业出版社，2007.

附 录

附录 A 常用缩略语

缩略语	英文名	中文名
ACADA	automatic chemical agent detection alarm	自动化学毒剂检测报警器
BCD	biological and chemical detector	生物与化学检测器
BIDS	biological interagent detection system	生物综合检测系统
BWA	biological warfare agent	生物战剂
CAM	chemical agent monitor	化学毒剂监测仪
CI	chemical ionization source	化学电离源
CWC	chemical weapons convention	化学武器公约
DART	direct-analysis in real time	实时直接分析
DARPA	defense advanced research projects agency	美国国防部高级研究计划局
DIAL	differential absorbtive LIDAR	差分吸收激光雷达
DMS	differential mobility spectrometry	差分离子迁移谱
DTIMS	drift time ion mobility spectrometry	漂移时间离子迁移谱
EI	electron impact ionization source	电子轰击电离源
ESI	electro-spray ionization	电喷雾电离
FAB	fast atom bombardment source	快原子轰击电离源
FAIMS	field asymmetric ion mobility spectrometry	非对称场离子迁移谱
FD	field desorption source	场解吸电离源
FI	field ionization source	场致电离源
FPD	flame photometric detector	火焰光度检测器
FTIR	fourier transform infrared spectrometry	傅里叶变换红外光谱
IB	ion bombardment source	离子轰击电离源
ICAD	individual chemical agent detector	单兵化学毒剂检测器
ICAM	improved chemical agent monitor	改进型化学毒剂监测仪
IMS	ion mobility spectrometry	离子迁移谱

缩略语	英文名	中文名
JBPDS	joint biological point detection system	综合生物点源检测系统
JCAD	joint chemical agent detector	联合化学毒剂检测器
JWARN	joint warning and reporting network	联合报警与报知网络
JSLSCAD	joint service lightweight standoff chemical agent detector	联合轻型远程化学毒剂检测器
LD	laser desorption source	激光解吸电离源
LIDAR	light detection and ranging	光探测和测距，即激光雷达
MALDI	matrix-assisted laser desorption ionization	基体辅助激光解吸电离源
MEMS	microelectronic mechanical system	微机电系统
PPM	parts per million	百万分之一
PPB	parts per billion	十亿分之一
RAPID	remote air pollution infrared detector	远程空气污染红外探测器
RRS	resonance raman spectroscopy	共振拉曼光谱
SERS	surface enhanced raman spectroscopy	表面增强拉曼光谱
TICS	toxic industrial compounds	有毒工业化学品
TOF	time of fly	飞行时间
TSI	thermospray interface	热喷雾接口

附录 B　《禁止化学武器公约》 化学品附件

附表 1

A・有毒化学品

（1）烷基（甲基、乙基、正丙基或异丙基）氟膦酸烷（少于或等于 10 个碳原子的碳链，包括环烷）酯

例如：

沙林：甲基氟膦酸异丙酯　　　　　　　　　　　　　　　（107-44-8）❶

梭曼：甲基氟膦酸频哪酯　　　　　　　　　　　　　　　（96-64-0）

（2）二烷（甲、乙、正丙或异丙）氨基氰膦酸烷（少于或等于 10 个碳原子的碳链，包括环烷）酯

例如：

塔崩：二甲氨基氰膦酸乙酯　　　　　　　　　　　　　　（77-81-6）

---

❶　指美国化学文摘社登记号，下同。

（3）烷基（甲基、乙基、正丙基或异丙基）硫代膦酸烷基（氢或少于或等于 10 个碳原子的碳链，包括环烷基）-S-2-二烷（甲、乙、正丙或异丙）氨基乙酯及相应烷基化盐或质子化盐

例如：

VX：甲基硫代膦酸乙基-S-2-二异丙氨基乙酯　　　　　　　（50782-69-9）

（4）硫芥子气

2-氯乙基氯甲基硫醚　　　　　　　　　　　　　　　　　（2625-76-5）

芥子气：二（2-氯乙基）硫醚　　　　　　　　　　　　　（505-60-2）

二（2-氯乙硫基）甲烷　　　　　　　　　　　　　　　　（63869-13-6）

倍半芥子气：1,2-二（2-氯乙硫基）乙烷　　　　　　　　（3563-36-8）

1,3-二（2-氯乙硫基）正丙烷　　　　　　　　　　　　　（63905-10-2）

1,4-二（2-氯乙硫基）正丁烷　　　　　　　　　　　　　（142868-93-7）

1,5-二（2-氯乙硫基）正戊烷　　　　　　　　　　　　　（142868-94-8）

二（2-氯乙硫基甲基）醚　　　　　　　　　　　　　　　（63918-90-1）

氧芥子气：二（2-氯乙硫基乙基）醚　　　　　　　　　　（63918-89-8）

（5）路易氏剂

路易氏剂1：2-氯乙烯基二氯胂　　　　　　　　　　　　（541-25-3）

路易氏剂2：二（2-氯乙烯基）氯胂　　　　　　　　　　（40334-69-8）

路易氏剂3：三（2-氯乙烯基）胂　　　　　　　　　　　（40334-70-1）

（6）氮芥子气

HN-1：N,N-二（2-氯乙基）乙胺　　　　　　　　　　（538-07-8）

HN-2：N,N-二（2-氯乙基）甲胺　　　　　　　　　　（51-75-2）

HN-3：三（2-氯乙基）胺　　　　　　　　　　　　　　（555-77-1）

（7）石房蛤毒素　　　　　　　　　　　　　　　　　　　（35523-89-8）

（8）蓖麻毒素　　　　　　　　　　　　　　　　　　　　（9009-86-3）

B·前体

（9）烷基（甲基、乙基、正丙基或异丙基）膦酰二氟

例如：

DF：甲基膦酰二氟　　　　　　　　　　　　　　　　　　（676-99-3）

（10）烷基（甲基、乙基、正丙基或异丙基）亚膦酸烷基（氢或少于或等于 10 个碳原子的碳链，包括环烷基）-2-二烷（甲、乙、正丙或异丙）氨基乙酯及相应烷基化盐或质子化盐

例如：

QL：甲基亚膦酸乙基-2-二异丙氨基乙酯　　　　　　　　（57856-11-8）

（11）氯沙林：甲基氯膦酸异丙酯　　　　　　　　　　　（1445-76-7）

（12）氯梭曼：甲基氯膦酸频哪酯　　　　　　　　　　　（7040-57-5）

附表 2

A·有毒化学品

（1）胺吸膦：硫代膦酸二乙基-S-2-二乙氨基乙酯及相应烷基化盐或质子化盐

	(78-53-5)
(2) PFIB：1,1,3,3,3,-五氟-2-三氟甲基-1-丙烯	(382-21-8)
(3) BZ：二苯乙醇酸-3-奎宁环酯（＊）	(6581-06-2)

B·前体

（4）含有一个磷原子并有一个甲基、乙基或（正或异）丙基原子团与该磷原子结合的化学品，不包括含更多碳原子的情形，但附表1所列者除外

例如：

甲基膦酰二氯	(676-97-1)
甲基膦酸二甲酯	(756-79-6)

例外：

地虫磷：二硫代乙基膦酸-S-苯基乙酯	(944-22-9)

（5）二烷（甲、乙、正丙或异丙）氨基膦酰二卤

（6）二烷（甲、乙、正丙或异丙）氨基膦酸二烷（甲、乙、正丙或异丙）酯

(7) 三氯化砷	(7784-34-1)
(8) 2,2-二苯基-2-羟基乙酸	(76-93-7)
(9) 奎宁环-3-醇	(1619-34-7)

（10）二烷（甲、乙、正丙或异丙）氨基乙基-2-氯及相应质子化盐

（11）二烷（甲、乙、正丙或异丙）氨基乙基-2-醇及相应质子化盐

例外：

二甲氨基乙醇及相应质子化盐	(108-01-0)
二乙氨基乙醇及相应质子化盐	(100-37-8)

（12）烷基（甲、乙、正丙或异丙）氨基乙基-2-硫醇及相应质子化盐

(13) 硫二甘醇：二（2-羟乙基）硫醚	(111-48-8)
(14) 频哪基醇：3,3-二甲基丁-2-醇	(464-07-3)

附表3

A·有毒化学品

(1) 光气：碳酰二氯	(75-44-5)
(2) 氯化氰	(506-77-4)
(3) 氰化氢	(74-90-8)
(4) 氯化苦：三氯硝基甲烷	(76-06-2)

B·前体

(5) 磷酰氯	(10025-87-3)
(6) 三氯化磷	(7719-12-2)
(7) 五氯化磷	(10026-13-8)
(8) 亚磷酸三甲酯	(121-45-9)
(9) 亚磷酸三乙酯	(122-52-1)
(10) 亚磷酸二甲酯	(868-85-9)

（11）亚磷酸二乙酯　　　　　　　　　　　　（762-04-9）

（12）一氯化硫　　　　　　　　　　　　　　（10025-67-9）

（13）二氯化硫　　　　　　　　　　　　　　（10545-99-0）

（14）亚硫酰氯　　　　　　　　　　　　　　（7719-09-7）

（15）乙基二乙醇胺　　　　　　　　　　　　（139-87-7）

（16）甲基二乙醇胺　　　　　　　　　　　　（105-59-9）

（17）三乙醇胺　　　　　　　　　　　　　　（102-71-6）